JN289857

言語聴覚士のための
言語発達遅滞
訓練ガイダンス

編集	佐竹恒夫	横浜市総合リハビリテーションセンター発達支援部担当部長
	小寺富子	帝京平成大学教授・健康メディカル学部言語聴覚学科
	倉井成子	前・九州保健福祉大学教授・保健科学部言語聴覚療法学科

執筆 (執筆順)	佐竹恒夫	横浜市総合リハビリテーションセンター発達支援部担当部長
	小寺富子	帝京平成大学教授・健康メディカル学部言語聴覚学科
	那須道子	八千代市児童発達支援センターことばと発達の相談室
	東江浩美	国立障害者リハビリテーションセンター病院診療部発達障害診療室
	東川　健	横浜市西部地域療育センター診療係
	知念洋美	千葉県千葉リハビリテーションセンターリハ部小児療法室
	本間慎治	(社)発達協会王子クリニック
	倉井成子	前・九州保健福祉大学教授・保健科学部言語聴覚療法学科
	飯塚直美	よこはま発達クリニック
	林　耕司	長野赤十字病院言語聴覚課長
	藤田修成	八千代市ことばと発達の相談室
	佐場野優一	福島県総合療育センター診療相談部
	高泉喜昭	東京小児療育病院医務部言語聴覚科長
	岩根章夫	前・療育センターあおば診療課
	大西祐好	社会福祉法人横浜共生会地域活動ホームどんとこい・みなみ
	足立さつき	聖隷クリストファー大学リハビリテーション学部言語聴覚学専攻
	島野晶子	埼玉県熊谷児童相談所
	藤岡紀子	つばさ発達クリニック

医学書院

言語聴覚士のための言語発達遅滞訓練ガイダンス

発　行	2004年 6 月 1 日　第 1 版第 1 刷 ©
	2020年11月 1 日　第 1 版第 8 刷

編　者　佐竹恒夫・小寺富子・倉井成子

発行者　株式会社　医学書院
　　　　代表取締役　金原　俊
　　　　〒113-8719　東京都文京区本郷 1-28-23
　　　　電話 03-3817-5600（社内案内）

印刷・製本　大日本法令印刷

本書の複製権・翻訳権・上映権・譲渡権・貸与権・公衆送信権（送信可能化権を含む）は株式会社医学書院が保有します.

ISBN 978-4-260-24430-5

本書を無断で複製する行為（複写，スキャン，デジタルデータ化など）は，「私的使用のための複製」など著作権法上の限られた例外を除き禁じられています．大学，病院，診療所，企業などにおいて，業務上使用する目的（診療，研究活動を含む）で上記の行為を行うことは，その使用範囲が内部的であっても，私的使用には該当せず，違法です．また私的使用に該当する場合であっても，代行業者等の第三者に依頼して上記の行為を行うことは違法となります．

JCOPY 〈出版者著作権管理機構　委託出版物〉
本書の無断複製は著作権法上での例外を除き禁じられています．複製される場合は，そのつど事前に，出版者著作権管理機構（電話 03-5244-5088, FAX 03-5244-5089, info@jcopy.or.jp）の許諾を得てください．

まえがき

　本書は，知的障害，広汎性発達障害・自閉症，特異的言語障害などのさまざまな要因によって言語発達の遅れた症例に対する訓練経過をまとめたものです。2000年発行の，失語症症例集「言語聴覚士のための失語症訓練ガイダンス」(医学書院)の，いわば"姉妹編"ともいうべきものです。

　言語を発達させ・使用するのは，子ども自身です。言語聴覚士や家族など，子どもの周りの大人の役割は，子どもが自ら言語を発達させられるように，言語環境や学習条件を整えることにあります。

　どのような学習条件・方法が，子どもの言語を発達させるのに役立つかを知るには，現有の臨床知識を活用して丁寧に働きかけ，訓練資料を分析・検討することが基礎になります。そこから少しずつ明らかになりますが，より妥当で効率的な方法の追求は，言語聴覚士の永遠の課題と思われます。つまり，言語聴覚士は，専門職集団として，知識を共有し，共同で問題の解決を図り，未解決の問題は次世代が引き継ぐという形で，いわゆる臨床の質の向上を準備していくことができます。

　本症例集は，言語発達遅滞に対する，あるアプローチの現時点での到達点を示すものですが，また同時に，今後のスタート点ともなるものです。

　振り返りますと，1960年代は言語発達遅滞の訓練プログラムは未開発で，継続的に働きかけることは困難でした(最長6か月)。最近は，症例のニーズに応じて，訓練・指導が10年以上にわたる場合も珍しくありません。1970年前後からケーススタディが開始されて，訓練プログラムが抽出されるようになり，1980年に検査結果がその後の働きかけと結びつくことを目指す，言語発達遅滞検査法〈試案1〉(国リハ式〈S-S法〉言語発達遅滞検査の前身)ができて，直接的な働きかけを受ける症例が増えてきました。1984年には言語発達遅滞研究会が発足し，定例会で訓練症例の検討がなされ始めました。

　本書で取り上げた症例の多くは，言語発達遅滞研究会の諸活動——定例会，講習会，学術講演会，出版物の中から選んだものです。

本書の構成は，次のとおりです。

まず，「言語発達遅滞の見方・考え方」に触れた後，第1章で幼児期早期の発語の遅れを取り上げ，次に5章にわたって〈S-S法〉の言語症状の分類モデルに従って言語症状への対応策を述べます〔第2章　ことばの理解ができないA群，第3章　単語レベルの理解はできるが音声発信未習得のT群，第4章　音声発信困難のB群，第5,6章　生活年齢に比し遅れのC群（単語〜語連鎖レベル，語連鎖〜統語レベル）〕。

その次の5章では，前述の言語症状と交差するテーマを取り上げます（第7章　難聴を伴う重複障害児の訓練，第8章　コミュニケーション訓練，第9章　AAC，第10章　長期的訓練経過，第11章　家族・地域への支援）。

巻末に，医学的診断名・障害と年齢などから成る症例リストを付記し，そこから症例が探せるようになっています。

おのおのの症例の記述に関しては，基本的枠組みを共通に（生育歴・相談歴→初期評価→訓練計画の立案→訓練経過→終期評価），評価のポイント，適切な訓練法の選択，訓練のポイント，訓練経過の解説，アドバイス，訓練終了時の家族への助言・支援などを，簡潔に述べています。

本書の執筆者は，わが国の言語発達遅滞の言語治療の第一線で指導的な役割を果たしておられる方々です。編集段階では，3名の編者が原稿に目を通し，用字・用語についてある程度の統一を図りました。日々の訓練において，アプローチの選択に悩んだときに，子どもが将来どこまで発達するか予後の見当がつかないときに，言語聴覚士の方々，これから言語聴覚士を目指す方々に，本書を活用していただくことを願っております。

最後になりましたが，本書の出版のきっかけを作ってくださった日本福祉教育専門学校足立さつきさん，ご協力くださった症例およびご家族・関係者の皆様，お世話をいただいた医学書院編集の中根冬貴さんに，心から謝意を表します。

2004年4月　　　　　　　　　　　　　　編者を代表して　小寺富子

目次

まえがき ……………………………………………………… iii

序章　言語発達遅滞の見方・考え方　1

1. 言語発達遅滞とは？ …………………………………佐竹恒夫　2
2. 言語発達遅滞をとらえる視点 ………………………佐竹恒夫　3
3. 臨床の流れ ……………………………………………佐竹恒夫　6
4. 働きかけの方法，訓練技法 …………………………佐竹恒夫　9

コラム①　DSM-Ⅳ-TR や ICD-10 の診断名と〈S-S法〉
　　　　　症状分類の対応……佐竹恒夫　12
コラム②　〈S-S〉法とは何か……小寺富子　13

第1章　幼児期早期のことば／
　　　　発語面の一時的な遅れの指導　15

1. 発語面の一時的遅れが自然に改善した症例 ………那須道子　16

コラム③　言語発達遅滞（発語の遅れ）から機能性構音障害に
　　　　　移行する子ども……東江浩美　18

第2章　ことばの理解ができない
　　　　Ａ群（音声受信未習得）児の訓練　19

1. 物の名前を表す「ことば」が理解できない状態から，
　音声受信（理解）を習得したⅠ群（コミュニケーション
　態度良好）の症例 ……………………………………小寺富子　20
2. 物の名前を表す「ことば」が理解できない状態から，
　音声受信（理解）・音声発信（表現）を習得した，就学前
　のⅡ群（コミュニケーション態度非良好）の症例 …………小寺富子　28
3. 身ぶりを活用して音声受信（理解）が可能になった例 …那須道子　38

コラム④　弁別的操作・見本合わせ……小寺富子　45

4. ことばの受信（理解）も発信（表現）もできない子どもへ
の支援 ……………………………………………………佐竹恒夫　47

コラム⑤　子どもは一連の行動間のつながりを，どのように習得
するのだろう？―スクリプト・リンク……佐竹恒夫　58

コラム⑥　スモールステージ：通常の記号形式−指示内容関係の
段階設定では学習が困難なA群（音声受信未習得）児
へのプログラム……佐竹恒夫　59

コラム⑦　子どもは環境世界の知識をどのように習得するのだろ
う？―事物ネットワーク……佐竹恒夫　60

コラム⑧　何歳まで発語を獲得できるか？……小寺富子　61

第3章　単語レベルの受信（理解）が可能だが，発語のないT群（音声発信未習得）児の訓練　63

1. 音声発信未習得（T群）児への言語訓練 ……………………東川　健　64

コラム⑨　T群児の経過……東川　健　69

2. 受信（理解）は伸びたが，発語が増えない症例 ……………知念洋美　71

3. 8歳から言語指導を開始したT群（音声発信未習得）児 …本間慎二　79

コラム⑩　T群の追跡：音声発信未習得児の発語はどうなるの
か？……小寺富子　86

第4章　受信（理解）面に比べ発信（表現）面が極端に遅れ発語がないB群児の訓練　89

1. ことばがわかっているが話せない状態から身ぶりや文
字を活用して音声発信（表現）を習得した学童 ……………倉井成子　90

コラム⑪　2〜3歳で理解は良いが発語がほとんどない子どもへ
の対応は？……飯塚直美　98

2. ことばがわかっているが話せない状態から身ぶりや文
字を活用して音声発信（表現）を習得した幼児 ……………佐竹恒夫　99

3. 音声発信（表現）の代替として図形シンボルの活用が有
効であった例 ……………………………………………………林　耕司　108

第5章　単語〜語連鎖レベルへの訓練　生活年齢に比し遅れのあるC群の子どもの訓練(1)　115

1. 単語を理解し話す段階から3語連鎖まで可能になった症例 ……………………………………………倉井成子　116
2. 事物名称の理解・表現が一部可能な状態で，2語連鎖の理解の訓練を行った症例 ………………………東江浩美　123
3. ことばの理解が可能になり，表出面も含めコミュニケーション全般に改善がみられた症例 ……………………那須道子　130

第6章　語連鎖〜統語レベルの訓練　生活年齢に比し遅れのあるC群の子どもの訓練(2)　137

1. 「ことば」がわかっているが発語が少ない状態から，身ぶりや文字を活用して音声発信（表現）を習得した症例 ……………………………………………………藤田修成　138
2. 就学前に統語方略，質問-応答，構音の訓練を実施した症例 ……………………………………………東江浩美　145
3. 3語連鎖の理解の状態から〈統語方略　語順〉を習得した症例 ……………………………………………小寺富子　153

コラム⑫　文字の基礎学習……小寺富子　161
コラム⑬　文字単語学習……小寺富子　162

第7章　難聴を伴う重複障害児の訓練　165

1. 難聴を伴う重複障害児への支援 ………………東川　健　166
2. 高度難聴を伴う重度の精神運動発達遅滞で，好みの活動を通してターンテーキングを形成した症例 ………佐場野優一　172

第8章　コミュニケーションの訓練　179

1. 重度精神運動発達遅滞児のアプローチ …………倉井成子　180
2. 自閉症のコミュニケーションへのアプローチ …………東川　健　188

コラム⑭　子どもは会話や質問-応答関係を，どのように習得するのだろう？……佐竹恒夫　195
コラム⑮　広汎性発達障害/自閉症スペクトラム（自閉症）……飯塚直美　197

コラム⑯　I群（コミュニケーション態度良好）のコミュニケーション行動の発達；機能の拡大……小寺富子　198

第9章　AAC（補助・代替コミュニケーション）によるアプローチ　201

1. 気管切開を伴う重複障害児のAAC ……………………知念洋美　202

コラム⑰　発信行動習得モデル……知念洋美　210

2. 難聴を合併し重度脳性麻痺児でAAC手段導入によりコミュニケーションに向上がみられた例 ……………高泉喜昭　212
3. 重度脳性麻痺児のコミュニケーションの拡大 …………岩根章夫　222
4. 定期訓練開始後，3語連鎖の受信が可能になった，重度運動障害児症例 ……………………………………………大西祐好　232
5. ことばの未獲得なダウン症児へのアプローチ …………倉井成子　240

コラム⑱　言語未獲得の段階のコミュニケーション促進……倉井成子　249
コラム⑲　事物はめ絵とピースと実物の関係……倉井成子　249
コラム⑳　絵本の指さし……倉井成子　250
コラム㉑　自閉症児は，自発的に複数の伝達手段を使えるように指導することが大切……藤岡紀子　250

第10章　長期的訓練経過　253

1. 自閉症児の3歳から18歳までの訓練経過 ………………倉井成子　254
2. 重度精神運動発達障害児の2歳から16歳までの訓練経過 ……………………………………………………………倉井成子　263

コラム㉒　年長児のコミュニケーション生活……小寺富子　272
コラム㉓　訓練しても言語記号を獲得できない場合は？　言語訓練のアウトカムは？……小寺富子　274

第11章　家族・地域への支援　277

1. ST，家庭，通園施設の連携により日常生活での初期的な受信・発信を獲得した症例 ……………………………飯塚直美　278

コラム㉔　療育指導プログラム〈通園版〉……東川　健　287

コラム㉕　個別指導を通じて，通園施設との連携
　　　　　……大西祐好　289
コラム㉖　「ゆで卵遊び」と療育技法……佐場野優一　291
コラム㉗　STによる家族支援（発達障害児の親同士の交流）
　　　　　……足立さつき・島野晶子　292

2. 通園施設において，個別言語訓練とTEACCHプログラムを参考にしたクラス指導とで連携を図った症例 …藤岡紀子　296

コラム㉘　TEACCHプログラムにおける「構造化」とは
　　　　　……藤岡紀子　303

3. 重複障害児（運動障害と知的障害）のAAC―日常生活とST訓練を結ぶ ……………………………………知念洋美　305

　　おわりに …………………………………………倉井成子　315
　　参考文献 …………………………………………………317
　　症例リスト ………………………………………………318
　　索引 ………………………………………………………323

序章
言語発達遅滞の見方・考え方

　言語聴覚士(ST)が1人の言語発達遅滞児を前にしたとき，その子どもの言語・コミュニケーションの状態を的確に把握し，適切な助言と働きかけ(訓練・療育)が求められる．そのときに言語聴覚士は，言語・コミュニケーションに関する理論的な枠組みを持って，評価・訓練・療育にあたらねばならない．本章ではその際に必要となる言語発達遅滞の基本的な見方や考え方について述べる．

　まず「言語発達遅滞」を広い意味でとらえること，さらに言語発達遅滞児の言語・コミュニケーションへの支援にあたっては「発達段階・障害特性・個別性・環境調整」を統合することが重要な視点である．そのための理論的な枠組みとして，受信(理解)面を中心とした言語発達の段階設定と，言語行動の3側面(記号形式−指示内容関係・コミュニケーション態度・基礎的プロセス)などについて解説する．さらに「評価→訓練適応→ゴール設定→訓練プログラム」の流れについて整理し，働きかけの方法や訓練技法の適切な用い方を示す．

　なお，本文中に対応する章をカッコ内に示し，各章のガイダンスともなるようにした．各章で具体的な症例に触れた後に，再度立ち戻り理論的な考察を深める手がかりとしていただきたい．

1. 言語発達遅滞とは？

言語発達遅滞(language retardation, delayed language, delayed speech and language development)とは「臨床的には生活年齢を基準に,"発達途上の子どもが,予期された時期に,予期された伝達手段を用いて,予期された正確さで言語行動による受・発信(音声の理解や産生)が発現しえない状態"(小寺1998)を指す大まかな症状名」である。特定の疾病名ではなく,子どもの状態像を示す。したがって,狭義の特異的言語発達遅滞だけではなく,知的障害や自閉症あるいは重複障害なども含む。

「言語発達遅滞」の「**言語**」という概念には音声表現だけではなく,理解言語,身ぶりや表情などのノンバーバルコミュニケーションや文字言語などの音声以外のモダリティ(modality,様式)といった言語の構造的側面,および機能的側面を含んでいる。「**発達遅滞**」には,「発達の遅れ」のみならず,言語理解面と表現面の著しい差など個体内能力間の乖離や,歪みを含む。歪みでは,例えば高機能自閉症やアスペルガー症候群は,知能検査や統語検査上は健常レベルの発達を示す場合も多いが,対人コミュニケーションや社会性の障害,すなわち語用論的側面に偏りがある。

1) 発達段階・障害特性・個別性・環境調整

言語発達促進にあたっては,(1)子どもの**発達段階**に応じた支援,(2)言語発達の阻害要因となるダウン症候群や広汎性発達障害などの**障害特性**に即した支援,これに加えて(3)(1)発達段階と(2)障害特性だけではとらえられないひとりひとりの子どもの特徴や相違点,例えば習得している語彙の範囲,興味や関心の持ち方や対人的な関わり方など**個別的な特性**に応じた支援,(4)家庭の養育環境や集団での療育など地域の社会資源の有効な活用を行う**環境調整(第1章)**,を統合し総合的に実施する。

障害特性を拡大解釈すると,ダウン症候群などの染色体異常や広汎性発達障害(自閉症など)などのそれぞれの疾患(診断名)や障害ごとに独自な評価・訓練プログラムがあるかのようにみえる。しかし,以下に述べる言語行動の3側面や記号形式−指示内容関係の段階などの子どもの状態像を包括的にとらえる評価・訓練プログラムは,障害の種別を問わずすべてに共通している。包括的な評価・訓練プログラムでは,(1)**発達段階**,(2)**障害特性**,(3)

個別的な特性に則した評価・訓練プログラムを統合し，(4)環境調整も加えて子どもの全体像を把握する。

例えば5歳の子どもで知的障害のA児と広汎性発達障害のB児を想定する。知的障害A児と広汎性発達障害B児は単語レベルの理解と表現は可能で共通しているが，コミュニケーション態度ではA児は良好であるのに対して，B児は非良好である。A児とB児に共通したゴールは，発達段階に則した単語レベルで動作語などの理解と表現語彙の拡大と2語連鎖の習得，日常的なコミュニケーションの拡大である。異なる点は障害特性に則し，B児はコミュニケーション態度の改善と視覚的な手段を用いての構造化（TEACCH：後述）による日常生活の安定化である。

2. 言語発達遅滞をとらえる視点

1）言語行動の3側面

子どもの「ことば」を全体的にとらえるためには，話し相手や周囲の環境世界とのダイナミックな相互交渉の過程として「ことば」をとらえる必要がある。そのためには子どもの言語行動を，(1)**言語記号，すなわち記号形式―指示内容関係**(意味論 semantics，音韻論 phonology，形態論 morphology，統語論 syntax)，(2)認知(動作性知能)や身ぶり・音声の模倣・産生などの言語行動を支える**基礎的プロセス**，(3)**コミュニケーション態度**(**語用論** pragmatics)の3側面から包括的にとらえる〔コラム「〈S-S法〉とは何か」(13ページ)参照〕。なお音声模倣は意味的な処理を必要としないので，言語行動を支える基礎的プロセスに含める。

例えば子どもが散歩しているときに，「ワンワンイタヨ！」と養育者に知らせている状況を想定し分析しよう。(1)記号形式-指示内容関係：［waNwaN］という音声(記号形式)と『犬』の意味概念(指示内容)を結びつけ，さらに2語発話を構成する能力である。(2)基礎的プロセス：周囲の環境世界との相互交渉の中から，犬に着目し視覚的に認知し，子どもが持っている『犬』の概念と照合する認知的能力などである。(3)コミュニケーション態度：この発話にはさらに自分が犬を見つけて驚き喜んでいることを，養育者の注意を引き報告することにより共感を得る，というコミュニケーション機能(語用論)がある。

2）言語発達の段階　記号形式−指示内容関係

　言語発達を評価するにあたっては，言語の**受信（理解・インプット）**面と**発信（表現・アウトプット）**面を明確に区別する。

　子どもは受信（理解）面を基盤として発信（表現）を獲得するので，受信（理解）面を基に発達的な段階が設定できる（表1）。大きくは0歳台から1歳前後の発達レベルと対応する**音声受信未習得（前言語期）**，1歳台の**単語レベル（単語獲得期）**，2〜3歳台の**語連鎖レベル（前期構文獲得期）**，4〜6・7歳の**統語レベル（中期構文獲得期）**，それ以降の就学期以後のレベルに分けられる。これらの段階を通して，前言語期のやりとり遊びやそれに伴う役割交替，表情や身ぶりなどのノンバーバルコミュニケーションも含めた**会話・質問−応答関係の能力**の獲得も並行して進行する〔コラム「子どもは会話や質問−応答関係を，どのように習得するのだろう？」（195ページ）参照〕。

3）症状分類

　多彩な言語症状を示す言語発達遅滞児の働きかけの重点を知るには，〈S−S法〉の症状分類がある。〈S−S法〉の症状分類は生活年齢3歳以上の子どもに適用する〔ただしB群（音声発信困難）は4歳以上〕〔コラム「DSM−Ⅳ−TRやICD−10の診断名と〈S−S法〉症状分類」（12ページ）参照〕。生活年齢3歳未満では加齢による変化が大きいため症状分類は行わず，言語発達遅滞の有無と程度，コミュニケーション態度，記号形式−指示内容関係の段階評価を行う。

　症状分類は，まず他者との対人的な**コミュニケーション態度の良好なⅠ群**と**非良好なⅡ群**（第8章）に分かれる。診断・障害名などとの関連では，Ⅱ群（コミュニケーション態度非良好）の多くは広汎性発達障害となる。

　次いで記号形式−指示内容関係受信（理解）面の発達段階と，受信（理解）面と発信（表現）面の乖離の有無から分類する。各症状分類群には，動作性知能の発達も配慮して，下位群が設定されている（**表2**）。

・**A群（音声受信未習得：第2章）**は，音声記号（事物名称）の受信（理解），発信（表現）ともできず，いわゆる「ことば（音声言語）」がわからず，話せない状態である。記号形式−指示内容関係は段階1（事物・事態の理解困難）または段階2（事物の基礎概念）である。中〜重度の精神遅滞などが含まれる。

・**T群（音声発信未習得：第3章）**は事物名称の受信（理解）が単語レベルでできるが，音声発信（表現）はできない。記号形式−指示内容関係は段階3（事物

表1 記号形式−指示内容関係の発達段階

言語発達年齢	言語発達のレベル	記号形式−指示内容関係の段階		
0〜1歳前後	音声受信未習得 （前言語期）	段階1	事物・事態の理解困難	
		段階2	事物の基礎概念	2-1（機能的操作） 2-2（ふるい分け） 2-3（選択）
1歳台	単語レベル （単語獲得期）	段階3	事物の記号	3-1（身ぶり記号） 3-2（音声記号）
2歳前半 2歳半〜3歳前半	語連鎖レベル （前期構文獲得期）	段階4	語連鎖（要素）	4-1（2語連鎖） 4-2（3語連鎖）
4歳前半 6歳前後	統語レベル （中期構文獲得期）	段階5	語連鎖（統語方略）	5-1（語順） 5-2（助詞）

　言語記号（記号形式−指示内容関係）の発達段階は，音声受信未習得（前言語期），単語レベル（単語獲得期），語連鎖（前期構文獲得期），統語（中期構文獲得期）に大別できる。

表2 症状分類と下位分類

A群（音声受信未習得）	a. 全体的遅れ（動作性課題≒受信≒発信） b. 動作性課題＞受信
T群（音声発信未習得）	（下位分類はなし）
B群（音声発信困難）	a. 文字・身ぶり・音声模倣アプローチ b. 口腔運動や構音へのアプローチ c. 代替コミュニケーション手段（AAC）
C群（生活年齢に比し遅れ）	a. 全体的遅れ（動作性課題≒受信≒発信） b. 動作性課題＞受信 c. 受信＞発信 d. 受信不可＜発信可

注）「A≒B」は，「AとBがほぼ同一レベル」であることを示す。「A＞B」は，「AがBより，特異的に優位である」，すなわち乖離があることを示す。

の記号）である。境界域〜軽・中度の精神遅滞が含まれる。
・B群（**音声発信困難：第4章**）は，受信（理解）は2語連鎖以上可能だが音声発信（表現）はできず，受信（理解）面と発信（表現）面に乖離がみられる群である。従来の用語では表出性言語障害，特異的言語発達障害，運動型言語発達遅滞，発達性発語失行などが関連する。
・C群（**生活年齢に比し遅れ**）は音声の受信（理解）・発信（表現）とも可能であ

り，「ことば」を理解し話すことができる状態である。C群(生活年齢に比し遅れ)は，単語レベルの受信(理解)・発信(表現)が可能な言語発達1歳台のレベル(第5章)から，統語的な方略が理解できる小学校就学前後の6～7歳レベル(第6章)まで，幅広い範囲にわたる。境界域～軽度精神遅滞，動作性知能と言語記号，あるいは受信(理解)面と発信(表現)面の乖離が大きい特異的言語発達遅滞，音韻障害(機能性構音障害以外の単語の音形の問題)を併せ持つ子どもなどが該当する。

　子どもの言語症状は加齢とともに変化するので，ある時点での症状群は固定的ではなく，発達に伴い他の症状群へ移行する場合がある。また各症状群には，典型例から境界例まで多様な子どもが含まれることは言うまでもない。

3. 臨床の流れ

1) 検査・評価と診断

　評価では，国リハ式〈S-S法〉言語発達遅滞検査，PVT(絵画語い発達検査)，質問-応答関係検査，ITPA言語学習能力診断検査，遠城寺式乳幼児分析的発達検査法などの諸検査を組み合わせて，個々の子どもに合わせた**検査バッテリーの構成**を行い，実施する。これらに養育者の問診と他職種の評価・診断を加え**総合的な評価**とする。評価は，記号形式-指示内容関係の受信(理解)面と発信(表現)面，基礎的プロセス，コミュニケーション態度という言語行動の3側面の枠組み，これに加え家庭療育などの環境調整，障害特性や個々の子どもの個別的な特性をまとめる。

2) 評価→訓練適応→ゴール設定→訓練プログラム

　評価結果により「今この子どもはどんな状態か？」を知ることができ，「今後どうなるのか？」という**予後予測**を行い，「訓練する必要があるか？」と**訓練適応**の有無について判断し，「何をゴール(目標)に，どのぐらいの期間実施するか？」**ゴールを設定**し，「どのような内容をどのような頻度で実施するか」具体的な個々の子どもに応じた**訓練プログラムを**立案する。これらを言語行動の3側面に加え障害特性，環境，個別的特徴をもとに考えることにより，【評価→訓練適応→ゴール設定→訓練プログラム】を一貫して立

案することができる。

　定められた方針に基づき訓練・療育を一定期間（3〜6か月）実施し，3〜6か月後には中期評価を行い，初期評価における予後予測の精度を検証し，訓練適応や訓練プログラムを見直す。このサイクルを繰り返していく（図1）。同時に訓練・療育を実施しながら各セッションや，各課題，さらには1試行ごとに，子どもの反応結果をとらえ，短期間というよりむしろ短時間でプログラムやセラピストの関わり方を調整し，子どもに最適な訓練プログラムを実施するよう留意する。その一方で中期評価を実施しつつ，必要に応じ長期的な訓練の継続やフォローアップも必要である（**第10章**）。

3）ゴール設定の原則

　短期的なゴール（3〜6か月）として既に獲得あるいは獲得途上の行動パターンを用い，現在必要とされる適応的な能力の獲得を促す（**適応的・共時的観点**：すぐにないし早期に日常的・実用的使用が可能となる）。同時に，長期的なゴール（1〜2年）として予後を見通した上で習得途上の行動を確立

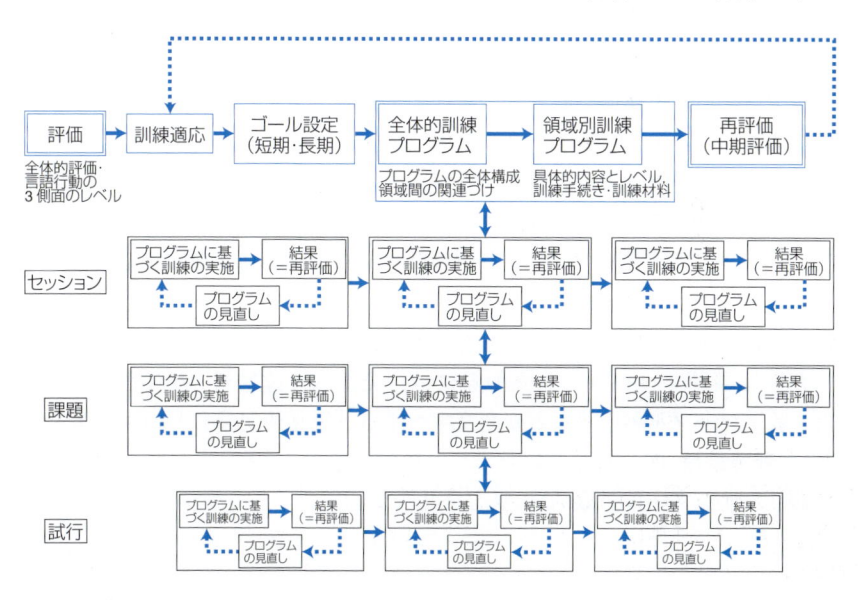

図1　評価→訓練適応→ゴール設定→訓練プログラム立案
　評価結果から訓練適応について検討し，短期（3〜6か月）と長期（1〜2年）ゴールを設定，訓練プログラムを立案する。訓練・療育を短期ゴールの一定期間（3〜6か月）実施し，再評価を行い，訓練適応を含め再検討する。

し，また新たな能力の獲得を目指す(**発達的・通時的観点**：早期に日常的使用は可能とはならないが，学習可能であり，将来的には実用的な使用の可能性がある)。

これに加え言語行動の「**横への拡大**」を基盤に「**縦への上昇(レベルアップ)**」を目指すという原則がある。例えば，(1)事物名称の受信(理解)が一部できる子どもに，他の事物名称や動作語などへと単語レベルの受信(理解)を増加させる(横への拡大)，(1′)単語レベルの受信(理解)から2語連鎖の受信(理解)へとレベルアップする(縦への上昇)，(2)「ちょうだい」などの初期的な身ぶり発信(表現)の実用的使用場面を，訓練室から集団場面や家庭生活にも拡げる(横への拡大・搬化)，(2′)初期的な身ぶりに［ちょうだい］の音声が伴うようになる(縦への上昇)，がある。

4) 訓練プログラム立案の原則

訓練プログラムは，子どもが達成しやすいように**スモールステップ**を設定し，具体的な訓練手続き・訓練材料などを立案する。スモールステップに基づく課題の実施にあたっては，既に確実に習得しているレベルから，徐々にステップを上げる**上昇法**で行う。時に可能なレベルから，できないとステップを下げていく**下降法**で行うと，反応が不安定になり，定着しにくくなる場合が多い。

また基礎的な概念形成と語彙の獲得との関連，実物と絵や写真，および身ぶり記号と音声といった**異モダリティ(様式)間の関連**も考慮する。「大小比較」という音声記号が受信できない場合に，有縁性の高い身ぶり記号を用いて記号形式-指示内容関係を成立させ，次いで身ぶりを媒介として音声記号に至るといった，**媒介**という概念も重要である。

さらに訓練プログラム立案の際には，**発達的な連続性**(例えば実物・写真・絵・マーク・絵記号などから文字へ至る「視覚的記号」という一連の体系)と**非連続性**(同じ視覚的記号でも，絵は記号形式-指示内容関係が有縁的であり，かな文字は恣意的)の双方をとらえる。

4. 働きかけの方法，訓練技法

1）訓練形態
　個別訓練・療育，グループ訓練・療育，家庭訪問を含む家庭療育支援，集団場面での療育支援，園や学校の訪問などがある。個別・集団ともに，家庭での療育実施と養育者への心理的な支援のために，養育者との面接は欠かせない。

2）〈S-S法〉・包括的訓練プログラム
　〈S-S法〉は「意味・統語重視」が強調されているきらいがあるが，実際は言語行動の3側面のすべてを網羅し，さらに家庭療育や集団療育も対象とする，包括的な訓練プログラムである(13頁のコラム②「〈S-S法〉とは何か」参照)。下記の4) その他の諸技法も，包括的な訓練プログラムの一部に適切に位置づけることにより，有効に活用することができる。

3）AAC〔補助(拡大)・代替コミュニケーション〕
　身ぶり記号(サイン)や，実物・写真・絵・絵記号・図形記号・写真・文字などの視覚的記号などの音声以外の記号を，音声と有機的に関連させながら実用的なコミュニケーション手段として用いる方法である(**第9章**参照)。

4）その他の諸技法
・**TEACCH**：自閉症とその近縁の障害に用いられる包括的なアプローチであり，「構造化」というキーワードがある(303頁のコラム㉘「TEACCHプログラムにおける『構造化』とは」参照)。
・**インリアル**：言語行動の3側面の内，特にコミュニケーション態度に焦点を当てたアプローチであり，養育者の関わり方への助言などに用いることができる。
・**機会設定型・スクリプト**：調理など一定の課題状況を設定し，その中で一定の言語刺激を与えることにより習得を促す。言語行動の3側面の内，記号形式-指示内容関係とコミュニケーション態度の一部が中心である。

5) 特定技法だけを臨床に採用する弊害

　特定技法だけを臨床に採用すると以下のような弊害が生じる。(a)コミュニケーション態度のみ評価・訓練する技法では一面的になる。(b)発信面だけ訓練するなどの技法では，プログラムの領域が狭くなり，そのため対象とするケースが限定される。(c)極端な場合には，既に音声発信ができるのに，合理的な理由もなく画一的に身ぶりを訓練するというように不必要な訓練を実施することに陥ってしまう。

　このような弊害を避けるためには言語・コミュニケーション行動全体をとらえる枠組みが不可欠であり，その枠組みが先に提示した言語行動の3側面とそれに基づく包括的訓練プログラムである。

6) 家庭療育・言語環境調整指導

　評価・訓練の実施にあたっては，子どもの養育環境を把握するとともに，養育者(両親等)に対し，障害のある子どもを持ったことによる心理的な負荷の軽減につながるような支援を行う。さらに，ともに療育に関わる人として養育者を位置づけながら，過大な要求をせず，互いに協力して可能な範囲で家庭生活を豊かなものにする。また家庭や幼稚園・保育園・学校などと連携し，新たに習得した言語行動を日常生活場面で活用できるように，家庭・集団療育プログラムを実施する。衣服の着脱や排泄・食事などへの援助を，いわゆる身辺処理・身辺自立のみと考えずに，事物の基礎概念の習得やコミュニケーションの大切な機会である，ととらえる視点を共有することも必要である。

参考文献

1) 髙橋三郎，大野　裕，染矢俊幸(訳)：DSM-IV-TR 精神疾患の分類と診断の手引．医学書院，2002
2) 小寺富子，倉井成子，佐竹恒夫(編)：国リハ式〈S-S法〉言語発達遅滞検査マニュアル　改訂第4版．エスコアール，1998
3) 小寺富子：言語発達遅滞の言語治療．診断と治療社，1998
4) 佐々木正美(編)：自閉症の TEACCH 実践．岩崎学術出版社，2002
5) 佐竹恒夫，小寺富子，倉井成子，他：言語発達遅滞訓練マニュアル〈1〉．エスコアール，1991
6) 佐竹恒夫：言語発達遅滞訓練マニュアル〈2〉．エスコアール，1995
7) 佐竹恒夫：〈S-S法〉に基づき訓練を実施した言語発達遅滞児の2症例―包括的訓練プログラムの適用．音声言語医学 39：236-244，1998
8) 佐竹恒夫：言語障害2―各論；各論1―言語障害3―言語発達遅滞；新美成二，他(編)：音声・言語．中山書店，227-243，2001

9) 佐竹恒夫：言語発達段階に即した指導・訓練；医療研修推進財団(監)：言語聴覚士指定講習会テキスト2版．医歯薬出版，237-249，2001
10) 池　弘子，山根律子，緒方明子(訳)：子どもの言語とコミュニケーション—発達と評価．東信堂，3-14，1994
11) 池　弘子，内山千鶴子，緒方明子(訳)：子どもの言語とコミュニケーションの指導．東信堂，2000
12) Bernstein DK, Ellenmorris TF : Language and Communication Disorders In Children 4th ed. Allyn & Bacon, Boston, 4-12, 1997
13) Beukelman D, Mirenda P : Augmentative and Alternative Communication ; management of severe communication disorders in children and adults　2nd ed. Paul HB, ed. Baltimore, 1998
14) 中根允文，岡崎祐士，藤原妙子(訳)：ICD-10精神および行動の障害— DCR研究用診断基準．医学書院，1994

■ コラム① ■

DSM-IV-TR や ICD-10 の診断名と〈S-S法〉症状分類の対応

　DSM-IV-TR と ICD-10，および〈S-S法〉症状分類はいずれも，動作性知能・言語の受信(理解)・言語の発信(表現)面の乖離が極端な言語発達遅滞児を，特異的な言語発達遅滞などと位置づけている。

　DSM-IV-TR と ICD-10 では特異的な言語発達遅滞を以下に分類している。(1)受容-表出混合性言語障害とは，「非言語性知的能力」に比し「受容性および表出性言語発達」が「十分に低い」場合を指す。(2)表出性言語障害は「非言語的知的能力および受容性言語」に比し表出面が「十分に低い」場合を指す。(3)音韻障害は，機能性構音障害や単語の音形の問題を指す。

　さて，これを〈S-S法〉症状分類と比べると，「受容-表出混合性言語障害」は『A群(音声受信未習得)-b. 動作性課題＞受信』と『C群(生活年齢に比し遅れ)-b. 動作性課題＞受信』に対応する。「表出性言語障害」は，『B群(音声発信困難)』と『T群(音声発信未習得)』の一部，および『C群(生活年齢に比し遅れ)-c. 受信＞発信』に対応する。このように〈S-S法〉では，個体内能力間の乖離が著しい言語症状を持つ子どもを，それぞれの言語発達の段階に対応した細分類を行い，より的確な言語訓練プログラムの設定を可能としている。

　DSM-IV-TR では，これらの障害と精神遅滞との併存は認めているが，広汎性発達障害との併存は除外している。ICD-10 では精神遅滞との併存も除外している。しかし実際は，知的障害や広汎性発達障害と，個体能力間の乖離が

表1　DSM-IV-TRとICD-10の診断名と〈S-S法〉症状分類の対応

障害名	DSM-IV-TR	ICD-10	〈S-S法〉
	コミュニケーション障害	会話および言語の特異的発達障害	言語発達遅滞
受信(理解)＞発信(表現)	表出性言語障害	表出性言語障害	B群(音声発信困難) C群(生活年齢に比し遅れ) 　-c(受信＞発信)
動作性知能＞受信(理解)・発信(表現)	受容-表出混合性言語障害	受容性言語障害	A群(音声受信未習得) 　-b. 動作性課題＞受信 C群(生活年齢に比し遅れ) 　-b(動作性課題＞受信・発信)
音韻(・構音)	音韻障害(以前は発達性構音障害)	特異的会話構音障害	C群(生活年齢に比し遅れ) 　-c(受信＞発信)の一部他(言語の音形に問題あり) (機能性構音障害は別)
他障害との併存	精神遅滞との併存はありうる。広汎性発達障害は除外(音韻障害以外)。	「非言語性IQが70以下」の精神遅滞は除外。	広汎性発達障害(〈S-S法〉では，Ⅱ群(コミュニケーション態度非良好)と評価する場合が多い)や，精神遅滞も含める。

(佐竹恒夫：言語発達遅滞；新美成二(編)：CLIENT 21；15　音声・言語，中山書店，227-243，2001)

併存している場合も多い。そのような子どもたちには，言語面だけでなく，動作性知能との関連はもとより，知的障害や広汎性発達障害など，子どもの全体的な発達の中に言語症状を位置づけて評価・訓練プログラムを考えることが重要である。

■ コラム② ■

〈S-S法〉とは何か

1. 〈S-S法〉とは：Language Intervention Program for the Language Retarded Based on Sign-Significate Relations

〈S-S法〉は，言語学の記号-指示内容関係 sign-significate relations の考えが言語臨床の場に応用され，認知心理学など関連科学も加わった，総合的な評価・訓練法である。内容として記号論，意味論，音韻論，形態論，統語論，語用論，認知，模倣，産生などが含まれる。主に1970～90年代に国立身体障害者リハビリテーションセンター(略称国リハ)の関係者を中心に検討されてきた。

言語発達の阻害要因を問わず，0～6歳の言語発達水準を対象に，言語評価は国リハ式〈S-S法〉言語発達遅滞検査[1]を中心に行い，言語訓練は，概念形成，言語理解，音声表現，その他発信行動，質問-応答，文字，家庭療育などさまざまな領域の訓練プログラムを，子どもに合わせて適用する[2～4]。

〈S-S法〉の特徴として，言語行動の3側面(記号形式-指示内容関係，基礎的プロセス，コミュニケーション態度)へのアプローチ，評価と訓練の密接な関連性，言語未習得から習得に至る事象系と記号系の連続性などがある。言語記号の学習では，記号形式の区別，指示物(事態)の区別，記号形式と指示物(事態)との結合という共通原則を重視する。

2. 経緯

言語発達遅滞の臨床は，1958年国立ろうあ者更生指導所の開設と同時に始まった。直接的な働きかけは揺籃期にあった1968年に，国立聴力言語障害センター(前出：国リハの言語部門の前身)で症例研究がスタートし，その後言語訓練プログラムが抽出されるようになった[5]。その過程で，「2個の事象があれば記号-指示内容関係は成立する」という記述[6]に示唆を得て，「事物：事物(刺激項：反応項)」から「記号：事物」に至るプログラムが開発された[7]。臨床実践と平行して，音声言語医学会・言語聴覚士団体の委員会活動(1977年開始)，言語発達研究会の諸活動の中で検討が重ねられ，徐々に現在の形になった[8]。

本法の検討は，言語聴覚士として，同じ過ちを繰り返して子どもに迷惑をかけたくない，妥当な科学的な臨床をしたい，という願いから始まった。時を経てみると，個別的な検査法・諸訓練プログラムの提案に加えて，より一般的な

提案，①言語行動に関する情報を3側面のフレームワークで整理する，②訓練・指導をニーズに合わせて総合的・連続的・長期的に柔軟に行う(例．2〜18歳まで)などもしてきたように思われる．

文献
1) 小寺富子，倉井成子，佐竹恒夫(編)：国リハ式〈S-S法〉言語発達遅滞検査マニュアル改訂4版．エスコアール，1998
2) 佐竹恒夫，小寺富子，倉井成子，他：言語発達遅滞訓練マニュアル〈1〉．エスコアール，1991
3) 小寺富子：言語発達遅滞の言語治療．診断と治療社，1998
4) 小寺富子：〈S-S法〉から見た言語発達遅滞．音声言語医学40：372-277，1999
5) 小寺富子，倉井成子，山田麗子：〈S-S法〉の形成について—言語発達遅滞の一臨床的アプローチの歴史．言語発達遅滞研究2：11-26，1996
6) 大橋保夫：記号の基本構造から見た自然言語—コード変換の基礎；年報社会心理学15 ことば・シンボル・コミュニケーション，11-30，1974
7) 小寺富子，倉井成子，大坪路子，他：重度言語発達遅滞児への治療訓練的アプローチ(その1)Y.T.君への8年間にわたる記号—指示内容関係の成立・展開の試み．国立聴力言語障害センター紀要(昭和52年度)：219-250，1979
8) 日本音声言語医学会言語委員会言語発達遅滞小委員会：言語発達遅滞児の検査・訓練法の検討—総合的な言語訓練プログラムの追求．音声言語医学39：230-235，1998

第 1 章

幼児期早期のことば／
発語面の一時的な遅れの指導

　本章では、「幼児期早期に、ことば・発語面が一時的に遅れている」子どもを対象とする。聴覚、運動、認知(知能)、情緒・社会性、言語理解などの発達は健常範囲で、発語面のみ遅れている状態である。1～2歳児が大部分を占める。遅れの理由が成熟の遅れ(未成熟)の場合、3～4歳に急激に言語が発達し、学齢までに健常発達に追いつく。時に高音域の聴力損失によるものがある。

　家族は、「わかっているのに言えない」を訴え、知的には大丈夫か、いつ発語が出るか、にその関心は集中しがちである。

　低年齢で発達途上にあるため、柔軟で継続的な、評価・助言指導が必要である。特に、聴覚、コミュニケーション態度、言語理解、発語器官の機能、音声模倣などの言語面と、認知、遊び、社会性などの非言語面を含む、発達の全体像をとらえることが重要である。

　国リハ式〈S-S法〉言語発達遅滞検査では、"単語・語連鎖の理解はできるが話せない状態"にあるが、症状分類の適用は4歳以降であるので、T群、B群とはしない。

　加齢に従い、言語理解、音声模倣、発語がどう発達していくか、言語環境を整え、家族の育児を支援しながら、援助し、見届ける必要がある。

　予後は、健常が大部分である。時に、機能的構音障害、特異的言語発達障害(特に〈S-S法〉の症状分類のB群；音声発信困難)、知的境界域に伴う軽度の言語発達遅滞となることがある。

1. 発語面の一時的遅れが自然に改善した症例

⇨発信面に遅れがみられるものの他の面は健常域にある症例への対応は？

▶生育歴・相談歴

1999年生，初診時年齢は2歳。男児。
【周胎生期】 正常分娩。特に問題事項なし。
【一般発達】 定頸0：5，始歩1：0。
【既往歴】 特になし。
【教育・相談歴】 市保健センターの2歳半歯科健診にて「ことばの遅れ」について母親から相談。保健師がことばと発達の相談室を勧める。
【言語相談歴】 2歳7か月に「ことばが遅いので心配」という主訴でSTが初回評価を実施。その後は発語面での伸びを確認するために4〜6か月ごとに経過観察を行う。

▶初期（訓練開始時）評価

【国リハ〈S-S法〉言語発達遅滞検査などの結果】 2001.9（2歳7か月）
・言語記号の受信（理解）面：段階4-1（2語連鎖）の理解が可能・大小・色名の理解可能，2歳前半のレベルだった。
・発信（表現）面は，有意語15語程度，ワードパーシャルが多く，身ぶりの使用も多い。日常的な使用は可能だが，絵カードに対する呼称は不可。1歳半前後のレベル。
・コミュニケーション態度：ややマイペースさもみられるものの大きな問題はみられず，他者とのやりとりも十分可能。
・行動面：特に問題みられず。
・聴力：問題なし。
・口腔器官：問題なし。
【発達・知能検査などの結果】 新版K式発達検査（2：7時，ST実施）では，全領域の発達指数（DQ）は84，発達年齢（DA）は2：2。〔認知・適応：87（2：3），言語・社会：72（1：10）〕

▶ 初期評価のまとめ ▶▶

コミュニケーション態度は大きな問題はみられない。認知面，言語理解面は2歳前半とやや幼いものの遊びへの興味も拡がってきており，年齢範囲内のレベルにある。また，言語表出面は，まだ有意語は少ないが徐々に音声表出が可能になってきている。以上のことから言語表出面以外は，ほぼ年齢範囲にあると評価した。

▶ 予後とフォロー ▶▶

言語表出面以外での問題はほとんどみられず，年齢が2歳台にあり言語表出面も他の面に徐々に追いつくと判断した。当室でのフォローは4か月後の経過観察とした。

▶ 経過観察時の評価 ▶▶

言語表出面を中心に評価した。「ママこれやってもいい？」など文レベルでの音声表出も可能になる。質問をする姿もあり，会話が成立するようになる。言語表出面も年齢範囲のレベルに入る。母親からは，「2か月前から急にことばが出てきた」と報告があった。日常的なコミュニケーションもスムーズになってきており，母親の不安も軽減する。半年後に増語確認をすることにした。

▶ 本症例の解説 ▶▶

本症例のように，言語表出面以外は，知的な問題・聴力の問題・対人関係の問題もみられない場合，ほとんどの症例が自然に改善する。ただし，音声模倣や発声が少ない場合，後にB群（音声発信困難）になり，言語訓練が必要な症例も含まれていることがある。また，発達検査上は現れにくいが，コミュニケーション面での問題が含まれていたり，後に発語面での音形の不明瞭さが顕著であったり，文字の学習が困難など特定領域の問題が顕在化することもあるので，言語表出面が追いつきコミュニケーション面での問題がなくなるまでフォローすることが必要になる。また，家族が不自然な音声模倣を促していることもあり，子どものコミュニケーション意図の理解が大切なことを助言することも必要である。また，子どもが自然に使用している身ぶりや幼児語を，発語を阻害するとして否定的に見ていることも多い。発語を促す上で，むしろ有効なことを家族に理解してもらうことが必要である。

■ コラム③

言語発達遅滞（発語の遅れ）から機能性構音障害に移行する子ども

　1～3歳代の言語発達が遅れている子どもの中には，動作性や言語受信（理解）面の発達は年齢相応であるのに，発信（表現）のみ遅れている子どもがいる。言語発達の個人差と考えられ，その後良好な言語発達をたどる場合がほとんどである。しかし後に機能性構音障害に移行したり，吃症状が出現する場合がある。ここに，3歳時にSTを受診し経過観察の後，就学前に1年間構音訓練を実施したケースを紹介する。

【生育歴】　1996生，男児。初診時年齢3歳。
【一般発達】　定頸0：4，始歩1：3。
【言語発達歴】　始語は2：5と遅い。
【言語相談歴】　3：4に「発音不明瞭」という主訴で3歳児健診より紹介がありST初診。
【初期評価】　国リハ式〈S-S法〉言語発達遅滞検査にて受信（理解）面は3語連鎖，発信（表現）面は2語連鎖が可能であった。理解は健常域だが，発話は2歳代レベル。口腔器官の動きがやや緩慢で流涎あり。正しく構音できる音は母音と［p, b, m, t, d, n］であった。粗大運動に遅れはみられないが，微細運動に不器用な面がみられた（「OK」や「ピース」の指の形の模倣ができない）。
【経過】　4歳～5歳代にかけて計3回の相談指導を行ったところ，言語能力は向上し多語文での会話が可能となった。しかし，/k, g/→/t, d/，/h/，/Φ/，/ç/の省略，/s/→/t/，/dz/，/r/→/d/という構音の誤りが固定していたので，5：6より週1回30～45分の訓練を開始した。1年間の訓練の後，すべての音が正しく構音できるようになり小学校に入学した。

　このように発語の遅れから機能性構音障害に移行する子どもは多い。したがって可能ならば経過を追う。もしくは正常構音が獲得できない場合は再度相談に出向くように養育者に勧めておく。経過観察期間の助言内容としては，①しばらくは発音は気にせず言語理解・表現の双方を伸ばす，②構音器官を動かす遊び（シャボン玉，あかんべなど）や摂食動作を通じて構音器官の運動能力を高める，③運動面に問題のみられる場合はその強化，④4～5歳では文字学習やしりとり遊びなど音韻の理解を助けるような活動を取り入れる，などである。さらに，子どもの構音の発達や訓練の時期について養育者にわかりやすくガイダンスすることが重要である。これにより良好な言語環境が用意でき，2次的な障害の予防にもつながる。

第2章
ことばの理解ができないA群（音声受信未習得）児の訓練

　本章では，「単語レベルのことば（事物名称）の理解ができない」A群（音声受信未習得）児を対象とする。一般に，理解できず，話せない状態であり，健常発達の0歳台から1歳前後の発達レベルである。
　言語発達の阻害要因は，聴覚障害，知的障害，広汎性発達障害（自閉症など）が主である。発達像は，動作性に比し受信が遅れているもの，動作性・受信ともに遅れているものの2タイプがある。言語発達の特徴や言語発達促進の方法が一部異なるので，要因やタイプの評価が必要である。
　健常児は，1歳3か月の8割近くが絵本や本物を見て，その名前を言ったり指さしたり，1歳10か月の9割が，初めての大人と絵カードを用いた事物絵の理解テストが可能であり，2歳2か月の9割が発語（絵の命名）が可能と言われている。
　事物名称の理解は，音声によるコミュニケーションという言語社会への入り口である。また，障害児の調査からは，事物名称の理解の獲得年齢は将来の言語達成レベルと関連する傾向がみられ，非常に重要な発達指標である。
　子どもと外界（人や物）との相互交渉を活発にして，事物の弁別・範疇化・記号化を促す働きかけが必要である。個々の子どもの発達水準・特徴にあった個別的な働きかけ，家族との協力・支援，子どもの所属する施設（保育園・幼稚園，通園施設，学校）との連携が必要である。

1. 物の名前を表す「ことば」が理解できない状態から，音声受信（理解）を習得したⅠ群（コミュニケーション態度良好）の症例

⇒音声受信未習得（A群）への典型的なアプローチとは？

　本症例は，A群（音声受信未習得）の下位群「a. 動作性課題と記号形式-指示内容関係が全体的に遅れている（国リハ式〈S-S法〉言語発達遅滞検査マニュアル参照）」であり，かつⅠ群（コミュニケーション態度良好）の中重度ダウン症の典型例である。

■「事物の基礎概念」を拡大しつつ，身ぶり・音声などを導入して，言語記号の受信行動を形成する。
■基礎的プロセスの学習，コミュニケーション学習を並行して段階的に進める。
■言語だけでなく，子どもの全体像をとらえる。

▶生育歴・相談歴▶▶

●1985年生，初診時年齢5歳。男児。
【周胎生期】　逆子，早期破水，仮死，生下時体重3,194 g。
【一般発達】　定頸0：6。始歩1：10。
【既往歴】　特になし。
【医学的診断名】　ダウン症候群，精神遅滞（MR）。
【教育・相談歴】　母子家庭で母の勤務のため2歳より保育園入園。保健所の3歳児健診でダウン症による知的障害と診断された。
【言語相談歴】　5：4に「ことばがわかっているのにしゃべれない」という主訴でST初回評価，1か月に2回の訓練が開始され，9：0まで継続した。

▶初期（訓練開始時）評価▶▶

【国リハ式〈S-S法〉言語発達遅滞検査などの結果】　1991.3（5：4）時点
・言語記号の受信（理解）面：事物を表す音声・身ぶり記号の受信は困難で，1歳未満のレベル。状況の中での指示は一部理解できる（椅子をたたきながら

「椅子に座って」の指示に応じられるが，ちょうだいの身ぶりに対して物を取って渡せない—検査者の手に触っている）。セットA（事物-人形）とセットB（対となる事物）では「ふるい分け」までできるが，セットC（事物はめ板）では困難。
・発信（表現）面：音声・身ぶりでの発信はみられず1歳未満のレベル。発声はほとんど聞かれず（保育園で名前を呼ばれると「アー」といって挙手するようになったところとのこと），分化した母音・子音は聞かれない。相手の手を引っ張って要求を表現する。
・動作性課題：1歳前半のレベル。
・模倣：身ぶり模倣，音声模倣ともみられない。
・コミュニケーション態度：検査者の行動に注目し，視線が合い，良好な群に属するが，受身的で表情の変化に乏しい。
・聴力・口腔器官運動：問題なし。
●症状分類と段階：Ⅰ群（コミュニケーション態度良好）—A群（音声受信未習得）—段階2-2（ふるい分け）
【発達・知能検査などの結果】　津守・稲毛乳幼児精神発達質問紙（5：4時）では，運動36か月，探索21か月，社会18か月，生活習慣など18〜36か月，言語12か月。

【評価のまとめ】
　コミュニケーション態度は良好で，Ⅰ群（コミュニケーション態度良好群）である。身ぶり・音声記号の受信（理解）・発信（表現）とも未成立で（1歳未満のレベル），記号形式-指示内容関係は段階2-2（ふるい分け）までできる。動作性課題と言語記号の段階に大きな乖離はなく（両者とも1歳前後），重度に遅れているA群（音声受信未習得）である（図1）。

初期評価のポイント

■ 検査場面の行動は，子どもの日常生活の行動を反映していると見てよいか？
→検査場面は子どもにとって日常生活とは異なる新しい場面である。検査者の側の受け入れ体制，子どもの発達レベルや特徴，タイミング，体調などにより，子どもの検査場面への参加は左右される。時には泣いたり，眠っ

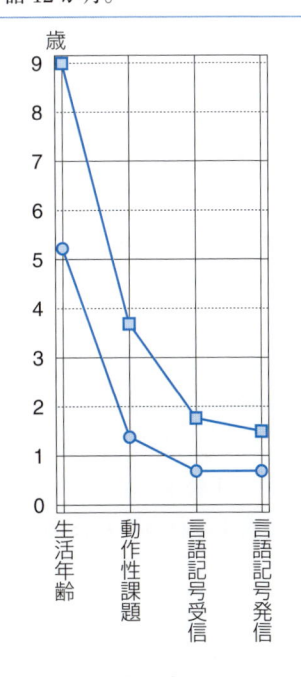

図1　個体内プロフィール

てしまう。家族に，検査場面の行動と日常生活場面とで顕著な差がないかどうか(子どもは"実力"を発揮しているか)をたずねる。
■ 受信(理解)について，見落としはないか？
→用意された検査材料に対する反応結果だけでなく，検査場面でのやりとり，養育者からの問診やチェックリストによりチェックする。特にこの発達レベルでは，事物の名称のほかに，状況の中での指示の理解に関する行動を，どんな条件でどのように行動するか具体的にチェックする。
■ 発信(表現)について，明確な記号は使わなくとも，どんな意図をどんな手段で伝えるかをとらえたか？
→甘え・怒り・喜びなどの感情表現，要求表現，yes-no の表現などについて，どんな場面でどのように行動するかを具体的に把握する。
■ 遊び，模倣などはどのように発達しているか？
→体を使う遊び，物を使う遊び，事物の操作の巧緻性，模倣(事物の操作，すなわち扱いかたの模倣→身ぶり→音声)の発達は，今後の訓練プログラムを立てる上で重要である。検査場面では，子どもの自然発生的な行動を待つだけでなく，ST が状況を設定したり，誘ったり，促したり，介助する働きかけを行うことが，訓練プログラムの立案に役立つ。
■ 評価結果の伝え方は家族に適切か？
→本症例の養育者は，「わかっているのに話せない」ことを訴えており，ST に"話すようになる訓練"を直ちに期待していることも予想される。親の感じている子どもの理解レベルと，その根拠となる具体的な行動をたずねた後，それらを踏まえ，かつ音声言語の訓練を全体の訓練計画の中に位置づけて(例えば，「発語の訓練は理解が確立してからが合理的と言われているので，まず理解を固めましょう」など)，今後の訓練方針を伝えるとよい。

▶訓練計画の立案

■ 言語記号の受信(理解)・発信(表現)に関して，どんな目標を立てるか？
■ 受信面(理解)の目標を達成するための方法(材料・手続き・場面)は？
■ 発信面(表現)，コミュニケーションの目標を達成するための方法(材料・手続き・場面)は？

1. 音声受信を習得した症例

【訓練適応】
　本児は，年齢が高い5歳のA群（音声受信未習得）であり，動作性課題の成績が低く，言語記号の自発的な学習力は弱い。訓練適応があり，直ちに訓練を実施することにした。

【ゴール設定】
(1) 選択行動の習得（事物の基礎概念の拡大）
(2) 身ぶり・音声受信の獲得（事物の名称）
(3) 間接的要求行動の習得

【訓練プログラム】
(1) 基礎的な学習と並行しながら，ふるい分け行動の拡大→選択行動の形成・拡大へ段階的に働きかける：形や色の諸材料や日常的な実物を用いる。
(2) 基礎的な学習，コミュニケーション学習と並行しながら，身ぶり・音声を導入して，段階的に単語学習プログラムを行う。他者の音声や身ぶりへの注目，さらに事物と関連する身ぶり模倣が成立したら，身ぶりを随伴しながら"選択"課題を行わせ，徐々に身ぶりのみで事物を選べるように工夫していく。またさらに，音声のみでも選べるように図る。
(3) ちょうだいの身ぶり記号や，指さしの学習を行う。

▶▶ 訓練経過 ▶▶

●月に2回，1時間の言語訓練を実施した。1年目（5：4～6：4）を中心に記す（図2, 25頁）。

【第1期(5：4～5：5)　ふるい分けの拡大と選択行動の成立】
　身ぶりが比較的容易と思われる実物(①；図2参照，以下同)，弁別操作・見本合わせで用いる円筒とペグ(コラム「弁別的操作・見本合わせ；ペグ／円筒」，45頁，(図3)，その後，木製色と形(図4))，最初期の色分類の材料(②，プラス10。図5)などを用いて，ふるい分けの拡大と選択行動の形成を図っ

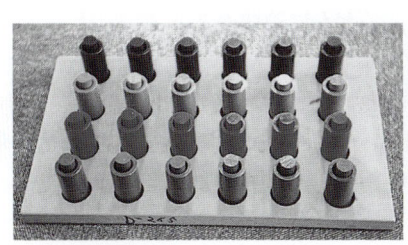

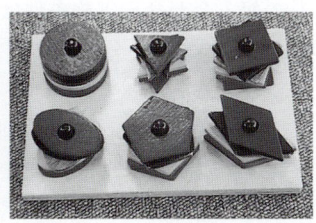

図3　円筒とペグ
（学研より同種のものが「シリンダーペグ」として販売されている）

図4　木製色と形
（販売元不明）

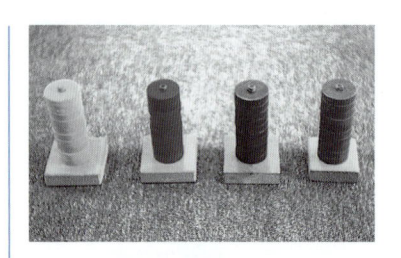

図5 木製円盤〈プラス10〉
(学研などから同種のものが発売されている)

た。事物はめ板(図6)で，ふるい分けが可能となった後(③)，5：5に選択(④)が成立した。実物の選択は，遅れた(6：2，④′)。

【第2期(5：6〜6：2) 選択の拡大と身ぶり模倣・身ぶり記号】
　身ぶり模倣は，人形の操作の介助(⑤)からプロンプト(図2の＊＊印)を経て，可能になった(6：0，⑥)。遅延場面の選択課題(⑦)で身ぶりを併用した後，身ぶりのみによる切り抜き絵ピースの理解が成立した(6：2，⑧)。

【第3期(6：2〜6：4) 絵の解読(用語解説35頁参照)**・身ぶりと音声の結合・音声記号】**
　色・形の弁別が進み(⑨)，絵の解読は一部可能になったが(⑩)，身ぶりによる絵カードの理解は不確実である(⑪)。／モシモシ／の幼児語音声に対して手を耳にあてる身ぶりをするなど，音声と身ぶりが結合し(⑫)，幼児語音声で実物や切り抜き絵を選べるようになった(6：4，⑬)。

【解説】
　家族と協力して，コミュニケーション，基礎的プロセス，記号形式―指示内容関係の3側面を，有機的に関連させるプログラムが有効であることがわかる(図2の①〜⑬)。

訓練のポイント
■ 記号化を進める訓練材料は適切か？
→実物で操作に集中して課題の要請に応じられない場合，事物はめ板(図6)を用いる。

■ 材料の組み合わせや実施条件は，子どもに適切か？
→事物はめ板のふるい分け・選択では，違いの大きい教材を組み合わせてスモールステップで実施することが有効だった(プラス10とペグ〈凸と凹の組み合わせ〉→プラス10とリング重ね→プラス10のみ→プラス10と事物はめ板→事物はめ板のみ，ペグは図6参照)。

■ 課題の意図を把握しにくい時や，注意持続が短い時，どんな工夫をするか？

1. 音声受信を習得した症例　25

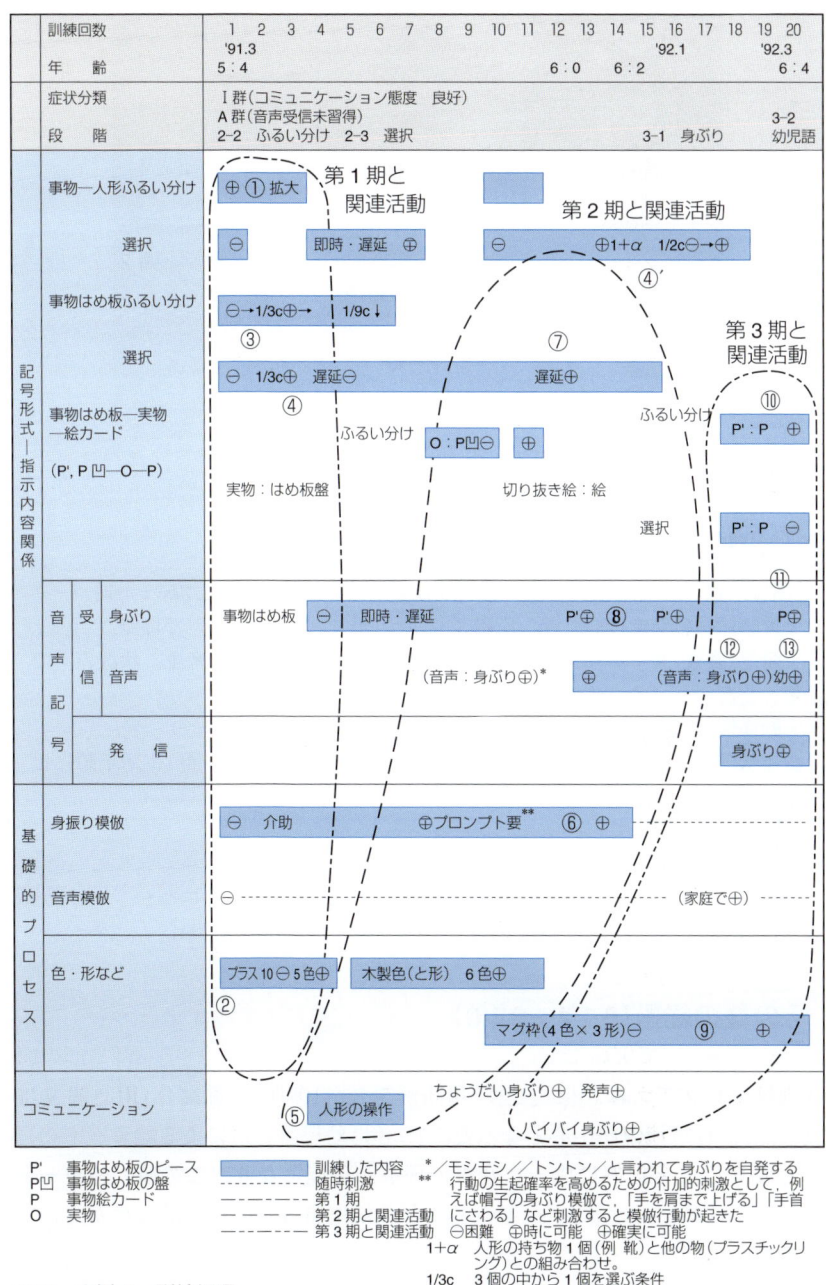

図2　症例A　訓練経過

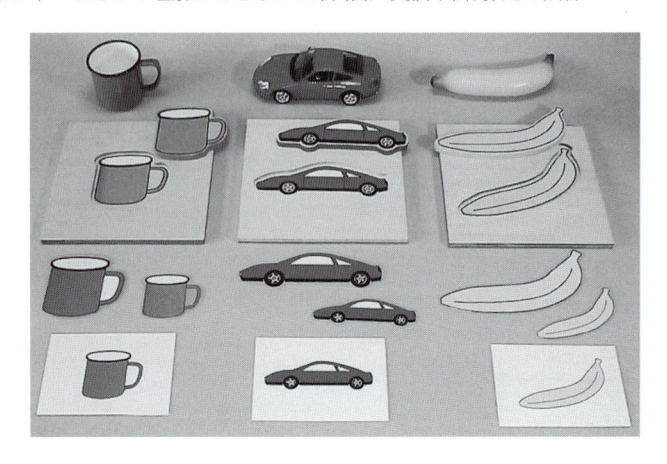

図6　事物はめ板(エスコアールより発売)

▶▶ 中期評価 ▶▶

【国リハ式〈S—S法〉言語発達遅滞検査などの結果】　1992.3(6:4)時点
・言語記号の受信(理解)面：段階3-2(音声記号)；幼児語音声で可能。
・発信(表現)面：切り抜き絵や実物に対して身ぶりの自発的産生，状況の中でちょうだいとバイバイの身ぶりの使用が可能。
・動作性課題：2歳前後のレベル。
●症状分類と段階：I群(コミュニケーション態度良好)—T群(生活年齢に比し遅れ)—段階3-2(音声記号)

【コミュニケーション生活の変化：QOCの向上】
　音声受信と身ぶり発信を獲得し，家族や周囲とのコミュニケーションが成立するようになった。また，パズルなどの遊びや興味の幅が広がった。

その後の経過(6:4〜9:0)

　訓練プログラムは，様式変換(用語解説36頁参照)と範疇化(用語解説36頁参照)，音声模倣が中心となった。7:8に幼児語音声による絵カードの理解が成立した。9:0に成人語音声の理解が可能となり，この時，絵カードに対する「ニャーオ」「ブッブー」などの幼児語音声の自発的産生が可能であった。

本症例のポイント

　言語記号の獲得は，文字どおり言語社会への入り口であり，家族と協力してゴール達成まで可能な限り，気長に働きかけることが重要である．

文献
1) 小寺富子：A群音声受信未習得；小寺富子，他（編）：国リハ式〈S-S法〉言語発達遅滞検査マニュアル4版．エスコアール，203-214，1998

用語解説

見本項：選択項あるいは刺激項：反応順　A：B（1/3c）

　見本項（A）に対応する項を，複数の選択項（B）から選ぶことである（「音声：絵」とは，大人の音声に対応した絵を選ぶこと）．あるいは，刺激項（A）に対し何らかの反応（B）をすることである〔［絵：音声］とは，呈示された絵に対し，音声を発信（表現）すること〕．

　「c」は「choice」の略．見本合わせ（ふるい分けや選択）や受信課題時の選択項（選択肢）の数を示す．（1/3c）とは，3つの選択項の中から，見本項（刺激項）に対応する1項を選ぶことを示す．

　（1/6c）は常に選択項の数が一定であり，（1/6c↓）とは子どもが選んで選択項を取るに従い，選択項の数が，（1/5c），（1/4c）と順次減っていくことを示す．

2. 物の名前を表す「ことば」が理解できない状態から，音声受信（理解）・音声発信（表現）を習得した，就学前のⅡ群（コミュニケーション態度非良好）の症例

⇒音声受信未習得（A群）へのアプローチは，対象児の特徴（コミュニケーション態度非良好）によりどう変わるか？

本症例は，A群（音声受信未習得）の下位群「b. 動作性課題が記号形式−指示内容関係に比し良好（動作性＞受信）」であり，かつⅡ群（コミュニケーション態度非良好）の自閉症である。

■ A群（音声受信未習得）への一般的なアプローチの原則に従う（事物の基礎概念の拡大，身ぶり・音声などの言語記号の受信行動の形成，並行して基礎的プロセスの学習，子どもの全体像の把握）。
■ コミュニケーション学習，特に人との相互交渉（対大人→子ども）を重視する。
■ 働きかけの順番や方法は，対象児の特徴や興味・関心に合わせる（必ずしも健常児に従わない）。聴覚より視覚的な学習が得意な場合もあり，音声言語より文字言語を先に獲得する子もいる。言語訓練の目的は万人に通じる規約的な言語記号の獲得だが，そこに至る道はそれぞれである。
■ 課題態度の形成を図る。課題も，教材を話題とする訓練者と被訓練者の一種のコミュニケーション活動とみることができる。子どもが課題をどうとらえているかを推察し，課題への導入，課題内容・条件を柔軟に，あるいは一定のルールを作って，調整する。

▶ 生育歴・相談歴 ▶▶

● 1984年生，初診時年齢2歳。男児。
【周胎生期】 羊水過多，生下時体重3,480g。
【一般発達】 定頸0：3，始歩1：3。
【既往歴】 特になし。
【医学的診断名】 自閉症の疑い。

【教育・相談歴】 教師をしている母の兄が，本児の遅れに気づいて心配し，保育園へ入園(2：4〜)。
【言語相談歴】 2：11に，母の兄の勧めで「ことばが遅れている」という主訴でST初回評価，まもなく1か月に2〜3回の訓練が開始され，6：6まで継続した。

▶初期(訓練開始時)評価 ▶▶

【国リハ式〈S-S法〉言語発達遅滞検査などの結果】 1987.7(2：11)時点
・言語記号の受信(理解)面：事物を表す音声・身ぶり記号の受信は困難で1歳未満のレベル。状況の中での指示の理解は訓練室では困難。家庭では「お散歩」「おふろ」などの指示に従える。セットC(事物はめ板)は練習すると「ふるい分け」が可能になるが，セットB(対となる事物)では「機能的操作」までできる。
・発信(表現)面：有意語や身ぶり表現はみられず1歳未満のレベル。発声はほとんど聞かれない。家庭では人の手を引っ張って要求を表現する。
・基礎的プロセス：2歳前半のレベル；4種図形の弁別ができる。
・模倣：身ぶり模倣，音声模倣ともみられない。
・コミュニケーション態度：視線はあまり合わず，検査者の働きかけに無反応なことが多く，非良好である。マイペースだが子どもらしく生き生きした印象を与える。
・聴力・口腔器官運動：問題なし
●症状分類と段階：〈症状分類の適用は3歳以降であるが，概ね〉Ⅱ群(コミュニケーション態度非良好)— A群(音声受信未習得)—段階2-2(ふるい分け)
【発達・知能検査などの結果】 津守・稲毛乳幼児精神発達質問紙(4：10時)では，運動5：0，探索2：6，社会2：0，生活習慣など3：6，言語2：0。

【評価のまとめ】
　コミュニケーション態度は非良好で，Ⅱ群(コミュニケーション態度非良好群)である。身ぶり・音声記号の受信(理解)・発信(表現)とも未成立で(1歳未満のレベル)，記号形式−指示内容関係は段階2-2(ふるい分け)までできる。動作性課題(2歳前半)が受信(理解)のレベルより進んでいるA群(音声受信未習得)の状態である(図1)。

初期評価のポイント
■2章-1のA群(音声受信未習得)の典型的なアプローチと共通するので，当該項目を参照すること。

■ 対象児が，離席，物を受け取らない，見ないなど検査課題に消極的なことがあるが，どんな条件で何ができるか。モデルの呈示・誘導・介助などを適切に試みたか？
■ 興味・関心のある活動，気分転換などについて家族からも情報を得たか？
→今後の訓練プログラムの立案，実施に役立つ。

▶訓練計画の立案▶▶
■ 2章-1.と共通する
→記号の受信(理解)・発信(表現)・コミュニケーションの目標設定・方法は？

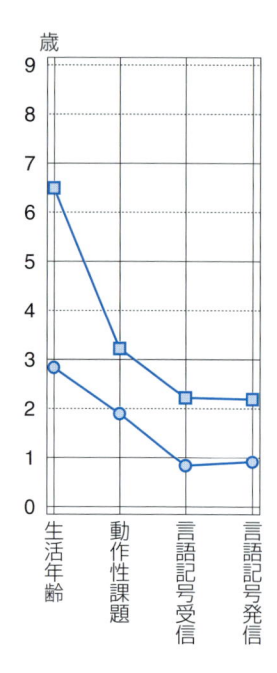

図1　個体内プロフィール

【訓練適応】
　本児は，まもなく3歳のA群(音声受信未習得)の状態であり，動作性の成績に比し受信が遅れている。コミュニケーション態度は非良好で，言語記号の自発的な学習力は弱い。訓練適応があり，直ちに訓練を実施することにした。
【ゴール設定】
　2章-1.と共通する。以下のとおり。
(1)選択行動の習得(事物の基礎概念の拡大)
(2)身ぶり・音声受信の獲得(事物の名称)
(3)間接的要求行動の習得
(4)特に本症例では，コミュニケーションの成立・拡大(アイコンタクト，感情交流，共同作業，指示の理解，要求表現，他)
【訓練プログラム】
　2章-1.の原則と共通する。特に本症例では，身ぶり・音声刺激への反応が良くないとき，文字言語の導入を検討する。(以下省略)

▶ 訓練経過 ▶▶▶

●月に 2〜3 回，1 時間の言語訓練を実施した。1 年目(3：1〜4：1)を中心に記す(図 2)。

【第 1 期(3：1〜3：9)　ふるい分けの拡大と選択行動の成立・有縁的記号(用語解説 37 頁)**の受信】**

　本児の得意な事物はめ板(10 種以上)を用いて，まずふるい分けの拡大(持続して課題を行う，徐々に選択肢を増やしていくなど)を図った。事物はめ板切り抜きピースの呈示時に身ぶりや幼児語音声を随伴すると，訓練開始日から，事物に関連する身ぶり・幼児語音声の模倣が数語みられた(例：帽子-両手で頭をたたく，バス-[ブッブー]，牛-／モー／の口型のみ，図 2 の①参照，以下同様)。着席時間が 10 分以上になり 3：6 にふるい分けが確立した後(②)，3：9 に選択が安定した(③)。

　選択課題は当初より試みたが，症例は，ふるい分けをしたい，見本の盤を見ない，盤を見ても選ぶべきピースを見ない，怒って投げるなど課題状況の了解が困難だった。ちょうだいの身ぶり使用が可能となり(③')，持っている物をちょうだいの身ぶりをしている人に渡す→指さされた物を取って人に渡すことが容易になり，盤とピースの呈示法を工夫する(後述表 1)ことで，盤を見てピースを選んで人に渡すことが可能となった。

　選択が可能になるに従い，他者への注目や身ぶり・音声模倣が増え(例：電話-両手を耳へ＋[エンワ]，／チョキチョキ／-[イヨイヨ])，選択の安定した日に，身ぶり・幼児語の理解が 10 語以上成立した(3：9，④，例：太鼓-身ぶり，牛-幼児語，いずれもピース可，絵カード困難)。家庭でも「電気」と言われて消しに戻るなど，指示が入りやすくなった(⑤)。

【第 2 期(3：9〜3：11)　有縁的記号の拡大，絵の解読と成人語の理解】

　有縁的記号の拡大(語彙，材料，選択肢など)と平行して，絵の解読のために，実物の盤へのふるい分け(同色同サイズ→異形異色の実物)，盤-ピース-絵カード間のふるい分け・選択を即時・遅延場面で行ったところ，異形異色のピースの絵カードへのふるい分けが可能となった(⑥)。身ぶり・幼児語の理解語が増え⑦)，成人語の音声模倣が活発になり(例：電話-[デンワ]，鋏-[ナミ])，3：11 に成人語による検査絵カードの理解が成立した(⑧)。

【第 3 期(3：11〜4：1)　受信の拡大と成人語の発信】

　電話の絵に[イー]と自発するなど少数の幼児語の発信は第 2 期から可能となっていたが，4：0 に絶えず成人語を模倣するようになり(⑨)，4：1 に成人語の自発が確かめられた(⑩，[デンワ]，帽子-[ボーピ])。

【解説】

　動作性の高いコミュニケーション態度非良好群の場合，対象児と外界との関係は子ども独自のやり方で成立しているので，他者との関係の成立(視

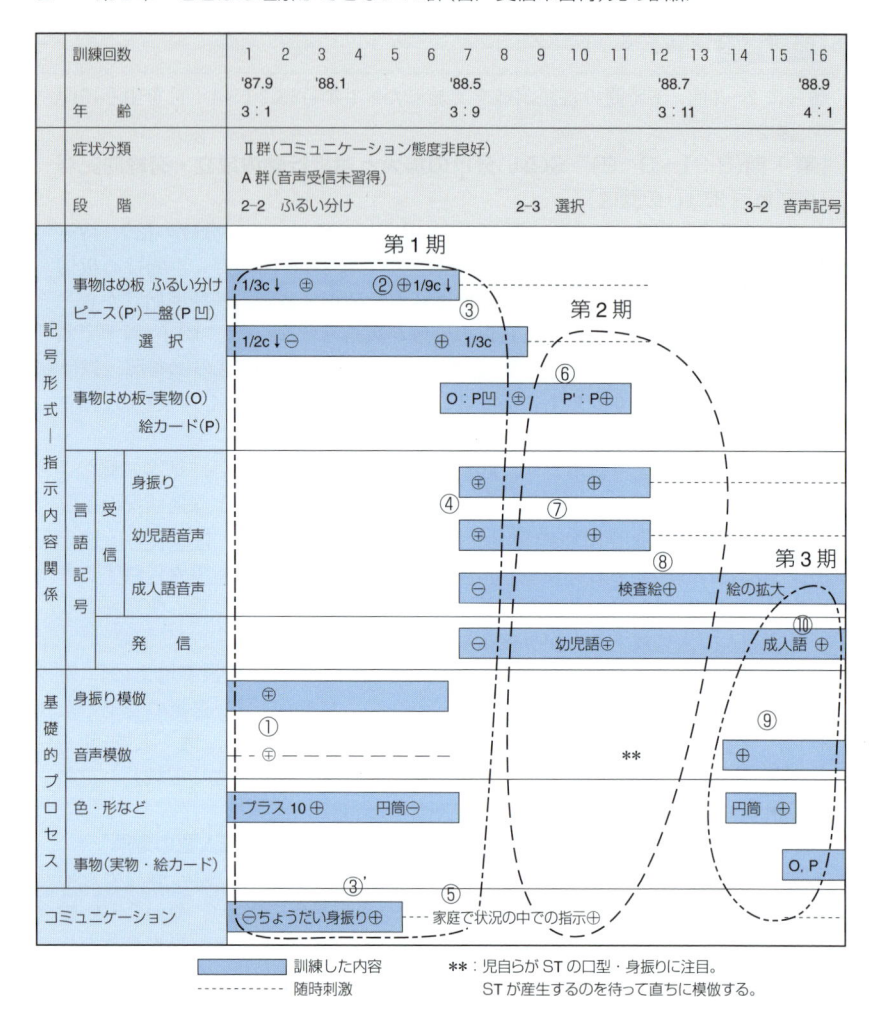

32　第2章　ことばの理解ができないA群（音声受信未習得）児の訓練

図2　訓練経過

線，注目，共同作業ほか），他者からの課題の要請の受け入れ（選択行動の形成；あるものが他のものを指し示すという一種の記号的了解をした後，それを取って人に渡す）が，音声−意味の結合の学習に非常に重要である。学習速度は，2章-1.の症例より速い。また，各課題を有機的に関連させるプログラムは，2章-1.と同様，有効であることがわかる（**図2**の①〜⑩）。

表1　新しい課題状況への誘導[1]

年齢 歳：月	課題 （ねらい）	本児の不適切 な行動	STの対応（誘導）	本児の行動変化
3：3	ふるい分け （選択肢増加）	事物はめ板 (1/8c) 怒り，盤をはらい落とそうとする	選択肢縮小と徐々に減少 (1/4c↓)(×2)や(1/8c↓)	静かにスムーズに16試行連続的に実施できた。
3：6	選択 （選択行動の形成）	事物はめ板 (1/2c)盤を見ない，盤を見てもピースを選ばない	盤とピースの呈示法 ピース2個の上に盤を裏返して置き，「1，2のパッ」のかけ声で盤の表を見せて注目させ，その後盤を上方に移動してピースを見せ，選ばせる	まもなくやり方を了解して20試行連続可
3：10	音声の理解 （絵の拡大）	新しい絵（検査絵）(1/4c) 怒る，いすから立ち上る 音声と無関係に勝手に入れる	気分転換と状況設定 抱いてぐるぐるまわし数回，絵カードを入れるポスト使用(1/2〜3c) 両手を押さえて，音声を呈示	静かに数試行正反応が連続可へ
4：10	文字単語と絵の結合 （訓練後のテスト）	**「て」「ぱん」「あいす」 3：3 文字カードを折る	注意＋材料変更＋手続1/3c↓ 折らないように注意し，文字カードの材質を紙からマグシートに変え，1枚ずつ渡して入れさせる	6試行以上 正反応連続可へ

c；選択状況，×2；2セット実施
**（文字単語：絵が3枚：3枚の刺激：反応の条件）

訓練のポイント

■ どのように課題状況に参加させるか？

→教材の準備・片づけを一緒に（状況の了解），課題内容のスモールステップ化，タイミング，作業量の明確化（例．入れ終わったら一休み）などの配慮に加えて，特に新しい課題では適切な介入が必要となる。彼らは，新しい状況でどう振る舞えばよいかわからなくて混乱しているように見える。介入が適切であれば，了解・納得し新しい局面に対応できる。本児では，**表1**のよ

うな強力な介助をすることで，学習が進んだ。
■ セッションとセッションの間の流れ，セッション内の構成は，子どもに適切か？
→各セッション間のプログラムに重なりを持たせることで，訓練は，子どもにとって連続性を持った活動となり得ると考えられる。例えば，同じ課題では，前回の到達点より少し低い(やさしい)ところから課題を始めるとよい。

▶ 中期評価 ▶▶▶

【国リハ式〈S-S 法〉言語発達遅滞検査などの結果】1988.10(4：2)時点
　言語記号の受信(理解)・発信(表現)とも成人語音声が可能だが，成人語の自発は約半数である(例．眼鏡[mejae])。動作性課題は2歳後半のレベル(10種図形可)。
●症状分類と段階：Ⅱ群(コミュニケーション態度非良好)─C群(生活年齢に比し遅れ)─段階3-2(音声記号)

【コミュニケーション生活の変化・QOCの向上】
　音声によるコミュニケーションが成立し(受信・発信)，乗物や虫の絵本をじっと見るようになった。

その後の経過(4：2〜6：6)

　音声のみの学習は持続時間に制約があること，図形(→文字)の区別が優れていること，などから文字学習を行ったところ，4：8に，「て」，「ぱん」，「あいす」の文字単語と絵の結合が成立し，その後語彙が増え，色名も学習した。6：2に〈色＋事物〉，6：5に〈対象＋動作〉の2語連鎖の理解が成立した。動詞文では，成人語による成立の前に，身ぶり・幼児語といった有縁的記号の理解が成立した。人名や大小の理解が困難なため，6：6現在，3語連鎖の理解は未成立である。
　また，4：10からの言語発達遅滞児3例との相互交渉の訓練[2]では，他者への注目や順番を待つことが改善し，物の受け渡し→物を介したやりとり→記号のやりとり(発信者の役割)の順に学習が成立した。

本症例のポイント

　アイコンタクト，物のやりとり，共同作業(何かを人と一緒にする)などのコミュニケーション学習と，"他者の呈示した刺激に対して該当するものを選んで渡す"選択行動の形成が，本児が潜在的に持っていた記号の学習能力(事物に関する身ぶりや音声の模倣，／バイバイ／の音声と動作の結びつけほかにその芽をみることができる)を具現化し，記号形式−指示内容関係を成立させたと考えられる。

　訓練室の働きかけと並行して，家族を心理的に支持し具体的な助言を行うことは，常に重要である。

文献
1) 小寺富子：言語未習得の自閉的な軽度発達遅滞(A群→C群，コミュニケーション態度非良好)；小寺富子(著)：言語発達遅滞の言語治療．診断と治療社，113-115，1998
2) 小寺富子，倉井成子，野口芳枝：言語発達遅滞児間の相互交渉の成立・発展のための働きかけ—その1．自閉傾向を伴うU.H.と他の3例との相互交渉の試み．国立身体障害者リハビリテーションセンター研究紀要10：49-61，1989

用語解説

事物の基礎概念

　健常幼児は，外界との関わりを通して，"事物・事象を認知"し，言語記号を獲得していく。〈S-S法〉では，言語未習得児の言語記号の獲得支援の立場から，言語記号獲得以前の"事物・事象の認知"に関する領域を『事物の基礎概念』として具体化している。『事物の基礎概念』は，記号形式−指示内容関係の発達段階では「段階2」と呼ばれ，子どもが物を弁別的に操作することを通して事物の初歩的な概念を形成し(段階2-1　機能的操作)，事物と事物との間の見本合わせ(段階2-2　ふるい分け，段階2-3　選択)が可能となる段階である。

絵の解読

　描かれた絵が何であるかわかること，つまり(視覚)絵情報の意味情報への変換である。絵そのものの意味がわかることは，「絵の理解」という語で表され

ることもあるが，音声の理解課題の材料(例．実物，絵)との混乱を避けるために，本用語「解読」は使われる．成人にとっては自明のことでも，子どもは発達段階により異なる行動を示す．実物・ミニチュアの意味がわかっても(例．弁別的な産生行動がみられる)，『絵の解読』は困難なことがある．また『絵の解読』は，見本合わせの見本項では可能でも，被選択項では困難なことがある(例：靴の絵を見て靴の実物を複数の中から選ぶことはできるが，絵を選ぶことはできない)．絵には，親近性，写実・簡略，彩色，サイズなどさまざまなものがあり得るが，より一般的・中立的なものの解読が目指される．

様式(モダリティ)変換

　様式(モダリティ)とは，一般に身ぶり，音声，文字，実物，絵など，記号形式や指示物になり得る材料をいい，これらの様式を用いて，子どもおよび訓練者の行動を簡略化して記述できる．音声 Sp で絵カード P を選ばせる場合，Sp：P と書く．左項：右項＝刺激項：反応項である．刺激項：反応項の1個あるいは複数が変化していくことを『様式変換』と呼ぶ．言語未習得児の音声記号の受信の獲得は，事物の機能的操作 O：M に端を発し，さまざまな『様式変換』を重ねて到達した Sp：P と説明できる．また，様式を X，Y，Z とし，X：Y を成立させるには，変換"式"として次の二つの訓練手続きが考えられる．
　　(ⅰ) X＋△：Y あるいは X：△＋Y
　　(ⅱ) X＋△＋△：Y　　　　　　　△は徐々に消去
例えば，音声発信困難の B 群で用いる，「絵を見せて復唱→自発」(P＋S̶p̶：Sp)の手続きが(ⅰ)の左側であり，「絵と文字を見せて復唱→自発」(P＋W＋S̶p̶：Sp)の手続きが(ⅱ)である．

範疇化

　範疇化とは，各々の事物・事象の，違いは捨象して共通性に注目し，それらを等価なものとしてまとめる(一貫した反応を行う)ことである．例えば，帽子は，どんな材質，形，色(形式的特性)であろうと，頭にかぶる(機能的特性)という点では，1つの範疇にまとまる．範疇化には，事物の持つ形式的特性(そのものの持つ手触り，色，形，大きさなどの外観を記述する形式的特性)と，機能的特性(目的的・道具的な操作の形式的特性)が基準となる．範疇化課題の手続きとして，ペグ・実物・絵などの材料の，形式的特性あるいは機能的特性に基づく見本合わせ(例．文脈依存の分類→文脈非依存の分類；全く異なる容器→同様の容器にふるい分けさせる)が一般的であるが，初期には同じクラスに属する多様な材料と記号形式との結びつけ(例．多様な材料を，身ぶり・音

声に対して選ばせる，あるいは命名させる）も便法となる。

有縁的記号

　記号形式(意味するもの)が，その指示内容(意味されるもの)との関係に内的な絆を持つ場合，その記号は『有縁的記号』と呼ばれる。事物を表す身ぶりや，擬声・擬態語の音声は有縁的記号である。記号形式と指示内容との関係に内的な絆を持たない場合，恣意的記号と呼ばれ，多くの単語はこれに相当する。臨床現場では，恣意的記号の学習が困難なとき，子どもがイメージを抱きやすい，有縁性を利用した材料が，さまざまな学習(事物名称，動作語，大小，色名〈例．／リンゴの色／―赤〉，文字単語と絵の結合〈例．絵と同色の文字〉，他)に役立つ。

3. 身ぶりを活用して音声受信（理解）が可能になった例

⇒音声受信（理解）が困難な症例へのアプローチは？

　本症例はA群（音声受信未習得）の下位群「a. 動作性課題と記号形式-指示内容関係が全体的に遅れ」であり，Ⅰ群（コミュニケーション態度良好）の症例である。
■ 身ぶりを媒介として音声言語での受信（理解）を可能にする。
■ 事物の操作や弁別課題など動作性課題での働きかけを，記号形式-指示内容関係の基礎学習として行う。
■ 受信（理解）行動の成立を図りつつ，発信（表現）行動の促進を段階的に進める。

▶生育歴・相談歴▶▶

●1991年生，初診時年齢は3歳。女児。
【周胎生期】　生下時体重 2,520 g。
【一般発達】　定頸 0：8，始歩 1：7。
【既往歴】　生後 20 日目にてんかん発作。
【医学的診断】　てんかん，精神遅滞。
【教育・相談歴】　市保健センター乳児相談後保健師フォローし，知的障害児通園施設を勧めるが拒否。2歳時より市の親子教室を利用し，3歳に当室来室。再度通園施設を勧め3歳11か月より，入園。4歳11か月保育園入園（障害児保育枠）。6歳11か月に特殊学級へ入学。
【言語相談歴】　3歳時に，「ことばが出るようになるか心配」という主訴でSTが初回評価。4歳11か月より言語訓練を週1回で開始し，就学までの2年間継続した。

▶初期（訓練開始時）評価▶▶

【国リハ〈S-S法〉言語発達遅滞検査などの結果】　1996.4（5：0）時点
・言語記号の受信（理解）面：段階2-2（ふるい分け）が対となる事物で可能，1歳前後のレベル。
・発信（表現）面：音声発信（表現）はなく，おじぎやバイバイの身ぶりがみられ

るのみで，1歳前後のレベル。
・動作性課題：1歳前半のレベル。
・模倣：体操の一部を真似しようとするといった身ぶり模倣は一部可能，音声模倣は不可。
・コミュニケーション態度：対人接触的な遊び(追いかけごっこなど)は好きで，良好。ただし，他者からの働きかけに対して応じづらくマイペースさもみられる。
・行動面：遊びも転々とし落ち着きにかける。
・聴力：問題なし。
・口腔器官運動：麻痺などの疾患はみられないが，流涎が多く動きは稚拙。
●症状分類と段階：Ⅰ群(コミュニケーション態度良好)—A群(音声受信未習得)—段階2-2(ふるい分け)

【発達・知能検査などの結果】 新版K式発達検査(5歳時ST実施)では，全領域の発達指数(DQ)は29，発達年齢(DA)は1：5。姿勢・運動〔39(1：5)〕，認知・適応〔28(1：5)〕，言語・社会〔22(1：2)〕

【評価のまとめ】

コミュニケーション態度は良好で，Ⅰ群(コミュニケーション態度良好)である。音声受信(理解)面は段階2-2(ふるい分け)，音声発信(表現)はなく，全体的に1歳前後のレベル，音声記号による受信(理解)・発信(表現)ともにできない状態である。

初期評価のポイント

■ 的確に受信面のレベルを把握したか？
→受信面のレベルにより訓練目標が大きく左右される。知的発達の遅れが顕著な場合，興味を示す事物が少ないことが多く，的確な評価を行うためにはより詳細な検査や行動観察が必要になる。検査にある事物だけのチェックで終わらず，興味を持つ物を探りどの受信段階か確認することが必要である。

■ 難聴や運動性疾患の重複はないか？
→知的発達の遅れ以外の障害を見逃すこともある。聴力に関しては，聴力検査を実施し確認する必要がある。

■ 日常生活でのADL(activity of daily living：日常生活動作)や遊びの状況も把握したか？
→日常生活で可能なことや興味を持っていることの情報は，訓練を組み立てる際の重要な情報になる。特に自発的に興味を持っていることは，どんなことでも詳しく聞くようにする。本児の場合も家族からキャラクターに興味を

持っているものがあることを聞き，訓練を行う上でのヒントになった。また，自閉的なタイプの症例の場合には，こだわりの有無など行動面の様子も把握する。

▶訓練計画の立案 ▶▶

【訓練適応】 本児は中等度域の知的障害があり，5歳でＡ群（音声受信未習得）に留まっており，自力で音声記号を獲得することが困難と考え，訓練を開始することとした。
【ゴール設定】 (1)選択行動の獲得。
(2)身ぶり・音声記号による受信行動の成立。
(3)身ぶり・音声記号による発信（表現）の獲得。
【訓練プログラム】 (1)色や形・日常事物や遊具を用いて基礎的学習を行い，ふるい分け行動を拡大し，段階的に選択行動の確立を図る。
(2)身ぶり記号での選択を可能にする。さらに身ぶり記号を媒介として音声記号の受信を獲得する。
(3)身ぶり模倣や音声模倣を試み，発信（表現）行動を促していく。
(4)課題や遊びを通じて他者とのやりとりを拡大し，他者への注目を促すとともに，持続的にやりとりが成立しやすくなるように働きかける。

▶訓練経過 ▶▶

●週1回，1時間の言語訓練を実施した。訓練終了後保護者との面接を実施した。
【第1期(5：0～5：2) ふるい分け行動の拡大と選択行動の成立】
　ふるい分け行動が対となる事物で可能であったが，安定した反応は得にくく，そのほかのものでは困難であった。事物操作も持続的に取り組めることが少なかったため，遊具の操作も促しつつ，異なる事物間でのふるい分けを行った。さらに色や形の特性によるふるい分けを促した。またそれと並行して，人形と事物・事物はめ板のふるい分けを行った。ふるい分けが拡大するとともに，じっくり課題でのやりとりを行うことも可能になり，選択の段階に進めていった。選択行動は，他者から示された見本項への注目が必要である。本児の場合，事物はめ板が最も注目し，選択行動が成立しやすかった。
【第2期(5：2～5：4) 音声言語による受信（理解）行動の成立】
　身ぶりによる受信（理解）行動を基盤に，音声言語による受信（理解）行動を成立することを目標として訓練を実施した。選択行動の形成は，事物はめ板で可能になったが，他者の身ぶりに注目することを促すことは，困難であった。そのため，人形とそれに対応する事物を用い課題を行った。人形の身体部位を示

し，対応する事物の選択を促した後，セラピストが身ぶりを示し選択を促した。その結果，身ぶりでの選択が安定した。その後身ぶりをつけずに音声言語での選択を促し，可能になった。

【第3期(5:5〜6:11)　語彙の拡大・語連鎖の受信(理解)の成立】
　音声言語による事物の選択が可能になり，その後はめ板・絵カードでも安定した。さらにカテゴリー内分化を促し，興味の高い食べ物から語彙が拡大していった。また，動作語についても，初期には人形やミニチュアを用いて，ことばかけでの操作を促し，徐々に絵カードでの選択も可能になった。動作語は，幼児語から成人語に移行した。大小や色名の受信も試みたが，困難であった。語彙がある程度拡がった段階で語連鎖の受信課題を導入した。ドラえもんやアンパンマンといったキャラクターに興味を示していたため，〈所有者＋事物〉〈動作主＋動作〉といった構文に，まず取り組んだ。ことばかけで人形を操作したり，所有者に身につける事物を貼る教材(布掛図)や家族の人物写真やその所有物の写真を用いることが有効であった。後半にはミニチュアの操作を促して〈動作主＋動作〉の構文にも取り組み，語連鎖の受信を拡大した。
　語連鎖の受信を獲得し始めた時期に，保護者や保育士から「ことばかけでスムーズに動ける場面が増えた」との報告が聞かれるようになった。

【第4期(5:8〜6:11)　発信(表現)行動の獲得】
　身ぶりでの模倣から自発発信(表現)，さらに音声での発信(表現)を目標として，事物に対応した身ぶりの訓練を行った。当初は，身ぶり模倣も困難，また身ぶりを介助されることにも抵抗感があり，拒否的であった。そこで事物やはめ板のピースを身体部位に当てた後で，身ぶりを介助することから導入したところ，身ぶりの介助を受け入れることが可能になった。その後他者への注目も高まり，身ぶり模倣も可能になった。身ぶり模倣が可能になった語彙は，事物や事物はめ板に対する自発的な発信を促した。カバンに対応してお腹のあたりを軽く叩く，靴に対応して足を出し少し手を足へ近づける，帽子に対応して頭を触る，飛行機に対応して両手を拡げるといった身ぶりの自発発信が可能になった。それと並行し，音声模倣を促していった。車に対応した[bɯː]やパンで[pa]といった音声模倣が数語可能になった。音声の自発的な表出は，車などで数回みられたが，まだ定着は困難であった。音声模倣しようとする姿は日常的にも拡大した。一方，あいさつや要求など機能的な語彙の発信も促し，「ちょうだい」や「おいで」の身ぶりの使用もできるようになった。

【解説】
　本症例では，言語記号での受信(理解)成立のために，選択行動の体制化を図った。選択行動成立のためには，事物はめ板の使用が有効であった。選択行動の成立後，身ぶり記号での受信(理解)の段階を経て，音声記号での受信(理解)まで可能になった。その後語彙も拡大し，語連鎖の受信まで可能にな

った。語連鎖受信の際は，ミニチュアの操作や写真を用いるなど本児がより具体的に理解できる教材を用いた。発信(表現)面は受信(理解)面で語連鎖が成立しつつあった時期に，身ぶり模倣が可能になり，徐々に事物に対応した身ぶりの発信ができるようになった。また音声模倣も一部可能になった。

訓練のポイント
■ 目標とする段階の前の段階への働きかけは十分か？
→A群(音声受信未習得)の場合，成立しているように見えても，一部の事物に限られており段階の成立がまだ安定していない場合も多い。目標とした段階が越えられないときは，その前の段階を十分行うことが必要である。
■ 教材の選択は適切か？
→A群(音声受信未習得)の場合，興味の幅が狭いことも多く，持続的に課題を行うのが困難なことも多い。日常生活の中で関心を持つ物を参考にしたり，遊びの中での行動観察も参考にしながら，教材を工夫し実施することが必要である。その際，子どもの興味があるものでも，目標とする段階を越えるために不適切な場合もあり，常に課題状況も考えながら工夫することが必要である。この症例でも，選択までは，事物はめ板が有効であったが，身ぶりでの選択段階になると他者への注目を促す必要があり，そのためには人形を用いることが有効であった。

終期評価

【国リハ式〈S-S法〉言語発達遅滞検査などの結果】 1998.3(6：11)時点。
・言語記号の受信(理解)面：段階4-1(2語連鎖)で，2歳前半のレベル。
・発信(表現)面：事物名称は3語程度が身ぶりで可能になる。1歳前後のレベル。
・コミュニケーション態度：他者への注目が高まり，他者への働きかけも増え，やりとりが成立する場面が拡大した。
●症状分類：Ⅰ群(コミュニケーション態度良好)―B群(音声発信困難)―段階4-1(2語連鎖)
【発達・知能検査結果】 1997.11(6：7)時点。新版K式発達検査では，認知・適応37，言語・社会26，全領域33。

【解説】
本症例は，訓練開始後約2年間で，音声受信(理解)が語連鎖レベルまで可能になり，身ぶりでの発信(表現)も一部獲得し，B群(音声発信困難)に移行

した。発信(表現)面では，課題が残されているが，当初設定したゴールはほぼ達成した。

【コミュニケーション生活の変化・QOC の向上】

音声受信が可能になり，語連鎖での受信(理解)も確実になり，日常的に家族をはじめとして周囲の人からの働きかけに応じられることが増加した。コミュニケーション機能も，要求や拒否中心から，遊びの報告・確認といった共感的な機能も現れ，拡大した。家族も本児へ働きかけることで，反応が返ってくるようになったため，遊びなどに誘いかける機会も増え，家庭の中でのコミュニケーション場面も拡大した。

【その後の方針】

本症例は，就学に伴い言語訓練は終了し，特殊学級へ就学した。運動面にも問題がみられたため，最終的には受信(理解)面に比し，発信(表現)面での滞りがみられ，B群(音声発信困難)となった。終了時に家族と学校には，今後発信(表現)面への働きかけとして，発信(表現)が可能な身ぶりの拡大を図ること，また音声模倣も可能になってきているため促していくことを勧めた。その後，音声発信(表現)で単語レベルでの発信(表現)が拡がってきたとのことである。

解説

本症例では，当初からふるい分けは可能であったが，拡がりには欠けていた。ふるい分けを色や形といった基礎学習や日常事物などさまざまな教材で可能にすることにより，課題への持続も可能になり，選択課題へつなげることが可能であった。選択行動が安定したことにより，比較的短期間で音声言語での受信(理解)が可能になった。その際，音声受信(理解)の媒介として身ぶり記号を用いることが有効であった。また人形を見本項として用いたことにより，身ぶり記号への注目が可能になった。発信面では，当初身ぶりや音声の模倣が少なく，身ぶりの模倣を介助されることにも拒否がみられた。その際実物や事物はめ板を身体部位に操作して確認しその直後に模倣を促すことにより導入がスムーズになった。

アドバイス

　本症例のようにA群(音声受信未習得)の症例に関しては,受信行動の形成を中心としたプログラムを組むことが有効である。受信行動が確立することにより他者への注目も可能になり,発信の構えを形成することにつながることも多い。音声言語での受信を可能にするためには,事物の操作・ふるい分け・選択の各段階の目的意識をセラピストが持ち,色や形の学習といった基礎学習も有機的に関連させながら,課題を進めることが重要である。

　また,段階1(事物・事態の理解困難)～2(事物の基礎概念)レベルの場合,この症例のように行動が未確立であったり,事物操作への興味など行動のレパートリーも狭いため,行動形成の視点を持ちながら,関わることが重要になる。子どもが注目しやすい事物の提示の仕方や反応パターンの決定など課題状況を考える際も行動形成のポイントとなる要素を考慮する。

　また,セラピストの介助の仕方,提示のタイミング,注目の引き方など関わり方のテクニックも重要なポイントになる。ビデオなどで自らを客観的に確認し,テクニックを向上させながら取り組むことが必要である。また,行動形成が未熟な時期には,介助者が入ることが有効なことも多い。

　発達の遅れが重度になると目標を達成するまでに長期間必要なこともある。周囲の人たちにも変化したことを伝え,働きかけの意欲が持続するように支援することが必要になる。日常の様子も聞き出しながら,家庭や療育機関で日常的に取り組めることを具体的に示していくことも大切である。

参考文献
1) 那須道子：言語発達遅滞児の言語訓練の効果について―福祉サービスの臨床経験から．第2回日本言語聴覚士協会総会・学術集会抄録集 2001.7

3. 身ぶりを活用して音声受信が可能になった例　45

コラム④

弁別的操作・見本合わせ

　言語記号の獲得は，認知と社会性の発達が基盤となる。乳幼児の認知の発達は，反射レベルから始まって，事物・事象の弁別，同定，範疇化などの構造化された外界との関わりを形成していく。
　ことばが理解できない，つまり言語記号の未獲得な子どもに対しては，その子どもの認知的な発達水準・特徴に応じた，事物・事象の弁別，同定，範疇化などを促進し，いわゆる"事物の基礎概念"の形成・確立を図る働きかけが必要である。
　図1は，具体的な事物の弁別，すなわち実物の弁別的な機能的操作の可能な（急須，歯ブラシ），精神運動発達遅滞児の訓練経過（5～12歳）[1]である。当初，① 機能的操作の拡大と，見本合わせ（ふるい分け→選択）の成立が目指された。1年後には，実物のふるい分け（急須対電話）が成立したが，事物はめ板は困難だった。つまり，日常生活で経験する実物については"機能的特性"に

図1　精神運動発達遅滞児の理解語の獲得訓練（5～12歳）

		児の到達した記号の段階 材料は実物 課題*	2-1 操作 5	2-2 ふるい分け					2-3 選択 11	3-1,2 記号 12
		年齢（歳）	5	6	7	8	9	10	11	12
基礎	機能的操作	凸リング／ボール				○				
		凹ビー玉／ビニール容器	○							
		ペグ／円筒	△							
		自動車ペグ					△	○		
		凹：凸自動車ペグ：リング						△	○	
記号	ふるい分け	事物はめ板　ピース：盤								○
		実物　皿：箸					○			
	選択	受話器：本体							○	
	記号	身ぶり・音声：実物							G○	Sp○
コミュニケーション		訓練室のコミュニケーション行動	「ちょうだい」に持っている物を渡す			指さされた所に物を移動する			物の名前がわかる	

＊材料は典型例．成立した年齢（5歳のみ既成立）．G；身ぶり，Sp；音声．
○確実に可能　△不確実．↑は時点を示す．

従った弁別操作の拡大やそれに基づいた見本合わせ(ここではふるい分け)が可能になったが，色や形などの"形式的特性"に従った事物はめ板のふるい分けは難しかった。次に，②形式的特性に合わせた弁別的操作(その教材の機能にあった扱い方という意味では機能的操作とも言える)，見本合わせの成立が目指された。(a)突出した棒に輪を入れる；リング(凸)と，(b)穴にペグを立てる；自動車ペグ(凹)の弁別的操作が成立した後，(c)リング対自動車ペグのふるい分け(凸：凹)→(d)木製円盤2色(プラス10)のふるい分け(表1では省略)→(e)事物はめ板対リングのふるい分け(図1では省略)→(f)事物はめ板のふるい分け，の順に成立した。

事物の弁別的操作では，操作の簡便性や子どもの興味を配慮する。見本合わせでは，材料の組み合わせ(弁別性の高い→低い条件へ；前述では，(f)事物はめ板同士2枚使用の前に，(e)はめ板1枚とリングの組み合わせで実施した)が重要である。

文献
1) 小寺富子：言語未習得の重度発達遅滞(A群→T群，コミュニケーション態度良好)；小寺富子(著)：言語発達遅滞の言語治療．診断と治療社，116-118，1998

4. ことばの受信（理解）も発信（表現）もできない子どもへの支援

⇒VTRを用いたふるい分けと選択のスクリプト分析とは

　本児は、「ことば」がわからず話せないA群（音声受信未習得）の状態から言語訓練を開始し、音声受信（理解）が可能となり、T群（音声発信未習得）に至り、補助的な発信（表現）手段（AAC）を習得した症例である。

　本項は子どもの行動とセラピストの関わりについて、VTR記録により1試行ごとに詳細なスクリプト分析を行った例である。このスクリプト分析により、記号形式-指示内容関係の段階として設定している段階2-2（ふるい分け）と2-3（選択）の相違について考察を深める。

▶生育歴・相談歴▶▶

●1989年生。初診時年齢は3歳。男児。
【周胎生期】　特に異常なし。生下時体重3,690 g。
【一般発達】　定頸0：4，始歩1：4。
【既往歴】　0：7に点頭てんかん。
【医学的診断名】　点頭てんかんの後遺症による精神遅滞（中等度～重度），自閉症の疑い。
【教育・相談歴】　保健所の1歳6か月健診でフォローとなり，1：8にAセンターを受診。2：9から知的障害児通園施設に在園。6：9に養護学校に入学。
【言語相談歴】　3：9に「重いことばの発達の遅れ」を主訴としてSTが評価を行い，週1回の言語訓練を開始。就学後は月1回の言語訓練を継続。

▶初期（訓練開始時）評価▶▶

【国リハ式〈S-S法〉言語発達遅滞検査などの結果】　1993.4（3：9）時点。
・言語記号の受信（理解）面：2-1（機能的操作）1歳前のレベル。
・発信（表現）面：音声発信や身ぶりの発信はなく，1歳前のレベル。
・動作性課題：1歳前後のレベル。身ぶりや音声模倣は不可。
・コミュニケーション態度：非良好。
・行動面：光刺激やドアの開閉にこだわりがみられ，常同行動が多い。
・聴力・口腔器官運動：問題なし。

●症状分類：Ⅱ群（コミュニケーション態度非良好）― A群（音声受信未習得）－a．全体的遅れ（動作性課題と言語記号の間に乖離がない）．

【発達・知能検査などの結果】　新版K式発達検査（3：8時，臨床心理士実施）では全領域の発達指数（DQ）は30，発達年齢（DA）は1：1．〔姿勢・運動45（1：8），認知・適応25（0：11），言語・社会23（0：10）〕

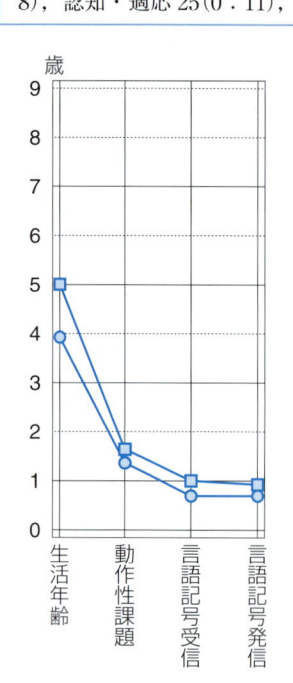

図1　個体内プロフィール
生活年齢4歳で，動作性課題は1歳レベル，言語の受信（理解）・発信（表現）ともに1歳未満で，中等度～重度の遅滞である．
A群（音声受信未習得）－a．全体的遅れ（○）→T群（音声発信未習得）（□）

【評価のまとめ】
　音声記号と身ぶり記号の受信（理解）と発信（表現）ともにできず，どちらも1歳前のレベルである（図1）．記号形式－指示内容関係は段階2-1（機能的操作）である．動作性課題も1歳前後のレベルと個体内能力間にばらつきはなく，A群（音声受信未習得）－a．全体的遅れである．またコミュニケーション態度は非良好で，Ⅱ群（コミュニケーション態度非良好）である．

評価のポイント

■ ことば（音声記号）の受信（理解）も発信（表現）もできないが，目的を持った行動や事物の基礎概念はどこまで育っているか？
→子どもに直接検査課題を実施し，日常生活では現れていない行動を検査場面で引き出す．また問診で，家庭や集団療育の場でどのような行動が現れているかを把握する．

■「ことば」以外の発信手段は何か？
→例えば泣いて訴える，おとなの手を引っ張るハンドリング（クレーン現象）や，おとなに物を示す提示行為，指さしの有無などを確認する．

■ 適切な地域の療育システムを利用しているか？
→まだ療育ルートに乗っていない，あるいは部分的にしか利用していない場合は，ソーシャルワーカーらと連携し，地域の社会的資源を活用する．

▶訓練計画の立案▶▶

【訓練適応】
　本児は中等度～重度の知的障害がみられ，自力での言語学習が難しく訓練適応が高いと判断した。通園施設による集団療育と連携して，週1回の個別言語・コミュニケーション訓練を開始した。

【ゴール】
(1) 初期的なコミュニケーションの成立。
(2) 事物の基礎概念の成立と拡大。
(3) (1)と(2)を基盤に身ぶり・音声記号の受信(理解)の習得を目指す。

【訓練プログラム】
(1) 事物の基礎概念の拡大。バチで太鼓を叩くといった事物の機能的操作を拡大しながら，記号形式−指示内容関係の段階2−2ふるい分け，次いで段階2−3選択の習得を促す。ふるい分けとは，子どもがバチを持ち太鼓・電話本体・靴の片方の中から対応する事物を選ぶ事態である。選択とはSTが示した太鼓本体に対応した事物をバチ・受話器・靴の片方の中から選ぶ事態である(図2)。
(2) 身ぶり記号の受信(理解)の習得。
(3) 次いで音声記号の受信(理解)の成立。
(4) コミュニケーション面では，対人的な遊びや要求行動などの初期的な成立。

▶訓練経過▶▶

●週1回，1時間～1時間半の言語訓練を実施した。受信(理解)面を中心に記す。

【第1期(3:9～4:6)　事物の基礎概念の拡大(機能的操作→ふるい分け→選択)】
　事物の機能的操作のレパートリーを拡大しながら，記号形式−指示内容関係の段階2−2(ふるい分け)，次いで段階2−3(選択)という見本合わせを学習した。

【第2期(4:7～5:6)　身ぶり記号→音声記号の習得】
　段階2−3(選択)に続いて，STが手を耳に当てると子どもが電話を選ぶ身ぶり記号の受信(理解)が可能になり，幼児語音声〔モシモシ〕さらに成人語音声〔電話〕の受信(理解)が順次成立した。発信(表現)面では第1期から導入した〔ちょうだい〕などの初期の身ぶりを模倣により比較的容易に獲得した。コミュニケーション態度では受信(理解)行動が成立するとともに他者への注目が向上した。
　第1期と第2期を通して，ドアに見入るなどの常同行動を抑制するととも

に，電話の受話器では口に入れたり机を叩くのではなく，耳に当てるといった，日用品をその目的にかなった使い方ができるよう機能的な操作を拡大した。また片づけの際に目標に向かって移動するなどの行動体制を個別訓練場面で形成し，通園施設や家庭にも広げた。

　ST訓練と並行して通園療育でも「朝の身辺整理」場面で，移動を伴うふるい分けや選択事態を設定し，徐々にステップアップした。また家庭でも園で用いたタオルなどの片づけや，父親に新聞を渡す家庭療育プログラムを実施した。第2期からは母親が家庭療育の課題の結果をチェックリストに記入し，これを参考に面接の際に助言した。

【解説】

　音声記号未習得の状態から，約1年半で音声記号(事物名称)の受信(理解)が可能となった(図3)。

　本児のように，中等度～重度の知的障害の子どもにおいては，「話しかけをたくさんするように」や「体を使った遊びをするように」と助言して経過を観察するだけの場合も，いまだに多くみられる。しかし適切に評価しそれに基づいた療育プログラムを実施すれば，言語行動の受信(理解)面・発信(表現)面が着実に伸び，周囲とのコミュニケーションや関わりが広がり，日常生活は大きく変わる。また本児が生活の中で大部分の時間を過ごす家庭と通園場面でも，本児が習得した言語行動を使用する状況文脈を広げ，日常生活で確実に使えるよう連携を図ることも重要である。

訓練のポイント

1) 定位，定位の維持と探索のスクリプト

■ 子どもの視線や手の動きに着目し，子どもが外界をどのようにとらえているか，子どもの側に立ってみる。

　見本合わせなどの課題解決事態では，見本項に定位し選択項を探索・同定して選び，取り操作するという個々の行動がリンクした一連のスクリプトを実行する間，課題事態への志向が維持される必要がある(図4)。セッション場面をVTR録画し1試行ごとに分析し，その分析結果に基づきスクリプト分析を行う。スクリプト分析により臨床の最中には見逃していた子どもの新たな行動を発見し，より効果的なセラピストの働きかけかたを考察し，次回のセッションに活かすことができる。

　定位を促す具体的なテクニックとしては，呈示の際に子どもが注目しているか，Cの視線をよく見てまず定位をよく確認することである。定位が不十

4. ことばの受信・発信ができない子どもへの支援　51

①	②	③	④	⑤
段階2-1 （機能的操作）	段階2-2 （ふるい分け）	段階2-3 （選択）	段階3-1 （身ぶり記号）	段階3-2 （音声記号）
段階2　事物の基礎概念			段階3　事物の記号	

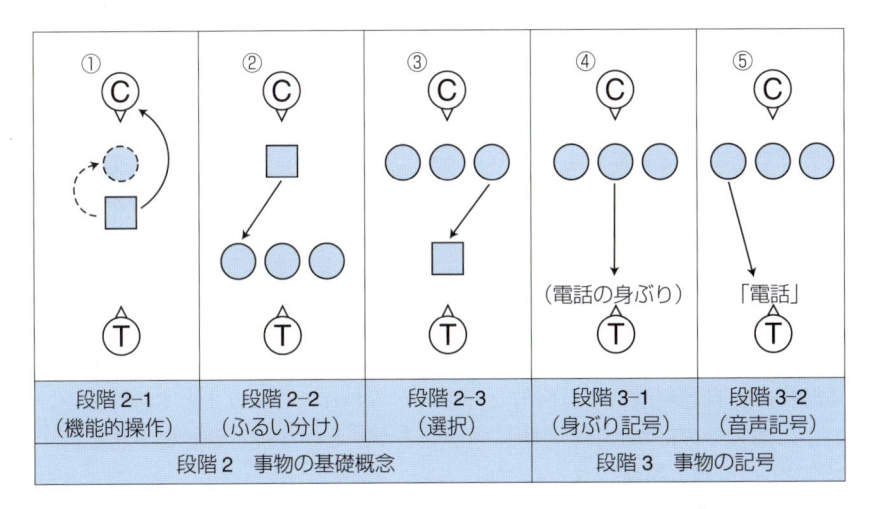

図2　機能的操作・ふるい分け・選択・身ぶり記号・音声記号
　記号形式-指示内容関係の，① 段階2-1 機能的操作とは受話器を電話本体に置く，または受話器を自分の耳に当てるといったその物に対応した慣習的な操作を行うことである。② 段階2-2 ふるい分けとは子どもが受話器を持ち太鼓・電話本体・靴の片方の中から対応する事物を選ぶ事態である。③ 段階2-3 選択とは大人が示した電話本体に対応した事物をバチ・受話器・靴の片方の中から選ぶ事態である。④ 段階3-1 身ぶり記号とは大人が示した電話の身ぶり記号に対応した事物を選択肢の中から選ぶ事態である。⑤ 段階3-2 音声記号とは大人が示した「モシモシ（幼児語）」や「電話（成人語）」の音声記号に対応した事物を選択肢の中から選ぶ事態である。（〇選択項，□見本項）

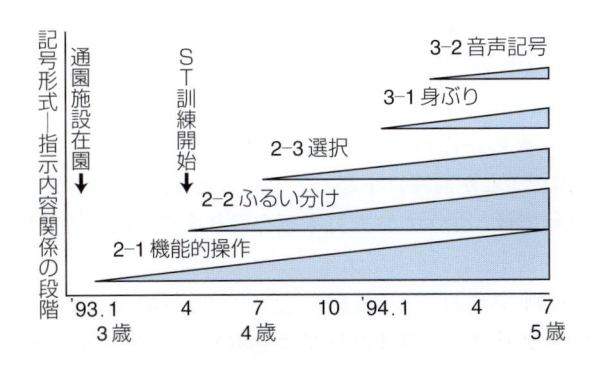

図3　訓練経過
　横軸に生活年齢，縦軸に記号形式-指示内容関係の段階を取る．1年半で音声受信（理解）未習得の状態から，身ぶり・音声記号の段階に到達した．ある段階にレベルアップすると，はじめは広がりがなく反応も不安定だが，次第に広がりが出て安定するという経過をたどっているために各段階を△で示した．

分な場合には，声掛けや音により注意喚起する，子どもは動く物に注目しやすいので，物を子どもの視野の中で動かすなどを行う。

　子どもの周囲の環境は種々のノイズに満ちている。子ども自身の常同的な行動傾向という障害特性も加わり，本児ではカーテンのすき間やドアなどの視覚的刺激に常同的に注視してしまう。このようなノイズへの注目が，周囲からの働きかけ，すなわち課題事態や他者への適切な志向の阻害要因となる。そこで周囲の環境に適切に志向するように促す必要がある。課題場面も子どもにとって環境世界の1つであり，日常生活場面に比しノイズは少なく，他者や事物に対して志向しやすいという利点がある。定位について考える時には，自己刺激的な常同的な行動にとらわれてしまう子どもの注意を，いかに他者やSTの呈示する物に向かせるか，という視点が必要である。

2）ふるい分けと選択のスクリプト

■ ふるい分けのスクリプト（図4）

　ふるい分けは，「見本項である事物aを子どもが持っていて，複数の選択項から該当する項を選びふるい分けること」と定義されている。ふるい分けでは，子どもが見本項を持った状況で見本項と選択項を同定することが可能となる。このふるい分けを行動面から時間的な継起順序でみると，『定位→見本項を取る→選択項への定位→選択項を選ぶ→操作』と，単位となる複数の行動パターンがリンク（結合）して時間的に連続して生起している。これがふるい分け行動のスクリプトである。

■ ふるい分け～選択の萌芽反応のスクリプト（図5）

　1993年第13セッション第1試行では見本項に手を伸ばしながら選択項の靴にも手を出しており，両手がそれぞれ見本項と選択項に同時に出るという，選択の萌芽反応が出現している。この行動は『見本項を取る』ことと『選択項を選ぶ』ことが同時に生起していることを示している。

　次の第2試行では，呈示された見本項を取りすぐに机上の選択項を取っている。

■ 選択のリンク・スクリプト（図6）

　1993年第13セッション第3試行では見本項を取りに来るが，STが見本項を遠ざけると，子どもは選択項を選び，取る。見本項に触らずに，STが呈示した見本項に対応した選択項を選んで取る選択が成立している。

　選択では，子どもは見本項を持たない状況で選ぶことが可能となる。『取る』・『持つ』ことより『選ぶ』ことが先に起こることがわかる。選択のスク

a. 定位→維持→探索

```
                    ふるい分け
           ┌──────────┼──────────┐
      見本項への    選択項を取る    選択項から
        定位      選択項への定位   選ぶ，操作
```

(1)	(2)	(3)	(4)
未定位	定位	探索	操作

定位の維持 →

b. ふるい分け

```
                    ふるい分け
     ┌────────┬────────┼────────┬────────┐
  見本項への   取る   選択項への   選ぶ    操作
    定位              定位
```

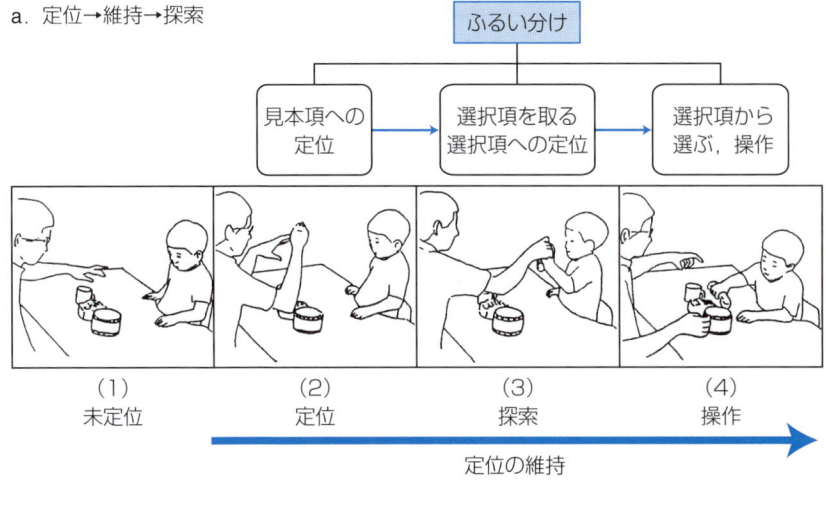

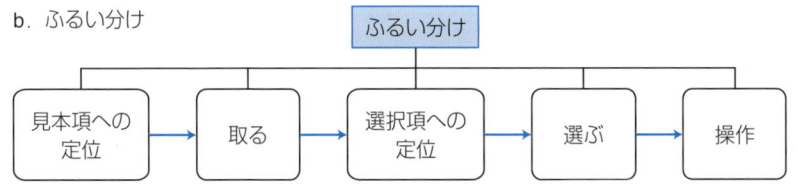

図4　定位→維持→探索，ふるい分けのスクリプト分析
　1993年第13セッション。電話で試行した。課題事態：選択項は太鼓本体−電話本体−コップの1/3cで，見本項電話受話器のふるい分けを行った。
a：**定位，維持，探索**：(1)最初はどこにも定位していない状態→(2)定位し→(3)定位を維持しながら，探索(太鼓本体への誤反応から自己修正)し→(4)受話器を電話本体に置く正反応，まで定位を維持している。
b：**ふるい分け**：(2)STが見本項の受話器を呈示すると見本項に定位し，(3)取り(視線は選択項に向けている)，(4)(太鼓に当て探索するが)自力で修正し，受話器を本体に置く。ふるい分けのスクリプトは，『見本項への定位→見本項を取る→選択項への定位→選択項の中から選ぶ→操作』，となる。『取る』ことに次いで『選ぶ』ことが起こる。

リプトは図6に示すようにふるい分けと同一の構成要素から成るが，ここにより高次なものとして"他者に渡す"という構成要素が加わる。したがってSTの働きかけでも，事物対事物の関係から，他者が呈示した事物に注目し，選んだ事物を他者に渡す，という新たな他者を含み込んだ行動パターンを形成するように留意することが重要である。

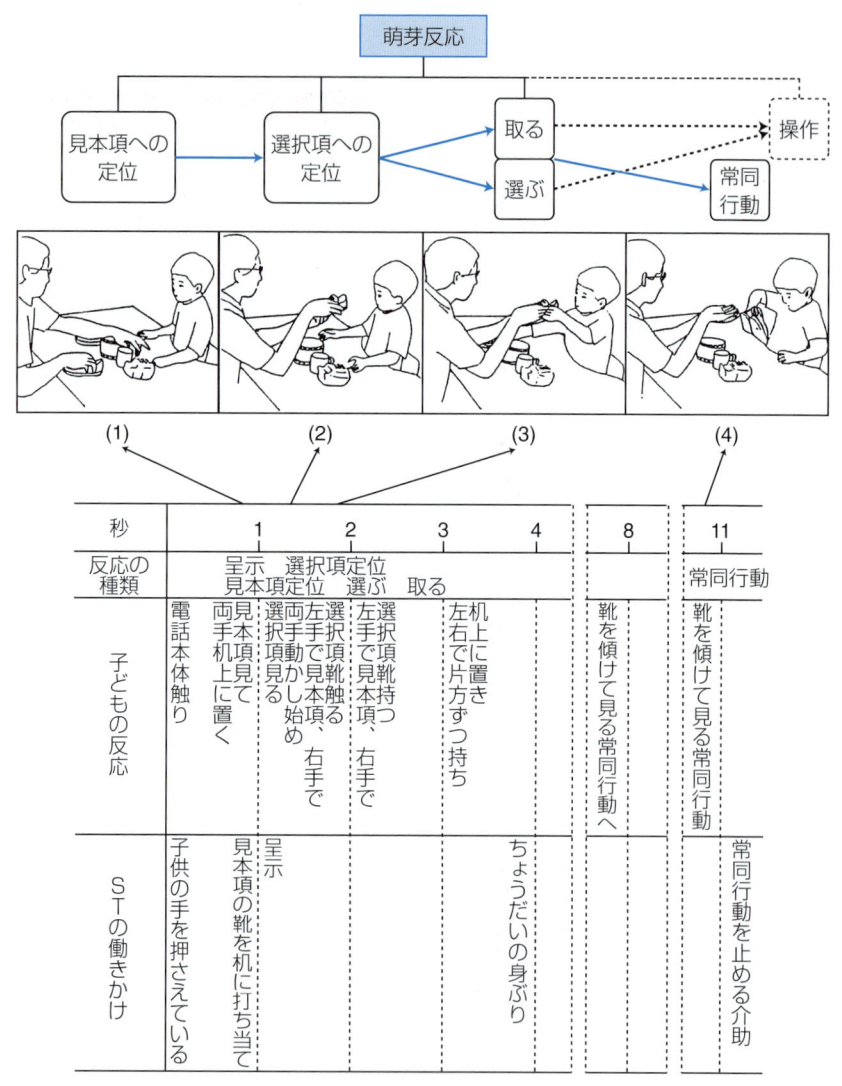

54　第2章　ことばの理解ができないA群(音声受信未習得)児の訓練

```
                        萌芽反応
          ┌──────┬──────┬─────┬────────┐
     見本項への   選択項への    取る          操作
       定位  →   定位     選ぶ    →  常同行動
```

(1)　(2)　(3)　(4)

	秒	1	2	3	4	8	11
	反応の種類	呈示 / 見本項定位	選択項定位 / 選ぶ	取る			常同行動
子どもの反応		電話本体触り	両手見本項上に置く	見本項見て両手動かし始め	選択項触る、右手で	左手で見本項、右手で	左選択項靴持つ	左右に机上に置き片方ずつ持ち	靴を傾けて見る常同行動へ	靴を傾けて見る常同行動
STの働きかけ		子供の手を押さえている	呈示	見本項の靴を机に打ち当て				ちょうだいの身ぶり		常同行動を止める介入

図5　ふるい分け→選択の萌芽反応のスクリプト分析

　1993年第13セッション。課題事態選択項は電話本体−コップ−太鼓本体−靴(の片方)の1/4cで、見本項靴(の片方)の選択を行った。「靴」の第1試行。(1)呈示前に見本項に定位し、(2)呈示すると同時に両手が出て、(3)左手は見本項、右手は選択項の靴を同時に取り、(4)その後靴を傾けて見る常同行動に入る。本来の目標は「機能的操作」に至ること(点線で示した)である。スクリプト分析により、『取る』と『選ぶ』ことが同時に起きる選択の萌芽反応であることがわかる。

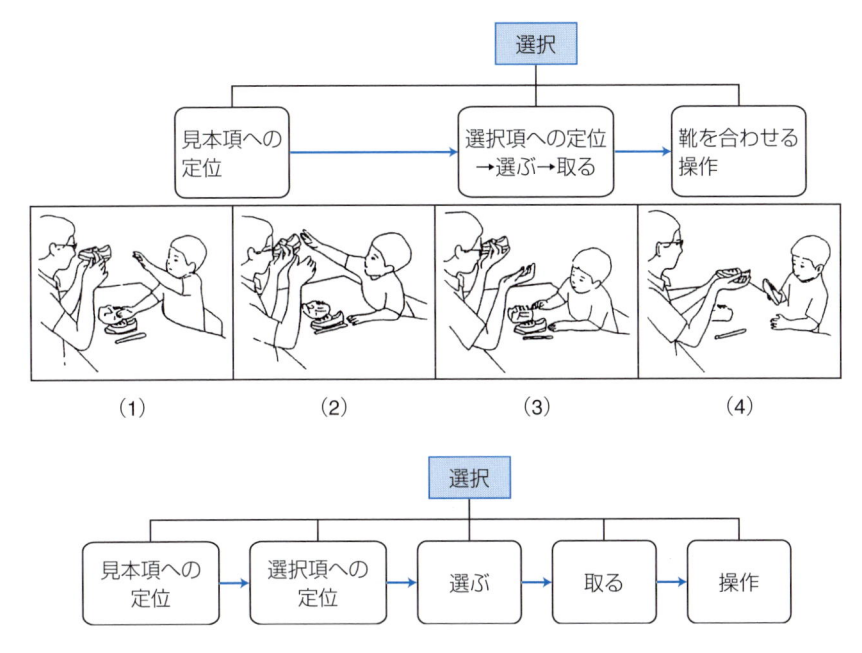

4. ことばの受信・発信ができない子どもへの支援　55

(1)	(2)	(3)	(4)

図6　選択のスクリプト分析

　1993年第13セッション。課題事態選択項は太鼓のバチ−靴(の片方)−電話本体の1/3cで，靴(の片方)を見本項とする選択を行った。「靴」第3試行。(1)見本項を呈示すると見本項を取りに来るが，(2)STが見本項を遠ざけると，取りに来る手を左から右に交替させ，(3)机上の選択項を選び取り，(4)STに渡さないが，その後Tが見本項の靴を近づけると，合わせてくる。見本項に触れずに，STが呈示した見本項に対応した選択項を選んで取る「選択」が成立している。選択のスクリプトは『選ぶ』ことが『取る(持つ)』ことより先に起きることがわかる。

■ ふるい分けと選択の比較スクリプト(図7)

　ふるい分けと選択のスクリプトを比較する。ふるい分けでは見本項を取った後に選んでいるが，選択では見本項を取る前に選択項の中から対応する事物を選び，その後取っている。このようにふるい分けと選択では，『取る』ことと『選ぶ』ことの継起順序が逆転していることがわかる。ふるい分けと選択の相異点は，ふるい分けでは見本項に触れ『取る』ことが，見本項と選択項を同定する『選ぶ』ことより先に生じていたのが，次第に『選ぶ』ことが体制化され，選択は『選ぶ』ことが『取る』ことより先に生じるように逆転することだと言える。本児では図5(ふるい分け→選択の萌芽反応のスクリプト分析)で示したように，『取る』ことと『選ぶ』ことが逆転する途上で

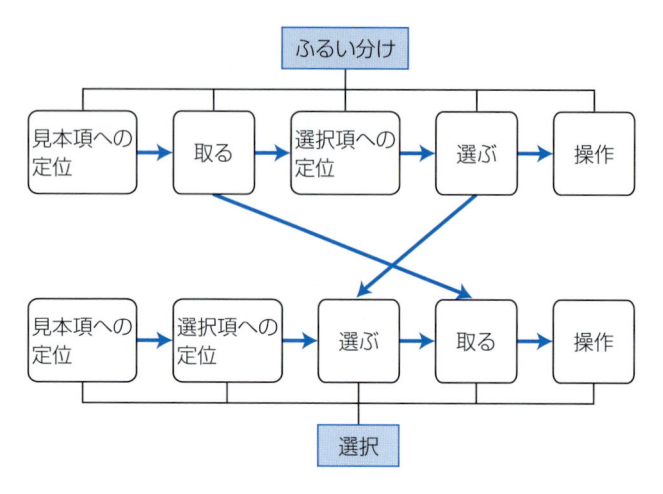

図7 ふるい分けと選択の比較スクリプト分析

ふるい分けと選択をスクリプト分析により比較すると，ふるい分けでは『取る』→『選ぶ』，選択では『選ぶ』→『取る』の生起順序となる。ふるい分けと選択では，『取る』ことと『選ぶ』ことの継起順序が逆転していることが分かる。

ある，『取る』ことと『選ぶ』ことが同時に生起する反応を萌芽反応として観察することができた。

▶中期評価▶▶

事物名称の受信(理解)が可能となったが音声発信(表現)は未獲得で，症状分類T群(音声発信未習得)の状態となった。引き続き受信(理解)面の拡大・向上を図るとともに，発信(表現)行動の拡大をゴールとする訓練を行った。

【第3期(5:7～6:9) 身ぶり記号発信】 事物名称の受信(理解)が拡大し，日常生活でも「～取ってきて」の指示に応じるようになった。その後電話など事物に対応した身ぶりの発信(表現)を獲得した。家庭でも身ぶりを使用し始めた。

【第4期(6:10～8:1) 写真カードでの発信】 事物対応の身ぶりの実用的な使用が可能となった。大人が身近な事物や交通機関の写真を見せて話しかけ，また伝達課題で写真カードを用いたところ，本児が写真カードを指さしてネーミングを要求し，自発的な要求や報告が可能となった。続いて VOCA (voice output communication aid, Words＋社製メッセージメイトなど)を用いた AAC〔augmentative and alternative communication；補助(拡大)・代替コミュニケーション〕を実施した。

終期評価

> 【国リハ式〈S-S法〉言語発達遅滞検査などの結果】 1997.7(8:1)時点。
> ・言語記号の受信(理解)面：日常的な事物名称約100語，動作語10数語が受信(理解)可能だが，大小比較・色名や2語連鎖は理解できず，1歳半のレベル。
> ・発信(表現)面：日常的に身ぶりと写真を用いて表現し，注意喚起の発声がみられるが，有意味語はまだなく，1歳前半のレベル。
> ・コミュニケーション態度：非良好だが，写真を指さし名前を言ってもらうネーミング要求などが活発になった。
> ●症状分類：Ⅱ群（コミュニケーション態度非良好）―T群（音声発信未習得）。

【解説】

本児のように音声の発信(表現)ができない症例においては，AACとして実物・写真・身ぶりなどの視覚的記号を実用的なコミュニケーション手段に用い，音声も有機的に関連させる働きかけが重要である。

アドバイス

本節で示したVTRによる詳細なスクリプト分析により，子どもの新たな行動習得の過程を分析し，他症例にも適用することが可能となる。またセラピストの関わり方の適切さあるいは不適切さを見直すことができる。

VTRによるスクリプト分析により，自分が行った臨床を客観的に他者の目でみることになり，自己自身によるスーパーバイズが可能となる。それにより得た視点を訓練・療育を実施中にも活用し，メタの目(VTRの目)で見ながら子どもの行動変化とセラピストの関わりを絶えず見直し，調整しながら訓練・療育を行うことにより，より子どもに適した関わりが可能となる。

参考文献
1) 佐竹恒夫：受信行動成立の前段階―事物の基礎概念におけるスモールステージ．言語発達遅滞研究 2：45-70；1995
2) 佐竹恒夫：〈S-S法〉に基づき訓練を実施した言語発達遅滞児の2症例―包括的訓練プログラムの適用．音声言語医学 39：236-244，1998

コラム⑤

子どもは一連の行動間のつながりを，どのように習得するのだろう？
―スクリプト・リンク

　スクリプトとは認知心理学・認知科学で用いられている用語で，一般には「演劇・映画・放送で，台本（広辞苑第4版）」という意味がある。スクリプトは，その場面がどのような行動要素から成り立っているかに関する子どもの知識を表す。

　ある行動パターンが他の行動パターンと結合することを「リンク」という。複数の行動パターンをリンクし連続させて生起させることにより形成される，比較的，固定的に反復される行動パターンのセットを「スクリプト」と呼ぶ。子どもに新たな行動レパートリーの習得を援助するときに，セラピストはターゲットとする行動がどのような構成要素から成り立っているか，リンクとスクリプトを分析のツールとしても用い，プログラムを立案することが重要である。

　例えば『かぶっている帽子を取り』→『帽子掛けにかける』というスクリプトが成立すると，成立したスクリプトを連鎖させ，登園時に『入室し』→『帽子を掛け』→『リュックを置き』→『いすに座る』，などの一連の行動が成立する。それぞれ下位のスクリプトがリンクされ，上位の結び目（ノード）が成立することにより入室時のスクリプトが成立する。このように複数の行動のスクリプトの結び目が上位の結び目とリンクすることにより，さまざまなスクリプトが階層的な関係（メタスクリプト）になり，より高次な行動が可能になる。

　スクリプトが成立すると，例えば帽子をかけた後には，リュックを置けばいいというように，次の行動が予測できるようになる。予測的行動の成立により，「見通しが持てる」ようになり，子どもの情緒的な安定にも重要な役割を果たす。

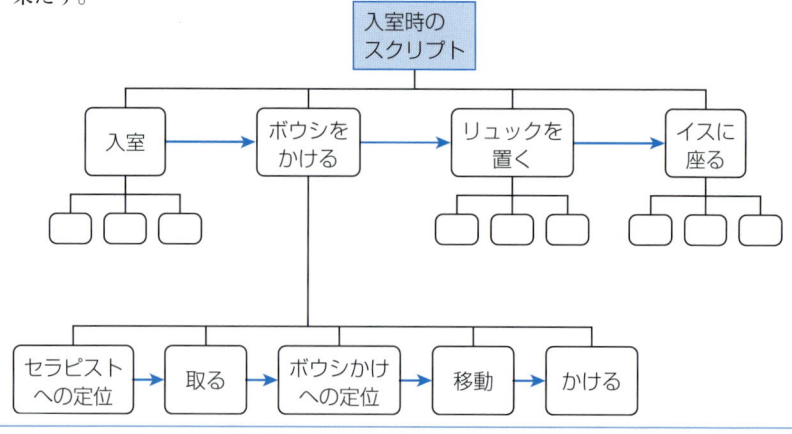

■ コラム⑥ ■

スモールステージ：通常の記号形式−指示内容関係の段階設定では学習が困難なA群（音声受信未習得）児へのプログラム

〈S-S法〉では，音声受信（理解）未習得の言語発達遅滞児に，［段階1　事物・事態の理解困難］から［段階2　事物の基礎概念］，［段階3　事物の記号］に至る記号形式−指示内容関係の6つの下位段階を設定した（**図左**）。この6段階に基づいた訓練を実施する中で，その間を埋めるさらに細かい段階であるスモールステージが設定できるようになった。このスモールステージは，臨床的に複数の子どもに複数の事物で有効であるので一般性がある。

【スモールステップとスモールステージ】

　例えば，紙を見本項とし複数の選択項の中からはさみを選ぶ段階2-3（選択）の課題で，紙をA4の紙から5cm四方，1cm，1〜2mmと徐々に小さくしていく。これは紙という文脈情報自体は同一で，子どもに見える紙の量をコントロールしているので，**スモールステップ**である。これに対し，「紙を見本項とする選択」と「左手は実際には紙を持たずに紙を持つ構えで，右手は切る身ぶりをすること」は紙という文脈情報の有無が明確に異なっている。これはスモールステップとは区別し，**スモールステージ**とするのが妥当である。

【選択と身ぶりの中間的なスモールステージ】

　(a)身体部位：選択から身ぶりにスムーズに移行しない場合に，選択と身ぶりの中間のスモールステージとして，身体部位を設定できる（**図右**）。例えば電話本体を呈示すると受話器を選ぶことはできるが（選択），電話の身ぶりでは選べない。セラピストの顔を横に向け，身体部位の耳を強調して呈示すると選ぶことができる。つまり該当する身体部位付近での手の動作である身ぶり記号に対応して選ぶのではなく，STが手で指示するSTの身体部位に対応する事物を選ぶ。これは事物と身体部位との対応は一種の事物間の関係であり，手の動作と漠然とした部位との対応である身ぶり記号より容易であるためだと考えられる。電話−耳以外にも，靴−足や歯ブラシ−口，帽子−頭などがある。

　その他に選択と身ぶりの中間的なスモールステージとして(b)**身体部位＋事物**（身体部位では電話を選べない場合に，受話器を持って同時に呈示すると可能）などがある。

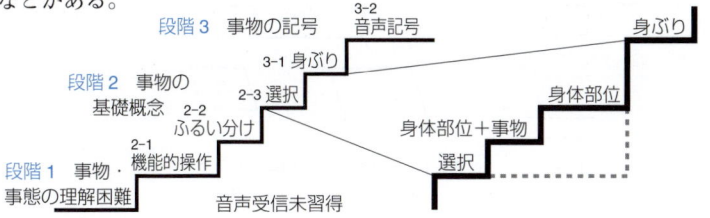

段階3　事物の記号　3-2　音声記号　身ぶり
　　　　　　　　　　3-1　身ぶり
段階2　事物の基礎概念　2-3　選択　身体部位
　　　　　　　　　　2-2　ふるい分け　身体部位＋事物
　　　　　　　　　　2-1　機能的操作　選択
段階1　事物・事態の理解困難　音声受信未習得

■ コラム⑦ ■

子どもは環境世界の知識をどのように習得するのだろう？―事物ネットワーク

　子どもは乳児期から周囲の環境との相互交渉を通じて，環境世界内の物や場所・人の間の結びつきに関する知識を習得する。この知識を事物ネットワークといい，健常児では0～1歳台に形成され始める（**図1**）。事物ネットワークは幼児期を通して次第に拡大し，意味（言語）ネットワークやイメージのネットワークの基礎となる。

　事物ネットワークは種々の場面で形成される。靴を例にとると，靴を履くという，その事物に適した機能的操作が成立することは，『子どもの足と靴』という関係概念が成立していることになる。また『靴を履くのを手伝う療育スタッフ』の関係という人−事物，『靴の一方ともう片方の靴』の関係という対となる事物（太鼓のバチと本体など），『自分の靴と長靴や大人の革靴といった多種の靴』との関係という事物の範疇的概念，『靴と人形の足』との関係という事物−人形，『靴と靴箱や玄関との関係』という事物−場所（容器）というように種々の関係が組み合わされ，ネットワークが成立する。

　このように種々の行動や概念を事物ネットワークの一部に位置づけることにより，子どもの日常での行動や，個別の訓練プログラムに基づき実施している各課題を孤立して考えることなく，他の課題や日常的な行動の広がりと関連付けることができる。さらに事物概念−事物ネットワークがどのように形成されているかという視点を持つことにより，子どもの環境世界に関する知識と行動の発達を一貫してとらえることが可能になる。

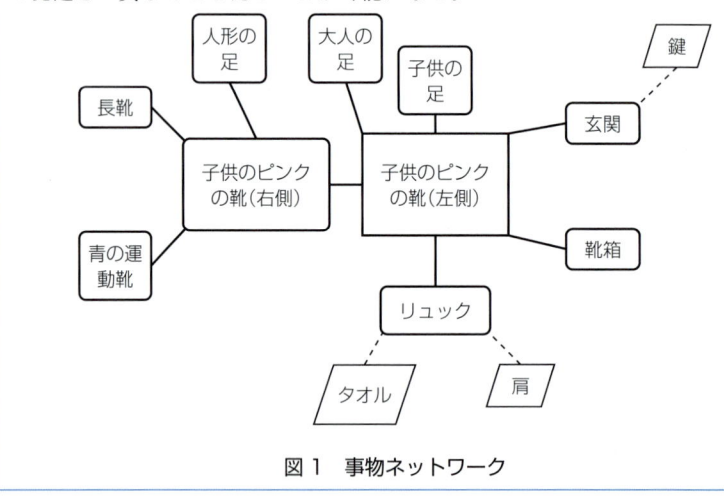

図1　事物ネットワーク

■ コラム⑧ ■

何歳まで発語を獲得できるか？

　言語聴覚士は，できるだけ多くの子どもに，可能なら音声を用いたコミュニケーションを実現させたいという願いを持っているため（一般に音声表現は理解に相応して発達する場合が多い），発語が可能になる最高の年齢と，その時点での理解の最低の水準に強い関心を持っている。

　文献1)に，当初理解が困難だったがその後理解・発語とも可能となった学齢児3例（開始時6：2, 8：2, 9：6）が挙げられているが，ここでは最も年齢の高い9：6のHa.Yを紹介する。

　図1の症例は，9：6〜15：3の訓練経過である。初診時，〈段階2-3　選択（事物はめ板，対になる事物）〉で，事物に関する身ぶり模倣や音声模倣（ブー，パ，ア など）がみられ，事物の記号の学習の準備条件がある程度整っていると考えられた。言語環境はやや刺激不足気味であった。

　理解は，10：1に身ぶり，10：6に音声（絵カード），11：4に2語連鎖〈色＋事物〉，13：4に〈対象＋事物〉，15：3に3語連鎖〈動作主＋対象＋動作〉が成立した。

　音声表現は，受信達成時に(10：6)に絵の呼称が数語可能で，理解が進むに従い2語発話が可能になった。家庭では，2語連鎖の理解達成時に，質問に応答する（学校行く？と聞かれ「ハーイ」），自ら質問する（「後デ？」）などコミュニケーションが拡大した。

　年齢が高くても，適切な評価，家族と協力しながらの綿密な訓練の実施が重要である。

文献
1) 小寺富子：学齢期以降の言語発達遅滞児に対する言語訓練の実践―理解と発語，ニードに関する調査と，語連鎖，発語・構音訓練プログラム．言語発達遅滞研究　4：165-185, 2002

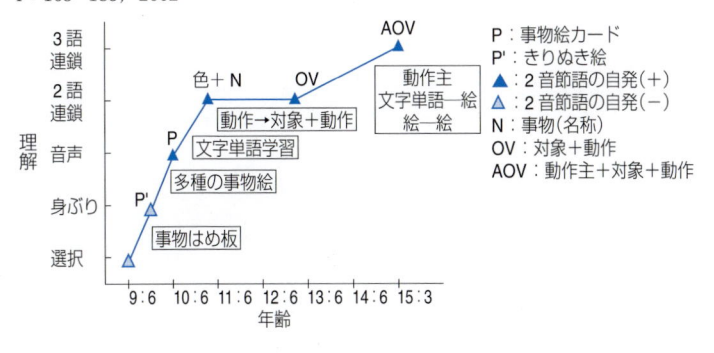

図1　自閉症症例の経過（9：6〜15：3）

第3章

単語レベルの受信(理解)が可能だが，発語のないT群(音声発信未習得)児の訓練

　本章では，「単語レベルでのことば(事物名称)の理解はできるが発語がない」T群(音声発信未習得)児を対象とする。重複障害を除く発語ができない子どもの中には，T群(音声発信未習得)を含め3つの状態がある。第1には「ことばの理解ができない」A群(音声受信未習得，第2章)である。第2には「2語連鎖の受信(理解)ができる」B群(音声発信困難，第4章)である。したがって同じ「発語ができない」という状態であっても，受信(理解)面を検査し，3つの群のどこに属するかを評価する必要がある。

　多くの健常児は，T群と同様の「単語レベルでのことば(事物名称)の理解はできるが発語がない」時期を経て，発語を習得する。言語発達遅滞の子どもたちも，発達途上の幼児期に一時的にこの状態を経過し，その多くは発語を獲得する。しかし一部の子どもでは，発語未習得な時期が長期にわたる場合や，最終的に発語を習得できない場合がある。こうした子どもは中〜重度の知的障害や自閉症にみられる。

　T群(音声発信未習得)は受信(理解)のレベルにより，(a)事物名称と動作語の一部のみが受信(理解)できる，(b)事物名称に加え動作語，大小比較ないし色名が受信(理解)できる，という2つの群に大別できる。

1. 音声発信未習得（T群）児への言語訓練

⇒訓練計画・テクニックの見直しが重要だった症例

　本児は，単語レベルでは受信（理解）が可能だが，発語のないT群（音声発信未習得）児である。単語レベルでの受信（理解）は広がったが，発信（表現）が伸びない停滞期を経て，訓練計画やテクニックを見直すことで，身ぶり記号，音声記号の発信（表現）に伸びがみられた症例である。

▶生育歴・相談歴▶▶

●1988年生。初診時年齢は4歳。男児。
【周胎生期】　特記事項なし。生下時体重3,420g。
【一般発達】　定頸0：3，始歩0：10。
【既往歴】　特になし。
【医学的診断名】　自閉症・中等度精神遅滞。
【教育・相談歴】　1：11に児童精神科初診。2：5よりグループ療育開始。3：11より知的障害児通園施設利用。

▶初期（訓練開始時）評価▶▶

【国リハ式〈S-S法〉言語発達遅滞検査などの結果】　1992.9（4：4）時点
・言語記号の受信（理解）面：段階3-2（音声記号），事物の名称理解が実物・ミニチュアで数語可能な程度で1歳前半〜1歳半のレベル。
・発信（表現）面：音声での有意味語なし。あいさつやばいばいなどの初期的身ぶり記号が数語みられる程度で1歳未満のレベル。
・動作性課題：2歳前半レベル。
・模倣：動作模倣は手遊びがみられた。
・コミュニケーション態度：非良好。コミュニケーション機能は要求が主で，報告はほとんどみられず，他者への働きかけが乏しかった。
・行動上の問題：パニックや多動，同一性保持といった行動がみられた。

【評価のまとめ】
　コミュニケーション態度は非良好である。音声記号の受信（理解）面は段階3-2（音声記号）と1歳前半〜1歳半のレベル。音声発信（表現）はなく，1歳

未満のレベル。動作性課題は2歳前半レベルであり，言語記号のレベルに比しやや良好。音声模倣が散発的にみられる。単語レベルでの音声記号の受信（理解）が可能だが，音声発信（表現）がない，T群（音声発信未習得）である。

> 初期評価のポイント

■言語の受信（理解）面の評価は実物レベルか，絵カードレベルか？
→同じT群であっても，受信（理解）面の材料が実物レベルであれば，まだかなり初歩的な受信（理解）レベル，つまりA群（音声受信未習得）から移行してきたばかりの状態と言える。一方，絵カードを用いての受信（理解）が可能なT群で，事物名称の同一カテゴリー内分化（例えば，動物というカテゴリーの中で，犬や猫などの名称理解が可能なように，名称が分化してきている状態）や動作語が可能なケースは，受信（理解）と発信（表現）の差がやや開いてきている状態としてとらえられる。受信（理解）面をより詳細に把握することは，予後予測や訓練計画の立案とも関係してくる。

■音声記号以外の発信（表現）手段はどんなものがあるか？
→B群（音声発信困難）と同様に，音声記号以外の身ぶり記号や視覚的記号（コミュニケーションボードなどのAAC手段も含め）についても確認する。また身ぶり記号についても，事物を表す身ぶり（例：「帽子」頭を叩く）が可能か，あるいは「ちょうだい」や「ばいばい」などの初期的身ぶり記号のみか？　それによって発信（表現）面のゴール設定が変わってくる。

■状態は変化途上か，固定的か？
→いつ頃音声記号の受信（理解）が可能になったかを確認し，今の状態がどの程度続いているのか推測する。保護者からの問診や他職種の検査を情報源とする。状態が固定的であれば，言語の学習が停滞していることを示す。

■コミュニケーション態度の評価
→他者とのコミュニケーションの意欲の乏しさなど，コミュニケーション態度の問題が言語学習の阻害要因になっていることも多い。本症例の場合，他者への働きかけが乏しく，あってもそのコミュニケーション機能は要求が中心であり，コミュニケーション態度の問題が少なからず存在したと言える。

> ▶訓練計画の立案 ▶▶▶

【ゴール設定】
(1)絵カードを材料にした音声記号の受信（理解）成立。
(2)受信（理解）可能な語彙の拡大（事物名称，動作語）。

(3) 有意語の発信（表現）の獲得。
【発信（表現）面の訓練計画】
　散発的にみられる音声模倣を強化し自発発信につなげる。

▶訓練経過▶

● 週1回，1時間〜1時間半の言語訓練を実施した。

【1期（4：4〜4：11）　発信停滞期】
　4：5ごろにカードを材料としての音声記号の受信（理解）が可能になった。4：9時点で国リハ式〈S–S法〉言語発達遅滞検査の事物名称の理解が14/16可能で，乗り物や食べ物などのカテゴリー内の分化が進んだ。また，4：11には動作語の理解も可能になった。一方発信（表現）面では，絵カードやはめ板を材料としての事物を表す身ぶり記号は自発困難だった。音声の発信が散発的にみられたが（ヤッタ，アケテなど），浮動的で安定しなかった。

【2期（5：0〜6：1）　発信成立期】
　スーパーバイズによる訓練計画の見直し（図1），訓練テクニック・スモールステップの修正（5：1）を行った（図2〜4）。
　受信（理解）面は伸びているものの，発信（表現）面の伸びがみられないために，当センターのスーパーバイザーSTの指導のもと，訓練計画を見直した。見直した点は以下の3点である。①「散発的にみられる音声模倣を強化し，自発発信につなげる」という当初の訓練計画を，「身ぶり記号を媒介に音声記号の発信を促す」と修正。② 材料を絵やはめ板ではなく実物に変更した。また，スーパーバイザーに，訓練場面に同席してもらい，担当STが指導を受けた。指導内容は，発信を促す場面でのSTの実物の呈示位置である（図2〜4）。③ 実物の呈示位置に配慮する。
　5：1より，身ぶり記号を媒介とした発信課題を行い，5：2に帽子，電話などの身ぶり発信が可能になった。また，5：2〜5：3時点で身ぶり発信時に音声を伴うようになり，5：5時点では身ぶりは用いずに音声での発信が可能になった。5：6時には35語，5：9時には80語の発信が可能になった。また，5：9には2語発話が，6：1時には3語発話が可能になった。

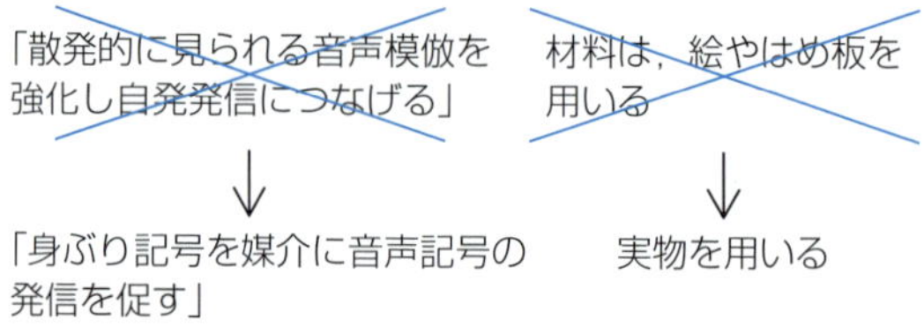

「散発的に見られる音声模倣を強化し自発発信につなげる」　　材料は，絵やはめ板を用いる
　　　　　↓　　　　　　　　　　　　　　↓
「身ぶり記号を媒介に音声記号の発信を促す」　　実物を用いる

図1　訓練計画の見直し

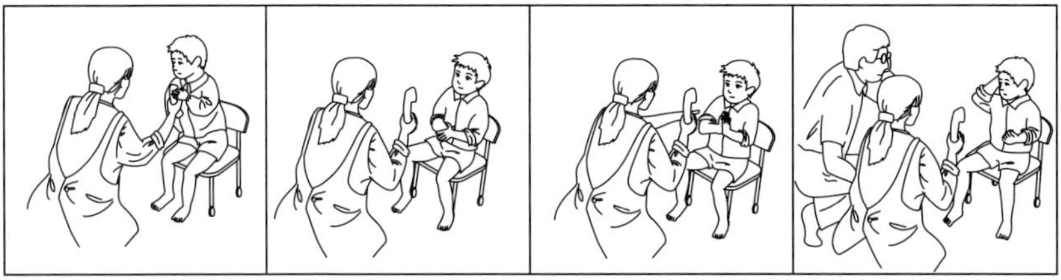

(1) STは実物(電話)を呈示し身ぶりを促すが，電話を子どもに取られてしまう
(2) STは事物呈示位置をコントロールする
(3) 子どもはちょうだいの身ぶりをする
(4) スーパーバイザーが電話の身ぶり模倣を促す

図2　訓練経過(1)
STは事物の呈示位置をコントロールし，身ぶり模倣を促す。

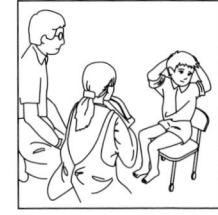

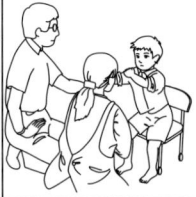

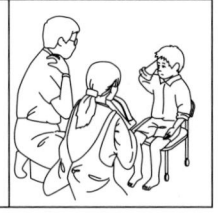

(1) STの事物(カバン)の呈示の仕方が悪く，帽子の身ぶりをする
(2) 物を取ろうと立ち上がるがスーパーバイザーが子どもの行動を止める
(3) 座らせてから子どもに身ぶり模倣を促す

図3　訓練経過(2)
子どもの「取る」行動をスーパーバイザーが止め，身ぶり模倣を促す。

【解説】

　当初は，浮動的に見られる音声模倣を強化して音声発信を促すという訓練計画だったが，スーパーバイザーによる指導をきっかけに訓練計画を見直し，身ぶり記号の発信を促し，実物を訓練材料とした。STの実物の呈示位置などに工夫を加えることで，身ぶり記号の発信が可能になり，身ぶり記号が媒介になって音声の発信に至った。

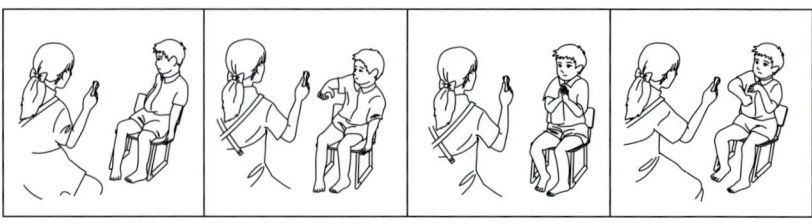

(1) STが時計を呈示するが子どもは物に定位しない
(2) 子どものほうに物を近づけると物を取ろうとするが、取られないよう呈示位置を調整
(3) 子どもは取る行動を止め、ちょうだいの身ぶりをする
(4) ちょうだいの身ぶりを自己修正し時計の身ぶりをする

図4　訓練経過(4)
STは子どもの事物への定位を促すよう呈示位置をコントロールする。子どもは「取る」行動を自分で止めちょうだいの身ぶりをしてから当該する事物の身ぶりをする。

> 訓練のポイント

■ 訓練計画の見直し（ゴール設定）

　受信（理解）面に配慮しながら，発信（表現）面へのアプローチを行う。これはどの症状分類の症例にもあてはまる考えだが，特にT群（音声発信未習得）の場合，ともすると発信（表現）面へのアプローチに片寄ってしまいがちである。しかし，訓練計画を見直すことで，そのような偏りを修正できる。

■ 訓練計画の見直し（プログラムの見直し）

　音声発信をゴールにするにしても，そこに行き着くまでにどのような方法をとるか？　それがプログラムの問題である。本症例への当初のプログラムでは，「浮動的にみられる音声模倣を強化して音声発信を促す」であった。音声の模倣がみられると，音声模倣から音声の発信へとプログラムを立ててしまいがちである。もちろん音声模倣から自発音声の発信に至る例もないとは言えない。しかし，音声の前に身ぶり記号の段階があることを踏まえて，音声模倣よりもより粗大な運動である身ぶりの模倣から身ぶりの自発につなげるという発想が必要である。

■ 訓練テクニック・スモールステップの見直し

　ゴール設定とプログラムを見直したとしても，そのプログラムを子どもにうまく適用しなければいけない。本症例の場合，物の呈示位置が，こどもの学習を阻害していた。これらは「テクニック」的なこととして軽視されやすく，書物に掲載されることが少ない。しかし，このテクニックがなければ，

訓練計画などはまさに「絵に描いた餅」になってしまう。このようなテクニック・スモールステップは，臨床経験の長い先輩STから学ぶことも多い。臨床家同士の研修やスーパーバイズ体制を整えることが望ましい。

▶終期評価（6：1）▶▶▶

【国リハ式〈S-S法〉言語発達遅滞検査などの結果】 1994.6（6：1）時点。
・言語記号の受信（理解）面：段階4-2（3語連鎖1形式）。PVT（絵画語い発達検査）はスケールアウト。2歳前半レベル。
・発信（表現）面：3語発話がパターン的に可能。2歳前半レベル。
・動作性課題：2歳後半〜3歳レベル。
・コミュニケーション態度：非良好群だが，報告行動が音声にて頻繁にみられる。

【解説】
　単語レベルの受信（理解）レベルで，有意語のないT群（音声発信未習得）に対して，身ぶり記号を媒介に音声発信を促し，音声発信の獲得に至ったケースである。訓練経過の中で，訓練計画を見直し，スーパーバイズによるテクニックの修正を行うことで，症例が身ぶり記号，ひいては音声記号の発信の獲得がスムーズになった。

〔症例提供：島村（原）広美〕

■ コラム⑨ ■

T群児の経過

　T群（音声発信未習得）の臨床統計的なデータについては，秋元らの報告がある。対象例は31例（約3年間に評価を実施した268例中，1時点でT群の状態を示し，1時点に加え2時点での評価を実施した例）である。**表1**に医学的診断名，精神遅滞の重症度を示す。またT群の経過を予後・経過別に図示する

表1　対象児の医学的診断名，精神遅滞のレベル

医学的診断名		全31例中
精神遅滞		16（未歩行1，過去に顕著な運動発達の遅れ7）
自閉症		15
染色体異常	ダウン症候群	3
	ダウン症候群以外	2
てんかん		1

レベル	コミュニケーション態度	
	良好群	非良好群
正常範囲内〜境界域	2	
軽度	1	
中度	8	12
重度	5	3
小計	16	15

臨床心理士が実施した新版K式発達検査による発達指数(DQ),田中-ビネーによる知能指数(IQ)により算出(T群時期)。

図1 T群(音声発信未習得)の予後の概念図

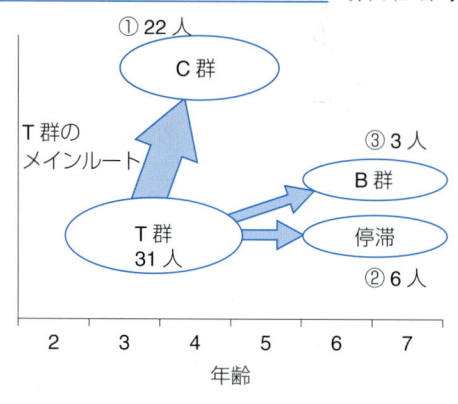

(図1)。つまり,①有意語を獲得し,C群(生活年齢に比し遅れ)になる(これがT群のメインルートとなる),②T群のまま停滞する,③B群(音声発信困難)になる,である。このうち②と③は訓練適応の高いグループとなる。特に,T群のうち事物名称のカテゴリー内分化や動作語が可能なケースは,受信(理解)と発信(表現)が乖離しつつあるケースとして捉える必要がある。

文献
1) 秋元淳子,佐竹恒夫,他:〈S-S法〉症状分類「移行群(単語の受信が可能で音声発信不可)」の状態を示す言語発達遅滞児について.言語聴覚療法 12:163-174,1996

2. 受信（理解）は伸びたが，発語が増えない症例

⇒音声発信未習得（T群）児に，包括的に訓練を行っても発語が増えないときは？

本症例は，音声発信が未習得（T群）で，包括的に訓練を行い，受信（理解）が伸びた結果，音声発信困難（B群）となった症例である。

■ 発語がすぐに実用的なコミュニケーション手段となりにくい症例には，日常生活で使える一時的な仮のコミュニケーション手段を保障しながら訓練を実施する（AAC）。
■ 新しいコミュニケーション手段が訓練場面だけでなく他の生活場面でも実用的に使えるように拡大を図るのもSTの役割である。

▶生育歴・相談歴▶▶

●1990年生。7歳，男児。
【周胎生期】 特に問題なし，生下時体重2,966 g。
【一般発達】 ハイハイ1：0，始歩2：6。
【既往歴】 緑内障。
【医学的診断】 染色体異常（ルビンシュタイン症候群）。
【教育・相談歴】 1：6にAセンターでPT開始。6：11時に小学校特殊学級に就学。
【言語相談歴】 4：9に「本人からの意思表示を，もっとはっきり出せるようにしたい」という主訴でBセンターでの言語訓練を開始。週1回。7：0に訓練担当者変更。

▶初期（訓練開始時）評価▶▶

【国リハ式〈S-S法〉言語発達遅滞検査などの結果】 1997.5（7：0）時点
・受信（理解）面：事物名称が16語中9語可能，2語連鎖は不可。
・発信（表現）面：有意語はなく，事物に対応した身ぶりが8語，「ばいばい」「ちょうだい」などの初期的な身ぶりが数語可能。
・動作性課題：4種はめ板が3/4，積み木構成は積む・並べるが可能。
・模倣：簡単な身ぶり模倣は可能で，音声模倣，口型模倣は不可。

- コミュニケーション態度：非良好。興味の範囲が狭く，自動ドアの開閉や室内灯スイッチのオン・オフを楽しむ。
- 聴力・口腔器官運動：実用的な問題はなし。
- ●症状分類と段階：Ⅱ群（コミュニケーション態度非良好）―Ｔ群（音声発信未習得）―段階3-2（音声記号）

【発達・知能検査などの結果】
9：2時の新版Ｋ式発達検査では，認知・適応 DQ23，言語・社会 DQ19 であった。

【評価のまとめ】
　コミュニケーション態度は非良好で，音声記号の受信（理解）面は，段階3-2（音声記号）にあり1：7レベル，音声発信（表現）はなく1歳未満のレベル。単語レベルで「ことば」はわかっているが，話せない状態のＴ群（音声発信未習得）である（図1）。

初期評価のポイント

■ 有意語や身ぶり表現が少ない症例は，日常生活場面での要求や拒否はどのように伝えようとしているのか？
→子どもの興味のあるものを例に挙げて，要求の手段（指さし，手さし，視線，ハンドリング，提示行為，感情表現など），発声の有無，アイコンタクトの有無，要求の強さ（すぐあきらめるか，通じるまで何度も要求するか），要求する相手や頻度などについて，問診で情報を得る。

■ どのくらいことばを理解しているか？
→Ｔ群（音声発信未習得）でも，理解できる単語の量・質の違いによって，立てるべき訓練プログラムが異なるので，受信（理解）の評価をきちんと行う必要がある。

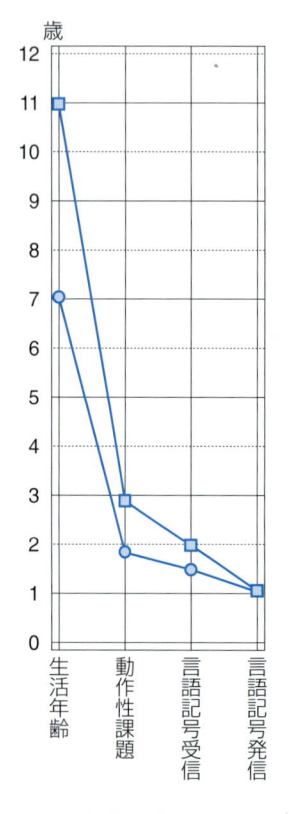

図1　個体内プロフィール

訓練計画の立案

【訓練適応】
　B群（音声発信困難）ほど，受信（理解）と発信（表現）の差は大きくないが，「わかっているが話せない」状態で，実用的なコミュニケーション手段を持たないため，訓練を行うこととした。

【ゴール設定】
(1) 音声で受信（理解）できる語彙を拡大し，2語連鎖の受信（理解）を目指す。
(2) 身ぶり発信（表現）を拡大し，日常場面での実用的な使用を図る。
(3) 興味の対象を広げながら，コミュニケーションの相手や場面も拡大する。

【訓練プログラム】
(1) 事物名称は各カテゴリー内でさらに理解できる語彙数を増やし（カテゴリー内分化），動作語，大小へと進める。身ぶりでの受信（理解）→幼児語での受信（理解）→成人語での受信（理解）とスモールステップで確実にする。視覚障害（緑内障）に配慮し，訓練材料は，実物，ミニチュア，大判の写真や絵のカード・切り抜き絵などを用いる。
(2) 身ぶり発信（表現）は，模倣と自発発信（表現）のしやすい基本語彙（身につける事物）や初期的な身ぶりをまず導入し，子どもが興味を持っている物の身ぶり発信（表現）へと拡大する。訓練で家庭や学校をシミュレートした場面を設定して身ぶりを使用する課題を行い，実用化を目指す。
(3) 絵本や手遊び歌など，子どもと一緒に楽しめる遊びを，ST，家族の間で増やし，反復要求を促す。

訓練経過

●週1回，約1時間の言語訓練を実施した。発信（表現）面の訓練を中心に記述する。

【第1期（7：2～7：11）　身ぶり発信（表現）の拡大】
　マカトン法や手話などを参考にして，症例が産生可能な動きの身ぶりを30語獲得した。また離れた場所に座った母親のところに移動し，身ぶりを遅延発信（表現）する課題を設定し，日常生活への般化を図った。症例が覚えた身ぶりを写真のリスト（図2）にして，学校などに配布した。

【第2期（7：11～8：10）　絵と写真のコミュニケーションカード導入】
　身ぶりを新たに17語獲得し，さらにおやつの写真（コミュニケーションカード）とおやつを交換するという新しい要求手段を獲得し，訓練室から家庭へと場面を徐々に広げた。症例は「ことば」を理解できるが，行動の見通しを持たせるために，行き先の予告説明をするときに写真のコミュニケーションカードを同時に呈示するようにしたところ，症例がカードを持ってきて母親に「○○

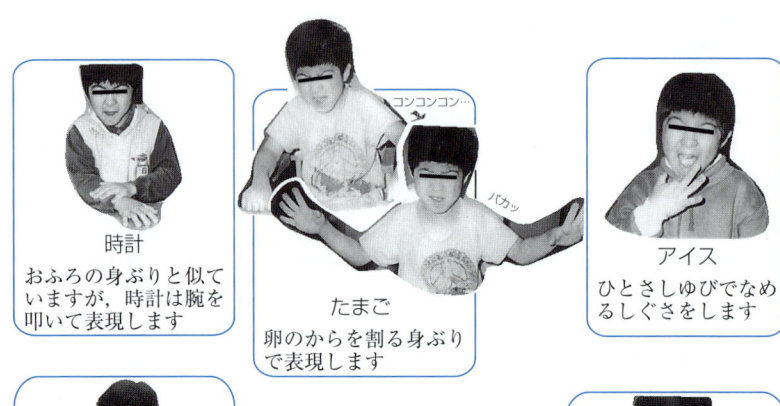

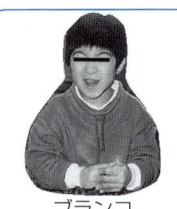

時計
おふろの身ぶりと似ていますが、時計は腕を叩いて表現します

たまご
卵のからを割る身ぶりで表現します

アイス
ひとさしゆびでなめるしぐさをします

ブランコ
手を合わせて体を揺すります
「ノンタンブランコのせて」の絵本がお気に入りです

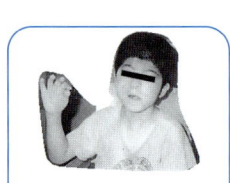

同じ
おやゆびとひとさしゆびを合わせます

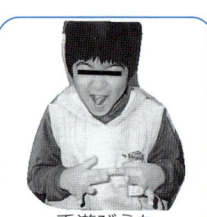

手遊びうた
(おべんとうばこ)
ひとさしゆびを合わせて「おべんとうばこ」を表しています

図2　身ぶりリスト
(本写真掲載にあたり、保護者の方の了承を得ています)

に行ったね」と過去のできごとを報告して共感を求めるようになった。

【第3期(8:10〜9:7)　身ぶりとコミュニケーションカードの語彙拡大】
　身ぶりを新たに17語獲得し、身ぶりでの2語連鎖発信(表現)も可能となった。また単音の[ΦΦΦ]と身ぶりを同時に発信して風船という語を表現した。絵と写真のコミュニケーションカードは枚数を増やし、「ビデオを見たい」「カセットを聞きたい」などを追加した。この期の終わりには、日常場面で身ぶりとコミュニケーションカードを交互に示して要求し、泣いたり諦めたりせずに要求行動を維持できるようになった。

【第4期(9:7〜10:8)　2語連鎖発信(表現)とコミュニケーションボードの導入】
　2語連鎖の受信(理解)が可能になり、症状分類はT群(音声発信未習得)からB群(音声発信困難)へ移行した。「大きい　お弁当箱」、「アンパンマン　寝る」のような身ぶりの2語連鎖発信(表現)が可能になった。好きな遊びの絵や写真を載せたコミュニケーションボードを試作し、訓練場面で自発的に使用した。

また口唇を指で弾いた[p]という音をコップのワードパーシャルとして音声発信(表現)できるようになった。

【第5期(10：8～　)　2語連鎖発信(表現)の拡大とVOCAの導入】
　2語連鎖の受信(理解)が拡大し，発信(表現)でも〈身ぶり＋身ぶり〉，〈身ぶり＋コミュニケーションボード〉といった2語連鎖の発信(表現)のレパートリーが少しずつ増えた。マカトン法や手話と同じ手の動きが難しく，身ぶりの語彙数が増やせないため，既得の身ぶりを組み合わせて複合語にする工夫を行った(例・テレビ＋カセット→ビデオテープ)。1キー・1メッセージのVOCAであるビッグマック(Ablenet社)を試用し，設定した場面で相手を呼ぶことや，注意喚起することを目的に使えるようになった。

【解説】
　身ぶりやコミュニケーションカードでの発信(表現)の語彙数や使用場面を地道に拡大することによって，総語彙数が72語となった第3期に身ぶりの2語連鎖発信(表現)が可能になった。健常児では有意語が50～100語になる時期に2語発話が出現することと対応している。また1枚に1つの語彙だけを載せたコミュニケーションカードは，視覚的走査の負荷を軽減し，相手に手渡して要求するという慣れた行動様式を利用している。そしてコミュニケーションカードの使用が拡大してから，複数の語彙を載せたコミュニケーションボードを試作して使用が可能になっている。

訓練のポイント

■ 身ぶり発信(表現)やコミュニケーションボードは，訓練室だけでしか使わないのではないか？
→最初のステップとして，訓練室内で訓練者を相手とする限定した話題で新しいコミュニケーション手段を使う課題は必須である。肝心なのは，ここでステップを終了させないことである。場所，相手，話題を少しずつスモールステップで広げて訓練する。そして使用する場面がどのように増えていったかを家族に確認しながら，細かいステップを組んだ課題を継続するか，粗いステップに切り替えるかを判断する。

■ 発信(表現)面の訓練だけ行っているのだろうか？
→家族の主訴，あるいは訓練プログラムの比重が発信(表現)面に向けられていても，言語発達の遅れやコミュニケーション態度の問題があるならば，言語行動全般に配慮した訓練プログラムを立てる必要がある。本症例のある日のセッション構成を紹介する。

〈1997年11月18日〉

課題		領域
・あいさつ	3分	コミュニケーション態度
・色ふるい分け	7分	基礎的プロセス
・大小の受信(理解)	10分	言語記号
・動作語の受信(理解)	10分	言語記号
・身ぶりの遅延発信(表現)	10分	言語記号,コミュニケーション態度
・絵本	5分	コミュニケーション態度
・母親面接	15分	家庭療育

　このように言語行動の3側面(コミュニケーション態度,基礎的プロセス,言語記号)の領域にわたった訓練課題を組み合わせたセッションを積み重ねることで,日常的な働きかけだけでは変化しづらい子どもの変化を引き出すことが可能となる。

▶ 中期評価 ▶

【国リハ式〈S-S法〉言語発達遅滞検査などの結果】　2001.4(10:11)時点
・受信(理解)面：2語連鎖3形式〈対象＋動作〉〈動作主＋動作〉〈大小＋事物〉の受信(理解)が可能。
・発信(表現)面：有意語は単音のワードパーシャルの発語が数語,身ぶり発信(表現)は84語,身ぶりの2語連鎖発信(表現)が可能。
・動作性課題：4種はめ板が4/4,10種図形が4/10。積み木構成はトンネルが可能。描線は円・十字が可能で,四角は不可。
・コミュニケーション態度：良好〜非良好の境界域。
●症状分類と段階：Ⅰ〜Ⅱ群(コミュニケーション態度境界域)―B群(音声発信困難)―段階3-2(音声記号)

【解説】
　ワードパーシャルの発語は数語獲得したが,発語が実用的な発信(表現)手段となっておらず,身ぶり発信(表現),コミュニケーションカードやボードが主たるコミュニケーション手段となっている。今後,学校や地域社会での生活を考えて,集団の中でのコミュニケーション活動や,初対面の人とのコミュニケーションを想定したサポートが必要であり,中心となる支援者はSTから家族や学校の先生にシフトしていくことが望ましい。

【コミュニケーション生活の変化・QOC の向上】

発信(表現)語彙数や使用場面の広がりに伴って,伝達意欲の向上やコミュニケーション機能の分化がみられた。第3期には,泣いたり諦めたりせずに,身ぶりとコミュニケーションカードを交互に示して「ビデオが見たい」と要求した。また身ぶりで「食べなよ」と相手を勧誘したり,2階を指さして「行ってもいい?」と許可を求めたりして,要求の細かいニュアンスを伝えた。第4期には,待たねばならない場面で,自発的に「待ってるよ」と身ぶりで宣言をして行動を調整できるようになった。

【その後の方針】

9キー・36メッセージ(9×4面)の VOCA である Go Talk(Attainment 社)を試用した上で購入した。体調不良のために訓練を中断しており,使用場面はまだ訓練場面と家庭に限定されている。

解説

どの時点で音声発信(表現)の実用化が難しいと判断するか? 訓練歴のある年長児や,病理学的に発語の獲得が難しいと判断される子どもを除いて,口腔器官に顕著な運動障害のない幼児や低学年児は,長期目標に音声発信(表現)の獲得を設定し,中期評価で目標を修正しながら訓練を実施する。なお AAC は,身ぶりや視覚的記号(文字,絵記号など。広義には絵や写真も含める)などの発信(表現)手段が,一時的に仮のコミュニケーション手段としての役割を果たすだけでなく,発語獲得の学習に有用であるという考え方に立脚している。すなわち,いつ発語訓練をやめて,方針転換するかという議論はあまり重要ではない。なぜなら訓練初期から日常生活での実用的なコミュニケーション手段は保障されているからである。

アドバイス

家族に「話せるようになってほしい」という強い希望がある場合,AAC の考え方はすぐには受け入れられ難いこともある。しかし長期目標に発語の獲得を掲げていることを強調し,日々のコミュニケーションを充実させる上で即効性のある身ぶりやコミュニケーションボード類を導入して使用場面を拡大するステップを丁寧に指導することによって,家族の視点は「どんな手

段でもよいから思っていることを伝えられるようになってほしい」に変化していく。情報を提供しつつ，訓練で実証しながら理解を得ていくのが，STの助言として望ましいのではないだろうか。

参考文献
1) 小原千枝：発語が増えない児のコミュニケーション訓練—T群(音声発信未習得)からB群(音声発信困難)への経過・AAC(補助・代替コミュニケーション)を活用して．言語発達遅滞研究 4：83-97, 2003

〔症例提供：平野(小原)千枝〕

3. 8歳から言語指導を開始したT群（音声発信未習得）児

⇨学童期以降に，受信（理解）レベルが低いT群（音声発信（表現）未習得）児が音声発信（表現）を習得することは困難か？

本症例のように8歳で受信（理解）レベルが低く音声発信（表現）未習得な児は，養護学校や特殊学級に多く在籍すると考えられ，学童期の言語発達遅滞児への訓練効果を示す上で重要である。

■ 現状のコミュニケーション状況や手段を確認する。
■ 音声発信が未習得である要因を考える。

▶生育歴・相談歴 ▶▶

● 1990年生。初診時年齢は8歳，男児。
【周胎生期】　特記事項なし。生下時体重2,512g。
【一般発達】　定頸0：5，始歩1：3。
【既往歴】　特になし。
【言語発達歴】　1：6ごろ，養育者は呼んでも振り向かない，喃語がみられないことに気づく。
【医学的診断名】　自閉症，知的障害。
【教育・相談歴】　3：2から就学まで市内の保育所と知的障害児通園施設（週2回）に並行登園，6：2小学校特殊学級入学。
【言語相談歴】　通園施設にて2か月に1回程度の頻度で言語指導を受ける。8：1に「言葉を話せるようになるか」との主訴でAクリニックを受診，ST初回評価。2週に1回の言語訓練を開始，現在も月に1回の頻度で継続中（4年4か月）。

▶初期（訓練開始時）評価 ▶▶

【国リハ式〈S-S法〉言語発達遅滞検査などの結果】　1998.3（8：1）時点
・言語記号の受信（理解）面：実物使用で事物名称成人語音声の受信（理解）が3語（歯ブラシ，コップ，電話）可能で1歳レベル。絵カードの受信（理解）は未成立。

- 発信（表現）面：有意味な身ぶり・音声発信（表現）はみられず1歳未満レベル，要求行動は他者の腕を引っ張るクレーン行動か，自分で欲しい物を取ってきてしまう直接行動である。
- 動作性課題：2歳後半レベル。
- 模倣：身ぶり模倣が可能であり，成人語の音声模倣は浮動的に可能。
- コミュニケーション態度：視線は比較的合うが他者の行動への注目，他者への働きかけは乏しい。家庭では，遊びは誘われれば応じるが，1人でビデオを見ていることが多いとのこと。
- 聴力・口腔器官運動：問題なし。
- ●症状分類と段階：Ⅰ～Ⅱ群（コミュニケーション態度良好～非良好）—T群（音声発信未習得）—段階3-2（音声記号）。

【発達・知能検査などの結果】 太田のステージ評価（7:10時，K市内施設において実施），ステージⅠ-2，基本的に単一の要求手段しか持たない，手段と目的に分化の芽生えの段階。

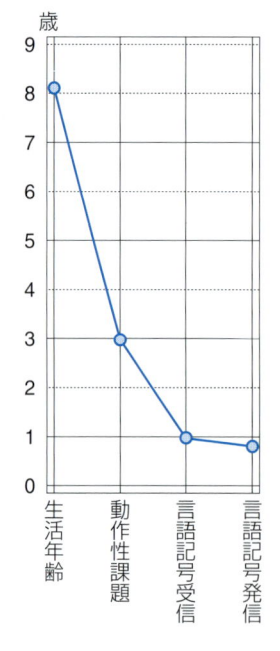

図1　個体内プロフィール

【評価のまとめ】
　コミュニケーション態度は非良好な状態が残存し，Ⅰ～Ⅱ群（コミュニケーション態度良好～非良好）である。動作性が言語性に比し高く，受信（理解）が単語レベルで音声発信（表現）がみられないT群（音声発信（表現）未習得）である（図1）。

初期評価のポイント

■ 発信（表現）可能な語彙についての情報は十分であるか？
→チェックリストなどを利用する。チェックリストの記入においては，自発と模倣の区別を明確にしてもらう。また，音声記号以外による発信（表現）の有無や，発信（表現）の再現性についても併せて収集する。

■ 子どもはことばを機能的に用いているか？
→独語でなく他者に対して発信（表現）を用いているかを確認する。発信（表現）可能な場合でも，家族が子どもの意図を察して先回りし

てしまうと，機能的に発信(表現)する機会が乏しくなる。子どもの年齢が高いとこのような傾向が強い。

▶訓練計画の立案▶▶

【訓練適応】
受信(理解)レベルが低く，8歳という年齢から考えて自力による言語学習特に音声発信(表現)の習得は困難であると思われた。よって，2週に1回，1時間の言語訓練を実施することとした。

【ゴール設定】
受信(理解)語彙の拡大を図るとともに，身ぶり・音声の発信(表現)を促しつつ，同時にその機能的な使用を促す。

【訓練プログラム】
(1) 受信(理解)面について，実物・事物はめ板を用いて事物の基礎概念および受信(理解)語彙を拡大しつつ，同一カテゴリー内分化，動作語受信(理解)の確認を行う。
(2) 発信(表現)面について，模倣が安定している身ぶりを中心に促す。主に身ぶりの模倣から初期的身ぶり，事物対応身ぶり発信(表現)の習得を促す。
(3) コミュニケーション面について，機能的な発信(表現)場面を設定し，事物に対して発信(表現)可能となった身ぶりの使用を促す。
(4) 家庭療育について，訓練場面同様，機能的な発信(表現)場面を設定し，訓練場面において機能的な発信(表現)が可能となった身ぶりについて使用を促す。

▶訓練経過▶▶

訓練は，上記プログラムに沿って受信(理解)・発信(表現)・基礎的プロセス・コミュニケーション各側面に対して実施した。ここでは発信(表現)面とコミュニケーション面について，発信行動の習得過程から2期に分け，経過を示す。

【第1期(8:2〜8:5) 身ぶりの構え・起動介助による発信(表現)の成立】
発信(表現)面は，事物対応身ぶり6語を導入した。事物対応身ぶりの発信(表現)語彙は，パン，コップ，帽子，はさみ(チョキチョキ)，車(ブーブー)，歯ブラシ(ゴシゴシ)とした。語彙選択は，身ぶり模倣の可否と音声発信(表現)への移行しやすさを考慮して，両唇音を含むかあるいは幼児語とした。8:4に音声模倣を伴った遅延身ぶり模倣が出現し，8:5に訓練者の身ぶりの構え・起動介助に対し身ぶりとともに音声発信(表現)が出現した。

コミュニケーション面は，音声刺激に対して身ぶり発信（表現）が可能であったちょうだい身ぶりの機能的使用を促した。ちょうだいの身ぶりによる要求は，現前の事物に対して促されて発信（表現），現前の事物に自発発信（表現），非現前の事物に対する自発発信（表現）の順で成立した。設定場面以外の訓練室内・家庭における自発ちょうだい身ぶりは見られなかった。

【第2期(8：6～8：10)　音声発信（表現）の成立】

発信（表現）面は，訓練者の身ぶりの構えに対する事物対応身ぶりと音声の発信（表現）が安定した。8：6に見本項である事物に対して身ぶり＋音声発信[ゴシゴシ]が出現し，次いで8：8に身ぶり＋音声発信[ボーシ]，音声単独の発信[ブーブー]，8：9に音声単独の発信[チョキチョキ]が出現した。8：10には継続的に訓練に導入していなかった[デンワ]においても音声単独の発信が出現した（図2）。

コミュニケーション面は，8：6にトランポリンの写真カードを訓練者や保護者に手渡す要求行動を促したところ，スムーズに成立した。また，身ぶりの構えに対して書く身ぶりと音声発信（表現）[エンピツ]による描線要求が成立した。

【解説】

本症例は，身ぶりと音声の発信（表現）が並行して出現した。このことから，これまでの音声発信（表現）面の遅れは口腔器官の運動面の遅れでなく，自閉症に伴うコミュニケーション態度の問題，すなわち他者への注目の弱さ，発話意欲の低さによる発信（表現）行動の体制化困難という要因が大であると考えられた。コミュニケーションは，第1期にはちょうだい身ぶりの機能的な使用を主としていたが，よりコミュニケーション状況をわかりやすくするため写真カードを導入したことで発信（表現）行動の体制化が促進された。

訓練のポイント

■ 音声発信（表現）習得への媒介として身ぶり記号は有効であったか？
→本症例は，当初は訓練者の身ぶりの構えを，次いで自らの身ぶりを媒介として音声を想起したと考えられ，身ぶり記号は媒介として有効に機能した。
■ 発信（表現）行動の体制化に身ぶり記号は有効であったか？
→発信（表現）行動を開始するためにも媒介が必要であり，訓練者の身ぶりの構えを見るというスモールステップが，発信（表現）行動の体制化に有効であったと考えられた。また，視覚的記号である写真カードを手渡すというコミュニケーション行動の習得は，他者へ記号を伝達するコミュニケーション状

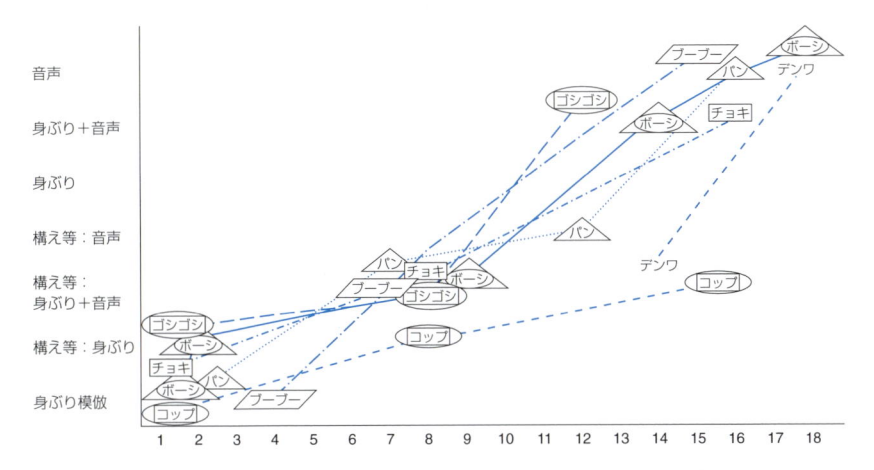

図2　セッションごとの発信成立過程

況の理解を助け，発信（表現）行動の体制化を容易とした一要因と考えられ，第1期から導入すべきであった。
■ 事物対応身ぶり単独での発信（表現）が見られなかった理由は何か？
→本症例には訓練開始以前から〔トヨタ〕など独語が見られており，異なる音節からなる2音節以上の語を発語する音韻発達面・運動面の準備が既に整っていたことが要因と考えられた。

▶ 中期評価 ▶▶

【国リハ式〈S-S法〉言語発達遅滞検査などの結果】　1999.1（8：11）時点
・言語記号の受信（理解）面：絵カード使用で事物名称成人語音声の受信（理解）が2語見られ1歳半レベル。動作語は不可。
・発信（表現）面：音声発信（表現）が実物使用で5語，絵カード使用で1語可能で1歳7か月レベル。
・動作性課題：2歳後半レベル。
・コミュニケーション態度：訓練場面において自発的な音声発信（表現）や写真カードを用いた要求行動がみられ始めた。
● 症状分類と段階：Ⅰ～Ⅱ群（コミュニケーション態度良好～非良好）―C群（生活年齢に比し遅れ）―b（動作性＞言語性）―段階3-2（音声記号）。
　本症例はその後〔2001.7（11：5）時点〕，3語連鎖動詞文の受信がキャラクターを用いた絵カード使用で可能となり，音声発信語彙は200語を超えた（図

3)。同時点の新版 K 式発達検査(11:5)は認知・適応 DQ 35, 言語・社会 28, 全領域 35 である。

【解説】
　本症例は訓練開始後 9 か月で，T 群(音声発信未習得)から C 群(生活年齢に比し遅れ)となった。発信(表現)面において身ぶりを媒介とした音声発信(表現)習得と発信(表現)行動の体制化が成立した。

【コミュニケーション生活の変化・QOC の向上】
　8:10 時点では家庭での音声発信(表現)はみられていなかった。これは導入した発信(表現)語彙が身ぶり・音声記号の発信(表現)しやすさから選択されていたこと，音声発信(表現)が必要な場面が家庭では少なく，また場面状況が訓練場面と比べわかりにくいことが考えられた。その後，家庭においても訓練導入語以外の機能的な音声発信(表現)が出現し，簡単な質問応答も成立した。保護者は，要求の内容がわかりやすくなったとのことであった。

その後の経過

　中期評価に基づき，訓練プログラムを見直した。引き続き受信(理解)面において語彙の拡大を促す一方，音声発信(表現)が成立してきたことから，発信(表現)面・コミュニケーションの目標を，身ぶり・写真カードを媒介とし

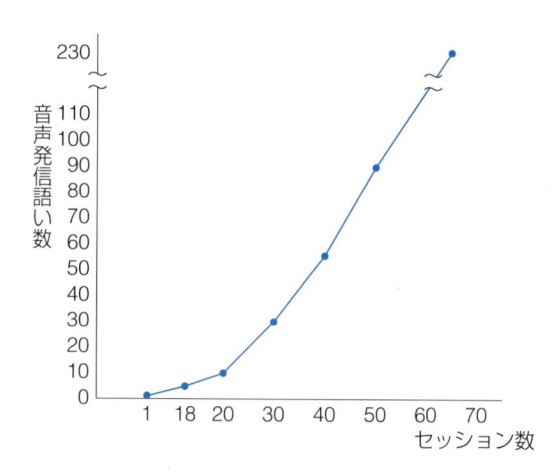

図 3　音声発信語い数経過

た音声発信(表現)語彙の拡大とし,2週に1回の訓練を継続した.

> ## 本症例のポイント

　本症例では,身ぶりが音声発信(表現)の習得と発信(表現)行動の体制化の2点に対して有効に機能した.音声発信(表現)未習得な症例に対しては,記号の習得という側面と発信(表現)行動というコミュニケーションの側面を考えることが大切である.

　また,8歳時に受信レベルが低く音声発信(表現)未習得な状態であっても,受信レベルの拡大と音声発信の習得が期待できることが示された.同様の症例は,特殊学級や養護学校小学部に多くみられると考えられる.しかし,現状においてこのような学童群が言語指導を受けられる機会はさまざまな事情から多くないと思われる.今後,STならびに言語訓練担当者は,学童期の言語発達遅滞児に言語訓練が受けられる機会を提供できるよう検討する必要があると考えられた.

参考文献
1) 佐竹恒夫:症状分類;小寺富子,倉井成子,他(編):国リハ式〈S-S法〉言語発達遅滞検査マニュアル(改訂第4版).エスコアール,37-48,1998
2) 秋元淳子,佐竹恒夫,飯塚直美,他:〈S-S法〉症状分類「移行群(単語の受信が可能で音声発信不可)」の状態を示す言語発達遅滞児の経過について.言語聴覚療法 12:163-174,1996
3) 仙田周作,太田昌孝,他:自閉症児の表出言語と表象機能との関係―自閉症児の言語の発達を促す指導.聴能言語学研究10:27-34,1993
4) 飯塚直美,佐竹恒夫,伊藤淳子,他:症状分類B群(音声発信困難)リスク児について.音声言語医学35:240-254,1994
5) 原　広美:移行群に停滞した1症例について―音声記号未習得群から移行群を経てC群に至った経過.言語発達遅滞研究2:103-118,1995
6) 本間慎治:8歳T群(音声発信未習得)児における発信行動の習得過程について.言語発達遅滞研究4:141-149,2002

コラム⑩

T群の追跡：音声発信未習得児の発語はどうなるのか？

　理解が単語レベルで音声表現の未習得ないわゆるT群(音声発信未習得)の場合，将来，理解の進歩に従って音声表現が可能になるのか，理解と不均衡に音声表現が困難になるのか，経過の追跡が必要とされる。

　2：10の初診時T群(音声発信未習得)の状態で，その後B群(音声発信困難)となり，小学校入学時にはC群(生活年齢に比し遅れ)となった知的境界域のコミュニケーション良好群児もいる[1]。また，7歳初診時T群(音声発信未習得)で，4年かけて異音節2音節語の自発が可能となった自閉症児もいる[2]。

　図1は，2歳から言語訓練を受け，A群→T群→B群→C群となった，他の自閉症児の経過である。単語の理解，アルファベットの音声模倣が可能な状態で養護学校に入学した。訓練が中断された約3年後，小学3年の3学期に，家族の「文字学習は進んだものの自発話は改善しない，1音節はまねるが単語にならない」という訴えで，訓練が再開された。訓練は，理解を伸ばしながら，文字を媒介とした発語訓練(特に誘導された音節は，単音節・重音節→異音節の模倣・自発を強調)が行われた。

　本児は，訓練再開時より，(a)限られた音の弁別的音声模倣は可能で(9：4，モー[moː]，歯[haː])→(b)1音節有意味語自発(9：5，アイス，足[a]，ごはん[o]，バナナ[ba]))→(c)異音節2音節の模倣(9：8，バイク[bai]，バナナ[bababa]，この頃家庭で「オミフ」と水を要求した)→(d)異音節2音節の自発(バス[bauɯ]，パン[pam]，ごはん[oam])が可能となった。訓練再開1年半後(10：7)には，理解が3語連鎖となり，発語もそれまでの絶叫調とは異なり，言語音らしく聞こえるようになった(ごはん[goham]，電話[enwa]，帽子[boːi])。

　本例の教訓として，発語可能が確認されていない症例に対しては，訓練者の方から積極的に経過を追求すべきである。

参考文献
1) 小寺富子：特異な経過をたどった知的境界域の症例(T群→B群→C群，コミュニケーション態度良好)；小寺富子(著)：言語発達遅滞の言語治療．診断と治療社，124-126，1998
2) 同上，97-99
3) 小寺富子：学齢期以降の言語発達遅滞児に対する言語訓練の実践―理解と発語，ニードに関する調査と，語連鎖，発語・構音訓練プログラム．言語発達遅滞研究 4．165-185，2002

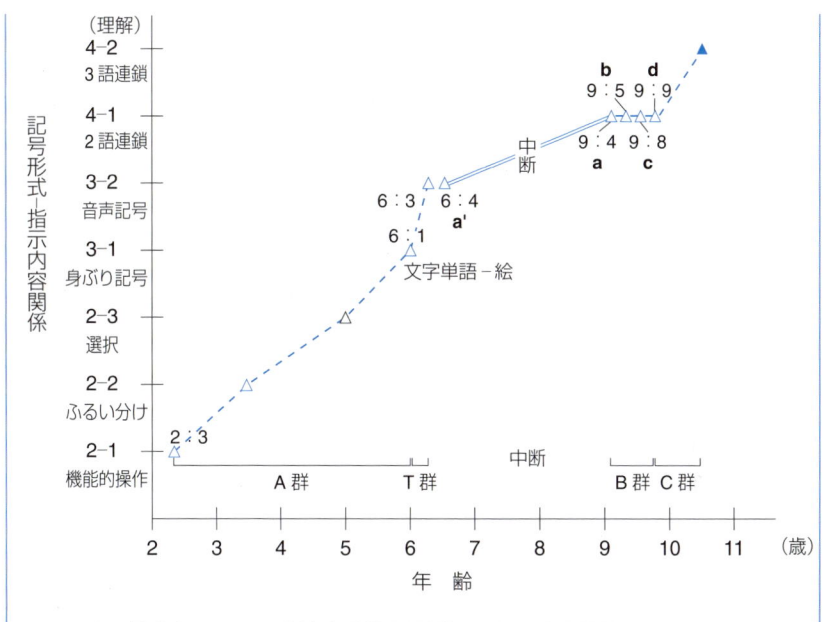

図1　自閉性障害のあるT群(音声発信未習得)の理解，音声模倣，発語
(a′)：弁別的音声模倣　　　アイス[a]，まんま[mamama](6：4)
(a)：弁別的音声模倣　　　歯[ha]，モー[moː](9：4)
(b)：有意味語自発　　　　アイス[a]，バナナ[ba]，ごはん[o](9：5)
(c)：異音節2音節の模倣　　バイク[bai]，バナナ[bababa](9：8)
(d)：異音節2音節の自発　　バス[baɯ]，ごはん[oam](9：9)

第4章

受信(理解)面に比べ発信(表現)面が極端に遅れ発語がないB群児の訓練

　本章では，「2語連鎖以上の音声言語による理解はできるが発語がなく，理解面と表現面に著しい差がみられる」B群(音声発信困難)児を対象とする。B群(音声発信困難)は発語がみられないという点で第3章のT群(音声発信未習得)と同じだが，T群と異なるのは，B群は2語連鎖以上の音声言語を理解できるところである。B群と評価するにはその他に，①年齢が4歳以上(4歳未満で類似した症状を呈している場合はB群リスク児として扱う)，②症状が1年以上変わらない，③顕著な麻痺がないなどの特徴を示していることが必要である。B群児の知的発達の程度はさまざまである。訓練適応が高いので，言語訓練によって日常生活に支障ないほどの発語が可能になるケースも多い。B群児の言語訓練は，音声模倣，身ぶり，文字などを通して発語を誘導する方法が有効な場合が多いが，中には系統的な構音指導を積極的に行う必要のあるケースもいる。また言語訓練をしても音声言語の獲得が困難な場合もある。そういうケースでは音声に変わる手段も早くから考慮しておく必要がある。発語訓練が主体であるが，言語理解をさらに伸ばす配慮は，どのようなB群児でも必要である。

1. ことばがわかっているが話せない状態から身ぶりや文字を活用して音声発信（表現）を習得した学童

⇨音声発信困難（B群）への典型的なアプローチとは？

　本症例は，B群（音声発信困難）の下位群a.（文字・身ぶり・音声模倣アプローチ）でありかつ，Ⅱ群（コミュニケーション態度非良好）の軽度知的障害児である。

■ 身ぶりや文字による発信行動を促し，模倣を活用して音声を誘導する。
■ 音声記号の受信（理解）面を正確に把握する。
■ 活動レベルが低いので遊びを広げ，余暇の過ごし方を有意義なものにする。

▶生育歴・相談歴▶▶

● 1984年生，初診時年齢8歳，男児。
【周胎生期】　陣痛微弱，吸引分娩，生下時体重3,500 g。
【一般発達】　定頸0：3，始歩1：2。
【既往歴】　特になし。
【医学的診断名】　知的障害，言語発達遅滞。
【教育・相談歴】　6：1に特殊学級入学，7：1～9：1にA相談室で学習指導。
【言語相談歴】　8：8に言われたことはよくわかるのに話せないという主訴で来院。STによる初期評価，8：9より月2回の言語訓練開始。

▶初期（訓練開始時）評価▶▶

【国リハ式〈S-S法〉言語発達遅滞検査などの結果】　1992.11（8：8）時点
・言語記号受信（理解）面：段階4-2（3語連鎖）2形式可能，3歳前半レベル。
・発信（表現）面：音声による有意語はママ→[amama]，パパ→吸着音（息を吸いながら発する無声音）程度（1歳未満レベル）。身ぶりは限られたものならある。
・文字言語：ひらがなを単語レベルで確実に書くことができ漢字もいくつか可

能.
・動作性課題：部分的だが6歳以上のことも可.
・模倣：分化した音の模倣は困難だが努力する,身ぶり模倣は多少可能.
・コミュニケーション態度：非良好だが視線は時に合い,指示の理解も良くできる,他者からの質問に○×で応じる,誰・何処・何時などに書字で答える,自己の要求を文字で空書して伝えるなどみられる（アイスが欲しい時「あいす」と書くなど）.
・行動上の問題：自発性に乏しく興味を持って遊ぶこともほとんどなく,指示がなければぼんやりしているとのことである.
・聴力,口腔器官形態・機能：問題なし.
・身辺自立,運動面：問題なし.
●症状分類と段階：Ⅱ群（コミュニケーション態度非良好）―B群（音声発信困難）―段階4-2（3語連鎖）
【発達・知能検査】 田中-ビネー知能検査（9：7）MA3歳　WPPSI（9：7）実施不能

【評価のまとめ】

コミュニケーション態度は非良好,Ⅱ群（コミュニケーション態度非良好）である.音声言語の受信（理解）面は段階4-2（3語連鎖）,3歳前半レベルだが,音声発信は困難で1歳未満のレベル.受信（理解）面に比し発信（表現）面が著しく遅れているので,B群（音声発信困難）と評価された.

初期評価のポイント

■自発発信が可能な語彙を把握したか？
→発信（表現）可能な語彙は直接把握するだけでなく,養育者への問診やチェックリストによりチェックする.
■養育者への問診では,音声模倣か自発発信（表現）かを確認する.
→養育者は一般に模倣と自発を区別していないことが多い.
■音声記号以外による発信は可能か？
→音声以外に身ぶりや文字などで表現しているか確認する.
■受信（理解）面はどのレベルか？
■模倣力,文字習得はどの程度可能か？
→音形・口形・身ぶりの模倣,文字学習の程度は今後のプログラムを組む上で重要な情報である.検査場面では子どもの自発的な模倣の有無を確認するだけでなく,STが促したり介助することでどのような反応が得られるかをみることは,予後の推測や訓練プログラム立案に役に立つ.

第4章 受信面に比べ発信面が極端に遅れ発語がないB群児の訓練

▶ **訓練計画の立案** ▶▶

【訓練適応】
　本児はB群(音声発信困難)であり，学習力があると推測され，ただちに訓練を開始することにした。

【ゴール設定】
(1)音声記号の発信(表現)の獲得：言語理解力レベルに相応する表現力の獲得。
(2)音声記号の受信(理解)面の向上。
(3)コミュニケーション態度や活動性の改善。

【訓練プログラム】
(1)言語理解レベルと同程度の音声表現の獲得を目指し，文字や身ぶりを媒介にした発語訓練を行う。
(2)種々の動詞や形容詞などを含む文型の学習。
(3)文字をコミュニケーションに積極的に使用する。
(4)自発的に取り組める遊びを模索し興味を拡大する。

▶ **訓練経過** ▶▶

●月2回，1時間の言語訓練を実施した。

1. 発信面の訓練経過

【第1期(8：11～9：0)　"アママ"から「マ」/ma/，"パパ"(吸着音)から「パ」/pa/の分離，/pu/，/bu/の誘導・獲得】
　子音・母音の獲得経過を中心に述べる。
　訓練開始時に本児が発語できたのは「ママ」→[amama]，「パパ」→吸着音無声で，/ma/を復唱させると[amama]となり単音節を切り離せなかった。単語では，例えば「うま」は[N…amama]，「まど(窓)」が[amama…o](oは歪んでいる)になった。/ma/を単音節で産生できるようにすること，口唇音/m/の仲間である/p/，/b/の誘導を試みた。そのときに常に文字を使用した。/ma/を強く言うようにすると単音節[ma]の模倣ができるようになり，すぐに自発的にも産生するようになった。
　/puɯ/は単音/p/のみ模倣できたが，母音と結びつけると吸着音になってしまった。/b/は有声にはならず[p]になった。

【第2期(9：0～9：2)　/Φɯ/，/ʃi/，母音の誘導】
　/Φɯ/は物を吹く動作，/ʃi/は指を口に当てて「シー」(静かにさせる時の音)から子音/Φ/，/ʃ/が容易になった。続いて/s/もできるようになった。母音については/a/～/o/を手で形作るなどで口形模倣が可能になり，自然産生するようになった。例えば，「うま」では[m　ma]だったのが「う」の形を手で口を尖らせるようにして同時に声を出す，続いて「ま」を言うように指示

すると自発的に何回も練習していた。

【第3期(9:3～9:4) /ta/, /da/, /na/, /ra/, /wa/ の誘導】

/ta/ は舌を上唇につけはじくようにして出すようにすると直ちに模倣→自発産生できた。そして舌圧子で舌を口の中に軽く押し込み構音点(構音する場所：ここでは上歯の後ろ)を説明すると了解し，自分で構音練習し，子音 /t/ が産生でき，母音 /a/ と組み合せ[ta]になった。

[na]は /ta/ を練習する中で容易になった。

/da/ は有声化が困難でしばらくは[ta]で代用していた。

[ra]も[ta]，[na]を産生できるようになると構音点と舌の動きを少し教えるだけで出せるようになった。

[wa]は母音 /ɯ/ と /a/ を連続して言うように励ますとすぐに可能だった。

[ha]は手に息を吹きかけるようにして出すことを説明するとすぐに取り入れるようになった。

この頃からおしっこにいく時[o, ʃ, o]，バイバイ→[ma, i, ma, i]，友だちのりえちゃんの家に行く→[i, e, o, ɯ, i]と言うようになったり，(母の弟の)柏のおじさんを[a, ʃ, a, o, tʃ, sa, N]と呼んでおじさんを感激させるなど，自発的な音声による発話が増えてきた。

【第4期(9:5～11:0) /ka/ 行その他の音の誘導】

その後獲得した音の安定化や，構音できる子音でも母音によって産生困難な音節(例えば /ni/, /nɯ/)の練習，また単語，語連鎖レベルでの使用の促進を図った。9:10(訓練開始後1年弱)の構音検査では /k/, /g/, /ŋ/, /dʒ/, /dz/ 以外の子音は自発的に産生できるようになっていた。

以後 /k/ などの産生困難な音について訓練を行った。/k/ は /t/ からの誘導が比較的簡単にできたが，/g/ はかなり難しく時間がかかった。/ŋ/ は最後まで構音できなかった。/dz/, /dʒ/ の習得にも時間を要した。最終評価(11:0)では /ŋ/ 以外の音を，単語や文，会話のどの位置でも自発産生が可能だった。

2. 記号形式−指示内容関係(受信面)

記号形式−指示内容関係の訓練は，新しい語彙の獲得(身近だが未知の物の名前，上位語，動詞，感情や物の属性を表す形容詞など)，さまざまな文の構成などを書字や文字単語カードを用いながら学習した。またその日の時間割や学習内容，給食のメニュー，訓練に来る道順，特別な行事などをテーマにして会話をした。

3. コミュニケーションと遊び

本児はコミュニケーション態度Ⅱ群(非良好)だが，対人関係における疎通性はそれほど悪くなく，1.での音の獲得や2.記号形式−指示内容関係で学習したことをコミュニケーション場面で使用するよう促すことで，音声言語によるや

り取りが確実に伸びていった。例えば，訓練当初は「アイスが欲しい」ことを「あいす」とひらがなで空書し，母親が「アイス欲しいのね」と確認すると指で○を作って(yesの意味)反応することがみられたが，音の獲得につれて音声による表現(単語，語連鎖によるもの)が増加した。

　一方，初めに述べたように，学校から帰宅後ぼんやりしているとのことなので訓練室でコミュニケーションの促進，興味の拡大も兼ねてトランプで遊ぶ時間を設けた。初めに「神経衰弱」の遊び方を教えた。ジャンケンで順番を決める，ゲームをルールに従って行う，終わった後参加者がそれぞれの獲得分を数え誰が1番かを決めるという一連の流れを教えながらゲームを行った。

　本児は次第に，訓練室に入るなり"ショランプ"(後に正しく言えるようになる)と要求するようになった。音声言語によるやり取りも促した。例えば訓練者が「誰から始めますか」と尋ね，ジャンケンで1番になった人の名前を本児が答える，終わった後「A君はいくつ取りましたか？」の質問に対して，初めは数字を指で示したり床に書いていたが，徐々に音声に置き換わっていった。また，本児からも"○○センセイハイクツトリマシタカ？"などと質問することを促した。トランプができるようになったので家庭でも父親も入れてひと時を過ごすようになり，また母親は「ババ抜き」「七並べ」，トランプ以外のゲームも教え，遊びのレパートリーが増えたとのことである。訓練開始約1年後の正月に小学校低学年の従兄弟たちと初めて一緒にトランプで遊べたと母親が嬉しそうに報告してくれた。同じ頃，「最近やり取りが続き会話らしくなった」という報告もあった。

【解説】

　本症例では文字を媒介に構音獲得を促した。約2年を経てほぼすべての音を学習し会話でも使用するようになった。語彙・語連鎖の拡大など理解面の向上も図り，会話では文字を使いながら文で表現するよう促した。日常生活でも獲得した音や語連鎖を用いて自己の要求などを伝えることが増え，また音声によるやり取りが続くようになり会話らしくなっていった。ほとんど獲得していなかった日本語の音を体系的な学習で獲得するようにしたことと，その補助に文字が使えたことが有効であったと考えられる(**図1**)。例えば自然に獲得していた /ma/，吸着音 /pa/ を出発点に，口唇摩擦音の /Φ/ を誘導して /Φ/ から摩擦成分を学習し /ʃ/，/s/ につなげる。そして舌の先(舌尖)や舌の前面の使用を /s/，/ʃ/ で意識させながら /t/，/d/，/n/ の誘導を試みる。また母音の産生を口形の介助を通して促すなどである。このようにして本児は音の弁別素性(distinctive feature―口唇か，舌尖と歯茎か，あるいは前舌と硬口蓋といった構音点と，その成分は破裂性か摩擦性かなどの

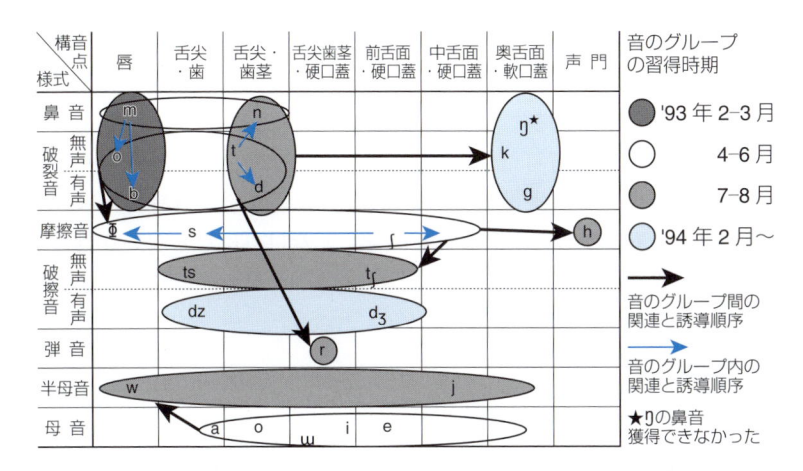

図1 音の誘導と獲得過程
(国リハ式〈S-S法〉言語発達遅滞検査マニュアルより)
※構音点および構音様式は，構音検査法試案(日本音声言語医学会，日本聴能言語士協会)の分類による
◯ 音のグループ

構音様式〈構音の方法〉)を学習していったこと，そして構音可能な音が増加してきてからは/t/と/d/など有声・無声の弁別，/d/と/n/のような鼻音か非鼻音かの弁別など耳の訓練(聴覚的弁別訓練)を多く取り入れたことも，自己フィードバックを可能にしたと考えられる。またそれ以上に重要なことは，1人で練習したり，できるようになるとすぐに自発的に使用するなど，本児に積極性が出てきたことである。ただし語尾が上がり全体にモノトーンな話し方になるというプロソディー(韻律・抑揚・アクセント・リズム)の問題が残っている。

遊びに関してはトランプをきっかけに，以前よりは活動性の高い余暇の過ごし方につながったと思われる。

訓練のポイント

■ 音声だけでなく身ぶりや文字などを有効に使用したか？
→本症例では身ぶりよりも文字が音の獲得と語連鎖，自己の意思表示に有効であった。身ぶりの使用が音の獲得も含めて発信(表現)行動に有効なケースは他の症例を参照にされたい。

■ 構音学習を体系的に促進したか？
→日本語の語音がほとんど獲得されていない本症例のような場合は，既に獲

得している音があるかどうか，模倣で産生できる音があるかを丁寧に探すことが重要である．ある場合はその音を出発点に構音獲得の学習を体系的に進めることがよいと思われる．

■日常生活に般化して行ったか？
→本症例では本児自身が獲得した音を自発的にし使用し，般化についてSTが配慮しなくてもよかったが，般化を問題にしなければならない症例は多数あることが予想される．

▶︎終期評価▶︎▶︎

【国リハ式〈S-S法〉言語発達遅滞検査結果】 1995.3(11：0)時点
・言語記号の受信(理解)面：段階5-1(語順)4歳前半のレベル．
・発信(表現)面：3～4語連鎖中心の発語が見られ検査では語順も正しかった．
・コミュニケーション態度：機能の分化では要求・報告・承認などが観察されるようになった．
・質問-応答関係：日常的質問にはほぼ答えられるが，説明を要するものは困難である．簡単な用途の説明は訓練で学習したものについては日常でも使えるようになったが，「もし～したらどうしますか？」のような問題や物事を順番に説明するようなことは難しい．簡単な会話は家庭でも可能になりやり取りが少し続く．わからないことは"ワカラナイ"という，自発的に"何"の質問をすることもできるようになった．
●症状分類：Ⅱ群(コミュニケーション態度非良好)-C群(生活年齢に比し遅れ)-a．受信と発信がほぼ同じ全体的な遅れ—段階5-1(語順)

【解説】
　本症例は訓練開始後約2年で音声発信が受信面と同じ程度に可能になり，C群(生活年齢に比し遅れ)になった(図2)．日常生活でも獲得した音や語連鎖を般化させている．

【コミュニケーション生活の変化・QOCの向上】
　音声発信を習得し家庭・学校などで周囲の人(クラスメートも含む)とのコミュニケーションが活発になった．家庭での遊びのレパートリーが広がり，子供同士のトランプなどに参加できるようになった．

【その後の方針】
　家族も本児の改善に満足し終了とした．

解説：文字や体系的な構音指導による音声発信の獲得

本症例は訓練開始時の年齢が 8：8 と高かったにもかかわらず，記号の受信が段階 4-2（3 語連鎖）で学習力が比較的高く，また文字の基本は学習されていたため，文字を補助にしての構音の体系的指導・語連鎖学習・日常会話の促進がスムーズにでき，それによって音声発信が可能になり，学習したことの自発使用など本児自身の積極性が日常生活への般化をより進めたケースである。また遊びの広がりをコミュニケーションの拡大と関係づけながら訓練の目標にしたことで，活動性の低かった日常がより活発になり QOC・QOL が改善した症例と考えられる。

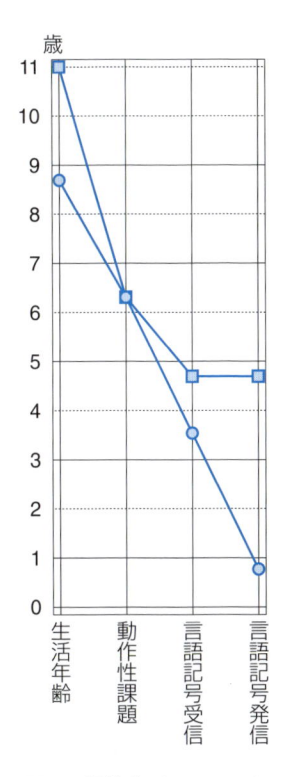

図2　個体内プロフィール

■ コラム⑪ ■

2〜3歳で理解はよいが発語がほとんどない子どもへの対応は？

　国リハ式〈S-S法〉言語発達遅滞検査の症状分類におけるB群(音声発信困難)は，生活年齢4歳以上の子どもに適用されることになっている。しかし2〜3歳で，認知面や言語理解面の発達レベルが健常域から遅滞との境界域であるのに，発語がほとんどないことを主訴に相談に訪れる子どもも少なからずいる。このように生活年齢2〜3歳でB群の要件をほぼ満たす状態，すなわち「受信面は記号形式-指示内容関係の〈段階4-1：2語連鎖〉以上，顕著な麻痺などの運動障害がないにもかかわらず発語が数語以下で，音声模倣もできないかできても浮動的」な状態を〈B群リスク〉として把握し，注意深く対応していく必要がある。

　B群リスクの関連要因としては，コミュニケーション態度，構音操作のコントロール，音韻操作能力などが想定され，個々の症例に対して各側面の評価に基づいた指導や環境整備への助言を行う必要がある。具体的には，① 音声言語以外の手段(身ぶり，絵や写真，シンボル，文字など)を用いた伝達方法の獲得を促し，それらを用いて他者に意思を伝え成功する経験を十分に保障する，② 構音補助動作(例：/i/の時は指で口角を引く)を用いるなどして音声の模倣，自発を促す，③ 文字や音節対応動作(例：音節数に対応する枠を指さしながら発信する)を補助にしながら異音節結合の発信を促す，などである。各症例の障害の発生機序を分析し指導プログラムを立案するにあたっては，「音声発信困難の関連要因モデル」および「発信行動習得モデル」(コラム⑰，210頁参照)を用いるとよい。これらのモデルは複数症例の比較検討を行う際にも有用である。

　B群リスクの背景は一様でなく，表出性言語障害(DSM-Ⅳ)に該当する子ども，広汎性発達障害／自閉症スペクトラムを伴う子どもなどがいる。従来は表出面のみの遅れで，他に明らかな発達障害の徴候を伴わない子どもの予後は良好とされていたが，近年，就学後も構音障害が残存するケース，吃音が出現するケース，就学前後より何らかの学習障害が明らかになるケースなどが一定の割合で存在することが指摘されてきている。筆者らが経過観察を行ったB群リスク児3例の就学時点での主症状は，1例が構音障害，1例が境界域〜軽度精神遅滞に書字障害などを合併，もう1例がアスペルガー症候群によるコミュニケーション障害(語用論的側面)であった。

文献
1) 佐竹恒夫，飯塚直美，伊藤淳子，他：症状分類B群(音声発信困難)の1類型．音声言語医学 34：354-373，1993
2) 飯塚直美，佐竹恒夫，伊藤淳子，他：症状分類B群(音声発信困難)リスク児について．音声言語医学 35：240-254，1994

2. ことばがわかっているが話せない状態から身ぶりや文字を活用して音声発信（表現）を習得した幼児

⇨音声発信困難（B群）への典型的なアプローチとは？

　本症例は，B群（音声発信困難）の下位群「a. 文字・身ぶり・音声模倣アプローチ」の典型例であり，かつⅡ群（コミュニケーション態度非良好）の高機能自閉症である。

■ 身ぶりや絵記号・文字による発信（表現）行動や摸倣を活用して音声を誘導する。
■ 言語記号の受信（理解）面を，正確に把握する。
■ 音声発信（表現）という一部分だけではなく，子どもの全体像をとらえる。

▶生育歴・相談歴▶▶

●1987年生，初診時年齢4歳。男児。
【周胎生期】　切迫流産で入院，生下時体重3,225 g。
【一般発達】　定頸0：3，始歩1：1。
【既往歴】　特になし。
【医学的診断名】　当初発達性言語障害，最終的には高機能自閉症。脳波異常あり（臨床発作はない）。
【教育・相談歴】　保健所の3歳時健診で言葉の遅れを指摘され，3：6Aセンター受診。3：8同センターにて集団療育指導（3か月）。4：5幼稚園入園，6：5普通小学校へ入学し，情緒障害通級指導教室に週1回通級。
【言語相談歴】　3：10に「ことばがわかっているのに喋れない」という主訴でST初回評価，4：0に週1回の言語訓練を開始し，2年4か月間継続した。

▶初期（訓練開始時）評価▶▶

【国リハ式〈S-S法〉言語発達遅滞検査などの結果】　1991.11（4：0）時点
・言語記号の受信（理解）面：段階4-2（3語連鎖）が可能で2歳半のレベル。
・発信（表現）面：音声発信（表現）はなく数語の身ぶりがみられるのみで1歳前後のレベル。

- 動作性課題：3歳前後のレベル。
- 模倣：電話では手を耳に当てるといった身ぶり模倣は一部可能，音声模倣は検査場面で促すとまれに一部可能。
- コミュニケーション態度：非良好な状態から改善しつつあった。地下鉄路線図を好み，「新宿三丁目」と「本郷三丁目」は「三丁目」が同じなので指さすといった興味の偏りもみられた。
- 聴力・口腔器官運動：問題なし。
- ●症状分類と段階：Ⅱ群（コミュニケーション態度非良好）—B群（音声発信困難）—段階4-2（3語連鎖）。

【発達・知能検査などの結果】　新版K式発達検査（3：10時，臨床心理士実施）では全領域の発達指数（DQ）は54，発達年齢（DA）は2：1〔姿勢・運動61（2：4），認知・適応61（2：4），言語・社会35（1：4）〕。

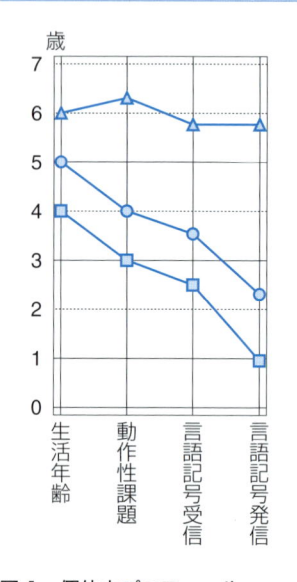

図1　個体内プロフィール
B群（音声発信困難）（□）→
C群（生活年齢に比し遅れ）—
c. 受信（理解）＞発信（表現）
（○）→C群（生活年齢に比し遅れ）—a. 全体的遅れ（△）

【評価のまとめ】

　コミュニケーション態度は非良好で，Ⅱ群（コミュニケーション態度非良好）である。音声記号の受信（理解）面は段階4-2（3語連鎖）と2歳半のレベルだが，音声発信（表現）はなく1歳未満のレベル，受信（理解）面に比し発信（表現）面が極端に遅れており，B群（音声発信困難）である（図1）。

初期評価のポイント

■自発発信（表現）が可能な語彙をすべて把握したか？
→発信（表現）可能な語彙は直接検査の結果だけではなく，養育者からの問診やチェックリストによりチェックする。

■養育者への問診時には，(1)音声模倣か自発発信（表現）か，(2)不明瞭な音形の語も有意味語とみなしているか，を明確に尋ねる。
→(1)養育者が音声模倣と自発発信の区別がつかない場合がしばしばあるので，養育者へ「それは自分から言いますか？それともおとなのことばのまねですか？」と具体的に確認する。
→(2)牛乳を「ウー」とワードパーシャル（語の一部）で言うように，単語の

音形が成人語でなく不明瞭な場合には、養育者は「ことば」としてカウントしない場合も多い。「どんな言い方でもよいので、何かを表すときに意味のあることば(有意味語)として決まって使うことばには何がありますか?」と尋ねる。

■ 音声記号以外の身ぶりや文字(視覚的記号)の発信は可能か?
→音声記号(発語)に限らず、口形・身ぶり・文字(絵記号)などで発信(表現)しているか全モダリティ(様式)について確認する。

■ 受信(理解)面はどのレベルか?
→養育者が「わかっているが話せない」という主訴を持っていても、しばしば音声記号の受信(理解)ができない、あるいは理解は単語レベルしかないため、音声発信(表現)ができないのは当然である場合も多い。

■ 模倣のスキル、文字の習得はどの程度できているか?
→音声・口形・身ぶりの模倣、文字学習の程度は、今後の訓練プログラムを立てる上で重要な情報である。検査場面ではこどもの自然発生的な模倣だけではなく、STが模倣を促したり、身ぶりを介助する働きかけを行うことが、予後の予測や訓練プログラム立案に役立つ。

▶訓練計画の立案 ▶▶

【訓練適応】
　本児はB群(音声発信困難)であり、訓練適応が非常に高いので、ただちに訓練を実施することとした。

【ゴール設定】
(1) 音声記号の発信(表現)の獲得。
(2) 音声記号の受信(理解)面の向上。
(3) コミュニケーション態度や興味の偏りの改善。

【訓練プログラム】
(1) 音声発信習得のために身ぶり記号や文字など複数の様式(モダリティ)を用いる。
(2) 抽象的な形容詞や副詞など語彙、および3~4語連鎖を拡大する。
(3) 簡単なルールのゲームや絵本を用いた劇遊びなどを通し、興味を拡大し役割交替や想像的な遊びを可能にする。

▶︎訓練経過▶︎▶︎

●週1回，1時間半の言語訓練を実施した。発信(表現)面を中心に記す。

【第1期(4：0～4：1)　身ぶりによる発信(表現)訓練と音声模倣訓練・文字学習を導入】

身ぶりの模倣から自発発信，音声模倣の成立を目標として，事物に対応する身ぶり・音声記号の模倣・発信訓練を実施した。事物を呈示し身ぶり模倣を促したところ，電話では耳に手を当てる・歯ブラシでは口の前で手を左右に動かすなどの事物を表す身ぶり発信(表現)が可能となった。

音声模倣は訓練で促すと口唇音 /p/，/b/，/m/ の単音，単音節が可能だった。「ワンワン(犬)」の音声模倣を促すと，はじめは口の開閉という口形だけ模倣し，その後すぐに「ɯwɯw」と音声も伴う模倣が可能となった。

文字学習を導入し，絵と文字単語の結合が12語可能となった。

【第2期(4：2～4：3)　身ぶりによる発信(表現)の体制化と音声発信(表現)訓練の導入】

身ぶりの自発発信の成立を基盤とし，音声の自発発信を目標として，訓練を実施した。身ぶりと同時に音声模倣を促す訓練を行ったところ，身ぶりに伴ってワードパーシャル(語の一部を言う)による音声発信(表現)が可能となった(例：「電話」の身ぶりをしながら[wa]と言う)。また，身ぶりと音声を即時模倣し，離れた場所にいる相手に対して発信(表現)する「遅延発信(表現)」課題が確実にできるようになり，訓練場面では発信(表現)行動が定着し体制化した。

単語の音形は単音，単音節，同音反復だった。音は新たに /w/ が可能となった。

文字学習では1文字チップによる文字単語の構成課題を導入し，1～3文字語が約20語可能となった。

家庭療育では，起床や就寝時刻の基本的な生活リズムの確立や絵本を一緒に見る時間を作るなどの基本的な養育方法や，食器の片付けなど簡単な手伝いを行うよう助言した。

【第3期(4：4～4：7)　異音節結合の習得訓練】

単語の音形では異音節結合の成立，また多語発話(例：[ママ　オイデ])の習得を目標として，訓練を行った。音声模倣および文字を媒介として，「電話」や「パンダ」など異なる2～3音節を組み合わせた語(異音節結合)の音声発信(表現)が可能となり始めた。

文字を音声発信(表現)の補助とする訓練，すなわち文字チップで構成した文字単語1文字ずつ指さしながら音声発信を行う(模倣→自発，自発可能になると文字を隠す)など，が有効だった。

構音のレパートリーは新たに /t/ や /k/ が現れ拡大した。

絵記号による文字文構成を導入し，パターンは限られているが2～3語発話が可能となり始めた。
　幼稚園に就園したが，1学期の間は教室にはほとんどおらず，トイレや園庭の水道にこだわった。

【第4期(4:8～4:11)　文字による音形の改善・異音節結合の拡大訓練】
　音声発信語彙の拡大と3～5音節語の単語の音形を整えること，さらに多語発話の確立を目的として，文字を補助とした発信訓練を実施した。
　文字を補助として，異音節が結合した2～3音節語の発信（表現）が増加し，「飛行機」「かぶとむし」などの3～5音節語も可能となった。
　「まま　が　て　を　あらっている」のような文字による文の構成を手がかりに2～3語発話も増加し，第4期の後半には日常場面でも2～3語発話が現れた。
　単語の音形は「机」を[kɯtsɯe]のような音列の逆転や同化がみられたが，1文字チップで構成した文字単語を手がかりにすると音形が改善した。
　文字は1音1文字対応が成立し，50音表を指さして文字を綴ることが可能となった。
　第4期以降は訓練で取り上げていない語彙も日常場面で自然に習得する，音声の自力習得と実用的な使用が可能となった。

【解説】

　本症例では，まず身ぶり記号により発信（表現）行動の体制化を図った。訓練開始5か月後に身ぶりで約50語を習得した。身ぶりに伴う音声や音声模倣により，徐々に音声のみの発信（表現）を習得し，音声の自力習得が可能になると，飛躍的に発信語彙数は増加した。また音声，単語の音形の向上のために文字を媒介とすることが有効だった（図2）。

訓練のポイント

■音声だけではなく，身ぶりや文字（視覚的記号）など複数のモダリティ（様式）を有機的に関連させ有効に使用したか？
→本症例では身ぶり模倣から自発発信（表現）へと拡大することにより発信（表現）行動を体制化するとともに，偶発的な音声模倣を定着させ有意味語に結びつけた。身ぶりを日常的に使用可能となると，コミュニケーション機会が増す。養育者から「身ぶりを教えると音声の獲得が妨げられるのでは？」という疑問が出る場合もあるが，身ぶりの習得が最終目標ではなく，音声記号の発信も同時にゴールとし，そのためにも身ぶりの使用は有効であることを説明する。

■模倣や介助から自発的な発信に移行したか？　訓練語以外の語彙を，日

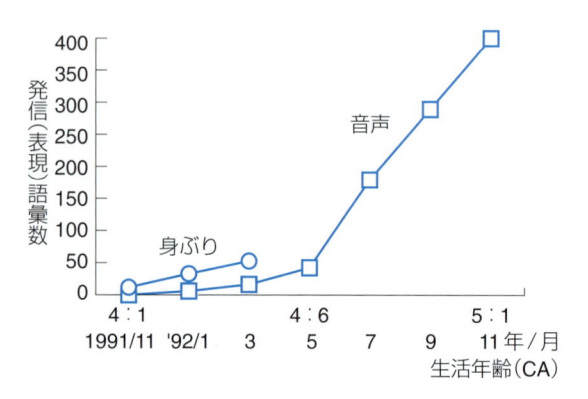

図2　発信（表現）語彙数の変化
　　○：身ぶり記号，□：音声記号による発信（表現）語彙

常生活の中で自力習得するようになったか？

▶ **中期評価（終期評価）** ▶▶

【国リハ式〈S-S法〉言語発達遅滞検査などの結果】　1992.11（5：0）時点
・言語記号の受信（理解）面：段階4-2（3語連鎖），4〜5語連鎖も可能で，3歳前半のレベル。
・発信（表現）面：2語発話が中心で2歳前半のレベル。
・質問-応答関係検査：3歳前半のレベル。
・コミュニケーション態度：非良好な状態から改善しつつあった。
●症状分類：Ⅱ群（コミュニケーション態度非良好）—C群-c．〔生活年齢に比し遅れ—受信（理解）＞発信（表現）〕—段階4-2（3語連鎖）。
【発達・知能検査などの結果】　WPPSI 5：0時，臨床心理士実施ではVIQ 70，PIQ 78，IQ 68だった。

【解説】
　本症例は訓練開始後1年で音声発信（表現）が可能となり，C群（生活年齢に比し遅れ）となった（図1）。日常生活において音声模倣により自力での音声発信の習得が可能となり，当初設定したゴールはほぼ達成した。
【コミュニケーション生活の変化・QOCの向上】
　音声発信を習得し，家族をはじめ周囲の大人とのコミュニケーションが活発となった。コミュニケーション機能は要求中心から，過去のことを報告，

他者に呼びかける対人的な機能も現れ，拡大した．ゲームや劇遊びをセッション中に実施することにより，楽しめるようになり，遊びや興味の幅が広がった．幼稚園では担任教諭とのコミュニケーションは円滑になったが，同年齢の友達とのコミュニケーションは不十分だった．

【その後の方針】

中期評価結果に基づき，就学まで1年4か月間のゴールと訓練プログラムを見直した．まだ受信（受信）面に比し発信（表現）面に若干の遅れがみられるので，引き続き発信（表現）面にも重点を置くことと，就学を控え，統語面では助詞・語順の習得，絵本のストーリーや文章の理解，文字や数の習得など就学のレディネスを整えるための訓練適応が高いので，コミュニケーション態度も含めた週1回の訓練を継続した．

解説：身ぶりを媒介に音声発信（表現）

本症例では，訓練開始初期に身ぶり記号が増加し，発信（表現）行動が体制化し，次いで音声記号が増加している．まず事物に対応した身ぶりを発信するようになり，次いで身ぶりに音声が伴い，最終的には身ぶりが消去され音声記号のみでの発信（表現）が可能となる．

この身ぶり記号を媒介として音声発信（表現）を習得するプログラムは，他症例でも一般的に有効な訓練プログラムである（図3）．

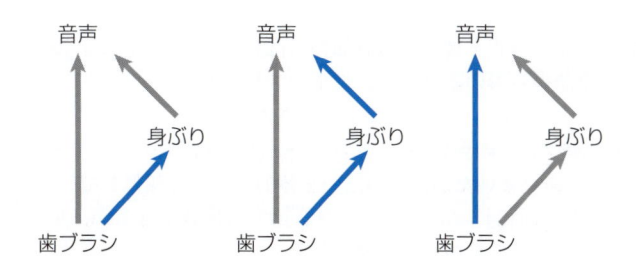

図3 身ぶり記号媒介
音声発信が，身ぶり記号のみ→身ぶり＋音声→音声記号のみ，と順次可能となる．

アドバイス

　本節では発信(表現)行動の習得過程に焦点を当て述べたが，本症例はB群(音声発信困難)であると同時に，高機能自閉症・広汎性発達障害を重複している．幼稚園入園当初は水道に固執し教室に入らず，集団適応上も大きな問題があった．したがって言語訓練の実施にあたっては，音声発信(表現)という一部分だけに偏ることなく，基本的な生活習慣の自立や言語の受信(理解)面，絵本やゲームなどを通し興味・関心を拡大するとともに対人的なやりとりのルールの習得を促すといったコミュニケーション態度(語用論)など，子どもの全体像をとらえた働きかけが重要である．

参考文献
1) 佐竹恒夫：〈S-S法〉に基づき訓練を実施した言語発達遅滞児の2症例—包括的訓練プログラムの適用．音声言語医学 39：236-244，1998

用語解説

媒介

　モダリティ(様式)が異なる記号，または記号形式—指示内容関係のレベルが低い記号を用いて，より高いレベルの記号を習得すること．
　例：「身ぶり発信(表現)を媒介として，音声発信(表現)を習得する」，「文字受信(理解)を媒介として，音声受信(理解)が成立した」などと用いる．

単語の音形

　音声記号の記号形式を構成する音節列(音節のつながりである単語の音形)．
　代表的な単語の音形の誤り方は，以下の3種である．
(a) ワードパーシャル：りんご→[go]，はさみ→[mi]
(b) 抑揚・プロソディの類似：「リンゴ」→「イ＾オ」，「ハサミ」→「ア＾イ」(日本語としてあいまいだが，その語の全体的な特徴と類似している)
(c) 「音脈による同化」：/k/ も /t/ も単音節では構音できるが，単語の中で前後の音の影響を受けて他の音に置換される．
(例：/a t ama/ が[a p ama]に，/ t akai/ が[k akai])
■単語の音形と構音の区別
　音形には，ワードパーシャルや音脈による同化，抑揚の類似などを含む．

「構音」の誤りとは /t/ が規則的に /k/ になるというような音についての問題である。

モダリティ(modality：様式)

聴覚・視覚・触覚などの感覚の様相。
拡大した意味として，聴覚-音声(音声言語)，視覚-運動(身ぶりや書字)，など入力と出力の組み合わせとしても用いられる。

体制化

ある行動の枠組みが形成され，確立すること。例えば発信(表現)では，事物が刺激項として呈示されれば，対応する音声や身ぶりを発信(表現)することがほぼ常にできることである。受信(理解)では，音声や身ぶりが示されれば，複数の選択肢の中から対応する事物を選ぶことがほぼ常にできることである。

3. 音声発信（表現）の代替として図形シンボルの活用が有効であった例

⇨音声発信困難（B群）への典型的なアプローチとは？

　本症例は，B群（音声発信困難）の下位群「c. 代替コミュニケーション手段」の典型例であり，視覚性言語記号（NSL86）を適用したコミュニケーション態度の良好な年長の精神遅滞児である。

■ AAC手段の1つである視覚性言語記号に位置づけられる図形シンボルシステムNSL86（Non-speech visual Symbol Language 1986年版）を活用して音声発信（表現）の代替とする。
■ 音声記号の受信（理解）面を，正確に把握する。
■ 図形シンボルでの代替表現だけでなく，発語・声・身ぶり・指さし・表情での表現にも注目し，子どもの全体像を捉える。

▶生育歴・相談歴▶▶

●1977年生，初診時年齢は5歳8か月。男児。
【周胎生期】　正常分娩。生下時2,420g。
【一般達達】　定頸0：5，寝返り1：0，ハイハイはせず仰向け移動1：0，一人立ち2：0，始歩2：6。
【既往歴】　特になし。
【医学的診断】　精神遅滞を伴う言語発達遅滞，1：1 CTで脳萎縮・脳波正常，2：11小頭症の診断。聴力正常（2：11 ABR聴力検査，11：3 純音聴力検査）。
【教育・相談歴】　3：6保育園入園。6：6普通小学校へ入学し，養護学級に在籍。
【言語相談歴】　5：8に「ことばがわかっているのにしゃべれない」という主訴でST初回評価〔T群（音声発信未習得），段階3-2事物の記号〕，3か月ごとに経過観察と母親指導を行い，理解面の向上と表現手段の獲得，拡大（音声言語を含む）を図った。9：2時に図形シンボルでの訓練を開始し，2年3か月間継続した。

3. 図形シンボルの活用が有効であった例

▶初期（訓練開始時）評価 ▶▶

【国リハ式〈S-S法〉言語発達遅滞検査などの結果】 1985.11（9：2）時点
- 言語記号の受信（理解）面：段階4-1（2語連鎖）が可能で2歳前半のレベル。
- 発信（表現）面：音声発信（表現）は数語みられたが音は未分化。身ぶり発信（表現）は未分化な数語の身ぶりがみられるのみで1歳前後のレベル。
- 動作性課題：2歳半前後のレベルで、10種図形弁別・トンネル（積み木）・円の模写が可能。
- 模倣：復唱は単音節で[a][o]のみ可能。
- コミュニケーション態度：良好。発声，身ぶり，指さしなどを用いて積極的に他者へ働きかけがあり，日常生活で使用される身ぶりは15種類あった。
- 聴力・口腔器官運動：聴力は問題なし。舌の動きは不良で流涎が頻繁に認められた。

【発達・知能検査などの結果】 絵画語い発達検査（PVT）で語い年齢3：4，田中-ビネー知能検査でIQ 32，WISCでPIQ 45，ITPAではことばの理解・絵の理解・形の記憶2：6以下，絵の類推2：10，絵さがし2：9，動作表現3：11，他の下位検査得点は0点。

【評価のまとめ】

コミュニケーション態度は良好で，Ⅰ群（コミュニケーション態度良好）である。音声記号の受信（理解）面は段階4-1（2語連鎖）と2歳前半のレベルだが，音声表現は数語の未分化な音声表現に限られており1歳前半のレベル，受信（理解）面に比し発信（表現）面が極端に遅れており，B群（音声発信困難）である。

初期評価のポイント

■B群（音声発信困難）のAACの手段として何を適用するか評価したか？
→AACで用いられる伝達手段はさまざまあるが（**表1**），B群（音声発信困難）のAACとしては身体を用いて表現される身ぶり記号（マカトン法など），身体以外のものを用いて表現される視覚性記号（NSL86/88，PIC：Pictogram Ideogram Communication，S & S：The Sounds and Symbols，文字など）が考えられる。本児の場合は次の3点を考慮して図形シンボルシステムNSL86を適用した。①10種図形の弁別が可能である。②手指機能には巧緻性がなく，現在使用している身ぶり15語以上に増やすことは難しい。③音声表現は数語の未分化な単語に限られ，舌の動きは拙劣で流涎も多く，今後とも音声表現の伝達は習得できない。

■保護者にAACの役割と可能性を説明し，代替コミュニケーション手段

表1　AACで用いられる代表的な伝達手段

	非補助系	補助系
音声系	話しことば	人工合成音声
非音声系	表情　身ぶり 指文字 手話	絵　写真　記号 図形シンボル 文字

補助系では身体以外のもので，非補助系では身体で表現する。

を活用することの同意を得たか？
→保護者が音声発信(表現)習得の可能性にいつまでもこだわり続け，習得できたAAC手段が日常生活では使用されずに終わってしまうことがある。保護者にはAAC手段が今後の音声発信(表現)習得の可能性を妨害するものではないこと，AAC手段を表現手段として習得し相手に働きかける中で自分の思いが相手に伝わったという満足感が得られ，コミュニケーション意欲が高まっていく可能性を説明していく必要がある。

■あらゆるコミュニケーション手段を日常生活で活用していくことの大切さを保護者に説明したか？
→コミュニケーション手段は何であろうとも，伝わった喜びを即座に共有することが大切である。代替手段だけでは伝えきれないその場での微妙なニュアンスや気持ちは，発声，発語，身ぶり，表情に支えられてこそ伝えられている。既に備わっている伝達手段との相互補完という視点が大切である。

▶訓練計画の立案と実施 ▶▶

【訓練適応】
　本児はB群(音声発信困難)であり，訓練適応が非常に高いので，NSL86開発と同時に訓練を実施することとした。

【ゴール設定】
(1)図形シンボルシステムNSL86の受信(理解)，発信(表現)の獲得
(2)獲得した図形シンボルの日常場面での使用
(3)音声記号の受信(理解)面の向上
(4)流涎の減少

【訓練プログラム】
(1)図形シンボルによる語彙，語連鎖の受信(理解)と発信(表現)の訓練を行う。

3. 図形シンボルの活用が有効であった例　111

(2) 習得した図形シンボルはコミュニケーションボードに掲載し，訓練室で必要に応じて使用したり，要求や伝達の場面を設定して実用的訓練を行う。
(3) 抽象的な語彙や語連鎖（3〜4語連鎖）の音声記号の受信（理解）の訓練を行う。
(4) アイシングや口唇・舌の運動訓練を行い流涎を減らす。

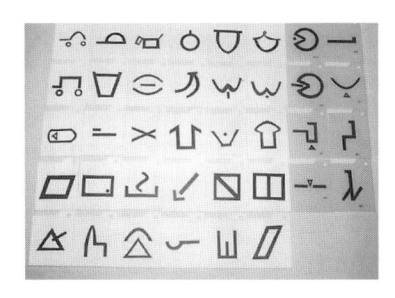

図1　NSL86で使われている図形シンボルの例
左側から縦6列の30個（白プレート）は名詞，右側から縦2列の8個（黄色プレート）は動詞に相当する図形シンボル

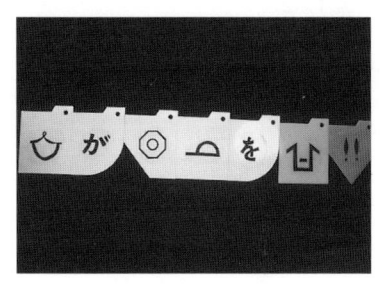

図2　NSL86による表現例 「お母さんが赤い帽子をかぶって」
この文は全体が3つの統語上のクラス（修飾，述部，スタイル）で構成されている。「おかあさんが赤い帽子を」の部分（修飾クラス）は格助詞を含む2つの名詞句からなり，プレートは白色。「かぶる」（述部クラス）のプレートは黄色，「希望」（スタイル）のプレートは緑色。

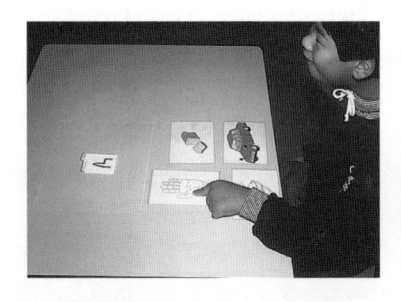

図3　NSL86の名詞単語の理解訓練
「手」の試行。4枚のカードの中から正しい名詞「手」を選んだ。（本写真掲載にあたり，保護者の方の許可を得ています）

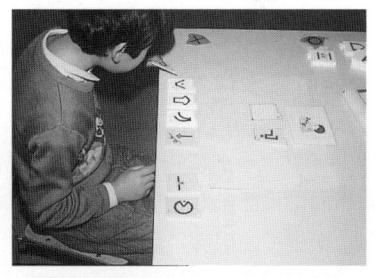

図4　NSL86の3語文の表出訓練
「お父さんが水を飲む」の試行。12個（名詞8個と動詞4個）のシンボルの中から正しい名詞「水」と「お父さん」を選択した後，ジェスチャー「飲む」を手掛かりにして正しい動詞「飲む」を選択しようとしている。

【訓練経過と結果】

週2回，毎回45分の言語訓練を実施した。ここでは図形シンボルの訓練についてのみ触れる。訓練は単語，2語連鎖，3語連鎖の順に開始し，いずれの訓練も理解と表現を並行して行った。単語（または語連鎖）の理解とは呈示されたシンボルの意味を表す絵カードを選択することで，単語（または語連鎖）の表現とは呈示された絵カードの内容を意味するシンボルを選択し並べることである（図1, 2）。

約1年3か月間の訓練（合計83セッション）を通して，計96語（名詞68語，動詞22語，形容詞6語）の単語学習と，2〜3語連鎖の学習が成立した。また，訓練室や家庭でのコミュニケーションボードによる自発的で積極的な会話も可能になった。例えば，「林＋テレビ＋見る＋肯定」（林先生がテレビをつけてほしいの意，第53セッション）や「林＋松本＋口＋否定」（林先生と松本先生は話をしてはいけないの意，第62セッション）などが訓練場面の自発表現として観察されている（図3, 4）。

【解説】

■ 音声言語での図形シンボルの理解を図りつつ，コミュニケーションボードを日常に表現手段として使用していく。

→本症例はNSL86を最初に適用した症例であったので語彙獲得の見通しもつかず，訓練手続きも絵カードとのマッチングを行ったので，語彙獲得には時間がかかっている。しかし，その後数例のB群（音声発信困難）児への適用を通して，訓練は音声言語と図形シンボルの対応で学習がスムーズに成立していくことが示されている。他症例を挙げると，例えばある精神遅滞児T（訓練開始7：2，段階4-2で3語連鎖理解可，PVT2：0以下）は，9か月（計22回）で計122語（名詞90語，動詞26語，形容詞6語）の単語学習と2〜3語連鎖の学習が成立した。また，第4セッションという早期にコミュニケーションボードに掲載された40単語を用いて，隣室で見たことの伝達が訓練場面で可能になっている。

したがって，訓練は比較的良好な音声言語と図形シンボルのマッチングを図り，学習できた図形シンボルはコミュニケーションボードに掲載し，訓練室や日常生活での実用的使用を図っていくことが有効であることがわかる。

訓練のポイント

■ 文字の学習は可能であったか？

→2症例ともにコミュニケーションボードには数単語ずつの仮名単語，漢字単語を掲載し使用することが可能であった。症例Tは訓練3年後に仮名1

文字と音の対応(理解)が90％可能になったが，図形シンボル学習に比して仮名1文字学習ははるかに難しかった。

【AACと発語】

■ 音声発信(表現)の可能性があるからといって，1年も2年も発語訓練だけを続けていくことは望ましくない。訓練早期にはAACでコミュニケーションを代替保障しながら，発語訓練も並行して行う必要がある。図形シンボルを適用する中で発語が引き出されて来ない場合には，1音1文字対応が必要な仮名文字訓練や身ぶり・音声模倣の訓練を進める必要がある場合もある。B群(音声発信困難)の下位分類は，発語訓練やAACアプローチをする中で結果として出てくるものである。常に音声発信(表現)を引き出す可能性を試み，その上で発語が不可能と判断されAACが代替とされた場合は，代替としてのAACアプローチがきめ細かく実施されていくことになる。

【音声発信(表現)困難とその関連要因】

■ 訓練を行う中で，徐々に音声発信(表現)が獲得されていく場合もある。その際，① なぜ音声発信が困難なのか(発生的要因)，② 他者になんらかの記号で発信可能なのか(コミュニケーション態度の要因)，③ 口腔器官の運動や音韻操作はどの程度可能なのか(構音操作能力の要因)，などの関連要因を考えながら訓練を進めていくことも重要である。

▶ **終期評価** ▶▶

【国リハ式〈S-S法〉言語発達遅滞検査などの結果】　1989.2(11：5)時点
・言語記号の受信(理解)面：段階4-2(3語連鎖)が可能で2歳半のレベル。
・発信(表現)面：図形シンボルでの語連鎖表現が可能。それ以外は初期評価時と変化なし。
・コミュニケーション態度：良好。コミュニケーションボード，発声，身ぶり，指さしなどを用いて積極的に他者への働きかけがある。

【解説】

■ 本症例は訓練開始1年3か月後にはコミュニケーションボードに掲載された図形シンボルを指さすことによって，日常生活である程度自分の気持ちを相手に伝達できるようになった。

アドバイス：コミュニケーションボードの点検修正と周囲の人々への援助・支援

■ 本児の場合，訓練終了1年後にフォローアップは中断した。そしてそれ以降，生活場面が変化するにつれて徐々にコミュニケーションボードは積極的には使用されなくなっていった。このことから，日常生活環境の中で実用的にコミュニケーションボードが使用され続けるためには，発達や加齢に伴う音声発信（表現）困難児の興味の対象の種類やその変化，周囲の人的環境の種類やその変化などに対応したコミュニケーションボードの作製や点検修正が必要であり，また受け手側にもコミュニケーションボードの意義を説明したり，使い方を教示したりということも欠かすべからざるものと考えられる。したがって，訓練終了後も半年に1回程度のフォローアップが必要である。

解説：音声発信困難（B群）への典型的なアプローチ

■ 音声発信（表現）が困難な症例の訓練をしていく場合，次のような点に留意して訓練を進めていく必要がある。① 発語の可能性を探りながら訓練を進めることは必須のことである。しかし，発語が出るまでは発語に替わるコミュニケーション手段を一時的あるいは永続的に保障していくということを忘れてはならない。② AAC手段の中心をなすものが図形シンボルだとしても，その他のさまざまなコミュニケーション手段（声，身ぶり，表情，描画，文字など）とも相互補完し合いながら使っていくことが必要である。③ 獲得した図形シンボルはただちにコミュニケーションボードに掲載して実際の場面で使用していく。実際場面で使用可能になるためには，ボードの使用方法の教示などについて周囲の人への積極的な働きかけが必要である。④ 音声言語の理解面を拡大していく訓練も並行して行っていくことも必要である。

参考文献
1) 林　耕司，他：図形シンボルシステムNSL86による言語訓練—発語困難児の単語および語連鎖の学習．聴能言語学研究6：58-68，1989
2) 林　耕司：発語困難児における図形シンボルを用いた言語訓練—4症例からの一考察．言語発達遅滞研究2：73-82，1995

第5章

単語〜語連鎖レベルへの訓練 生活年齢に比し遅れのあるC群の子どもの訓練(1)

　本章と第6章では，単語以上のレベルで受信(理解)・発信(表現)ができるが，生活年齢に比べると言語発達が遅れているC群(生活年齢に比し遅れ)児を対象とする。C群の発達レベルは1歳半前後の段階3-2(事物の記号)から，就学年齢前後の段階5-2(統語方略　助詞)までにわたっており非常に幅が広い。記号形式-指示内容関係の段階により，段階3-2の単語レベル，段階4の語連鎖レベル，段階5の統語方略レベルの3つに区分することができる。本章は段階3-2の単語レベルについて述べ，段階4，5は第6章で取り上げる。単語獲得期のC群児は，単語が理解でき話すこともできるが，同年齢の健常児と比べると全体に遅れている子どもである。彼らは，以前はA群(音声受信未習得)であったが，発達して単語の理解ができるようになり続いて発語が可能になったと考えられる。あるいは，T群(音声発信未習得)の改善した状態とも考えられる。将来は対象児の年齢や知的発達の遅れの程度，働きかけかたなどによって状態像は異なるであろう。単語獲得期に限らずC群では，動作性課題の達成レベルと言語記号の獲得レベルの差や，言語理解力と表現力間の差などから，いくつかのサブタイプが考えられている。子どもの特徴をサブタイプに照合してみると，その子どもにあった働きかけかたが見えてくることが多い。単語獲得期の症例でも，例えば動作性課題との達成レベルが言語理解力・表現力より良好な場合，良好な動作性能力を有効に活用することで，言語面が伸びていくことがしばしばみられる。

1. 単語を理解し話す段階から3語連鎖まで可能になった症例

⇨生活年齢に比し遅れ(C群)に対するアプローチとは？

本症例は，C群（生活年齢に比し遅れ）の下位群 a.「受信＞発信」に分類され訓練を始めたケースである。理解面を重視しつつ発語を促し，文字学習も行いながら訓練を行った。

■ 語いの増加：日常的な物・人の名前を確実にすることから始め，文字学習を積極的に進め文字を使用しながら色名，大小，動作語の獲得を促す。
■ 学習した語を組み合わせて，文字を使用しながら2語連鎖の理解を促す。
■ 文字を読むことから2語発話に導く。

▶生育歴・相談歴 ▶▶

● 1979年生，初診時年齢は7歳1か月。男児。
【周胎生期】 妊娠中毒，吸引分娩，生下時体重 4,185 g。
【一般発達】 定頸 0：2，始歩 0：11。
【既往歴】 上述以外特になし。
【医学的診断名】 3：6 Aセンターにて脳波・血液・聴力検査：異常なし，知的障害。
【教育・相談歴】 4：0 B通園施設入園，7：1 養護学校小学部入学
【言語相談歴】 5：0 Aセンターにて言語訓練。

▶初期（2語連鎖訓練開始時）評価 ▶▶

【国リハ式〈S-S法〉言語発達遅滞検査などの結果】 1986.11（7：7）時点
・言語記号の受信（理解）面：段階3-2（事物の記号-単語レベル）が可能で1歳後半のレベル，動作語（－），色・大小（－），
・発信（表現）面：音声発信（表現）も理解面と同程度で物の名前を言うことができる。
・動作性課題：2歳後半のレベル。
・模倣：身ぶり模倣は帽子や靴などで可能，音声模倣可。

- ・コミュニケーション態度：非良好だが働きかけにはよく応じる。
- ・聴力・口腔器官の形態・機能：問題なし。
- ●症状分類と段階：Ⅱ群(コミュニケーション態度非良好)—C群(生活年齢に比し遅れ)—段階3-2(事物の記号　音声記号)

【評価のまとめ】

コミュニケーション態度は非良好で，Ⅱ群である。音声記号の受信(理解)面・発信(表現)面ともに段階3-2(音声記号)，1歳後半のレベル，C群(生活年齢に比し遅れ)である。

初期評価のポイント

■ 受信(理解)面を把握すること：国リハ式〈S-S法〉事物名称の16語が音声言語で何語理解できるか…① 成人語では？，② 幼児語では？，③ 身ぶりでは？　と検査者自身が言語刺激を呈示するときにどの様式（モダリティ）で行っているかを自覚すること。

■ 発信(表現)面はどうか？：子どもがどのモダリティを使用して表現したかを把握する。

■ コミュニケーション態度は観察したか？：視線が合うか・検査者の動きに注目するかなど。

■ 動作性課題など基礎的プロセスはチェックしたか？

■ 家庭でのコミュニケーションについてはどうか？

→具体的な場面とコミュニケーション手段を例示しながら養育者から情報を得る必要がある(例：外出時ことばだけで理解しているか，テレビを消す，窓を閉める，外出用のバッグを持つといった母親の行動を見て判断しているか)。

■ 生活習慣の自立の程度や興味，行動上の問題などについて情報を得たか？

→ともに子どもの要因との関係の理解や現在の臨床像の把握に必要な情報であり，また日常での養育者の働きかけ方についての助言の内容と関係する。

第5章 単語〜語連鎖レベルへの訓練

▶ 訓練計画の立案 ▶▶

【訓練適応】
　本児はC群（生活年齢に比し遅れ）である。7歳と訓練開始年齢としてはやや高いが，コミュニケーション態度は非良好でも日常的指示の理解や課題態度が良い。本児のレベルや特徴に適した課題では学習力もあり，段階4（語連鎖）への到達が可能と思われたので訓練を開始することにした。

【ゴール設定】
(1) 音声記号による2語連鎖以上の受信（表現）の獲得。
(2) 音声記号による2語連鎖以上の発信（表現）の獲得。
(3) コミュニケーション態度の改善。

【訓練プログラム】
(1) 基礎的プロセスを促進しつつ文字学習を行う。
(2) 語彙の獲得および2語連鎖の学習。
(3) 生活と密着した日常的な指示の理解の拡大や，要求などのコミュニケーション機能の分化。

▶ 訓練経過 ▶▶

●月1回，1時間の言語訓練を実施した。
【第1期（7：7〜9：4）　音声記号による2語連鎖受信（理解）・発信（表現），文字学習，文字使用による2語連鎖受信（理解）・発信（表現）の学習】
(1) 〈所有＋物〉音声受信（理解）
　　材料：ママ，本人の目，手，足などの身体部位，鞄や帽子など。
　　経過：それぞれの語彙について理解していることを確認後，第1語と第2語の間を空けながらゆっくりと言う（「ママの…目」，「○○君の…手」など）。
　　4か月ほどで言われたものを正しく指さしたり取ることができるようになった。
(2) 〈物＋ちょうだい〉音声発信（表現）
　　材料・手続き：遅延場面での事物はめ板を用いての要求（伝達）課題，遊びの場面，家庭での種々の場面。ここでは遅延場面のみ記述する。
　　経過：事物はめ板を使用し第1訓練者（T1）に指示されたものを，2mほど離れた所にいる第2訓練者（T2）に音声言語で伝え，もらってくる（例：T1が「コップちょうだい」と指示し児はそれをT2に伝える）。初めは事物の名前だけを言い「ちょうだい」は身ぶりだったが次第に"ちょうだい"と続けて言えるようになった。
(3) 〈対象＋動作〉受信（理解）・発信（表現）：文字使用（文字学習は平行して行っている）

材料：①「りんご」・「バナナ」を「洗っている」・「食べている」絵(4枚)，「りんご」・「ばなな」，「あらう」・「たべる」の文字カード，②「洗う」，「食べる」動作をしている男の子の絵(動作のみの絵で対象は描かれていないもの)，切り抜きのりんごやバナナ。

経過：①の材料で動作絵と文字単語との対応を行った。名詞と文字との対連合は直ちにでき，また音声だけでは困難だった動作語も文字を使用することで理解できるようになり，「りんごをあらう」の絵に対し，文字カード「りんご」と「ばなな」から「りんご」を，「あらう」と「たべる」から「あらう」を選んで「りんご」「あらう」と絵カードの下に2語並べて動詞句を構成することが可能になった(図1)。

その後，②の材料で，音声による指示で切抜き絵のりんごを洗っている動作絵の上に置くなどができるようになった(図2)。以上の課題を通して音声言語の理解のみならず，(文字を読みながら)音声の復唱→(文字がなくても)音声の自発産生が可能になった。

(4)色名および〈色＋事物〉受信(理解)・発信(表現)：文字使用

材料：①4色(赤・青・黄色・緑)色カードとそれぞれの文字カード(図3)。②赤・黄色の帽子・靴の絵カード(4枚)，「あか」・「きいろ」，「ぼうし」・「くつ」の文字カード(図4)。

経過：①の材料で色カードと同じ色で書かれた文字単語を使用することによって文字単語と色カードの対連合学習を行い色の名称が理解可能になった。②の材料で(3)〈対象＋動作〉と同様のプロセスで，〈色＋事物〉も2語を組み合わせて名詞句を構成することができた。また(3)と同じように発語も可能になった。

図1　絵に対する2語連鎖文字単語構成

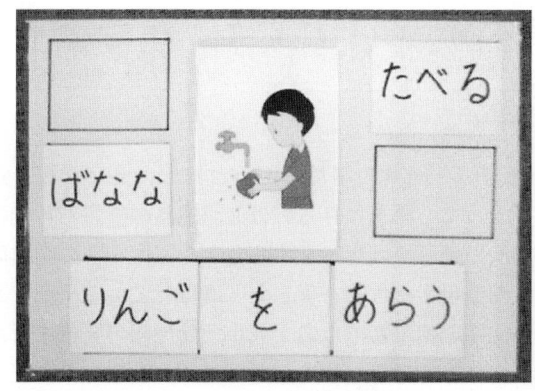

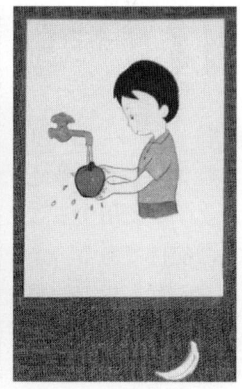

図2　音声指示に対する切り抜き絵構成

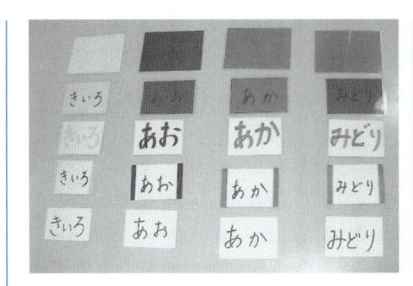

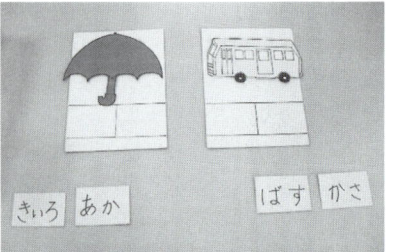

図3　文字による色名学習

図4　〈色＋事物〉切抜絵に対する2語連鎖文字単語構成

　ただし，日常的には発語は増加したものの単語レベルでの自発が多く，2語連鎖による発話は"○○ちょうだい"程度であった。

【第2期(9：5～11：11)　3語連鎖〈動作主＋対象＋動作〉〈大小＋色＋事物〉，書字学習】
(1)第1期で行った2語連鎖を組み合わせて，3語連鎖の受信(理解)・発信(表現)の訓練を，文字単語を使用しながら行った。「お母さんがりんごを洗う」の絵に対して文字単語を組み合わせて3語連鎖を構成することで理解が容易になり(「が」，「を」は初めから置いておく)，またそれらの文字を読むことで発語に結びつき最終的には文字がなくても受信(理解)・発信(表現)が可能になった。
(2)書字学習では，絵と文字単語の対連合学習→絵に対する1文字チップの単語構成を行いながら→書字に必要な線の模写などの基礎的学習・文字なぞり・文字の模写→「し」，「も」などの簡単な文字を単語と結びつけながら自発的に書く(例：「あし」では，「あ」は書いておき「し」を模写でなく自発書字する)といった手続きを踏んだ。終了時(11：11)には3文字語がかなり書けるようになった。

【解説】
　本症例は冒頭で記したように，語彙の増加を図るとともに文字学習を進め，文字を使用することによって2語連鎖さらには3語連鎖の学習が可能になった症例である。また訓練の過程では指示をするときや本児からの発信時には身ぶりも極力使用しまた使用することを促した。既得している語彙でも音声理解を確実にし，また文字を使用して色名・大小・動作語の語彙を新たに学習した。2語連鎖は2つの構成要素から成り立つ1つの事態を表す記号形式であるが，文字という視覚的媒介は事態の構成要素の抽出と再構成を容易にした(例えば「あかいりんご」のように「あかい」と「りんご」という

文字単語を2つ並べることで，今までは彼にとってただ「りんご」でしかなかった絵が「赤い色を持ったりんご」を意味していることが理解された）と考えられる。またひらがな文字は音を持っているので，ひらがなを読むことによって発語につなげることができた。

　身ぶりについては，音声で表現できないとき身ぶりに伴って音声発信が可能になることが多かった。

　コミュニケーション態度では言語スキルが高くなるに従って視線が合う，他者の行動に関心を示す，少しだがやりとりが続くなどの変化があり，機能の分化は，要求が多いが報告も観察されるというように徐々になされていった。

> 訓練のポイント

■ 音声だけでなく，身ぶりや文字など複数のモダリティを関連させ使用したか？
■ 言語受信（理解）を常にチェックしているか？
■ 模倣や介助から自発的発信（表現）に移行できるよう配慮したか？
【解説】

> 終期評価

【国リハ式〈S-S法〉言語発達遅滞検査などの結果】　1992.3（11：11）時点
・記号形式-指示内容関係の段階：受信面：段階4-2（3語連鎖），3歳前半のレベル。発信（表現）面：まれに3語発話があるが多くは2語発話。
●症状分類：II群（コミュニケーション態度非良好）―C群（生活年齢に比し遅れ）
【発達・知能検査などの結果】　1992.5（12：1臨床心理士実施）田中-ビネー知能検査3～4歳台，絵画語い発達検査（PVT）：語い年齢（VA）3：11。

　本症例は，訓練開始時，1年後のゴールを2語連鎖の獲得と文字学習に置いたがほぼ達成した。その後小学部終了時まで訓練を継続し3語連鎖の理解と2語発話，単語レベルの書字が可能になった（図5）。

【コミュニケーション生活の変化・QOCの向上】
　日常生活での言語理解は困らなくなり，また自己の意思表現は主として2語発話で行えるようになった。単語レベルのときには特に新しい事態ではパニックを起こすことも多かったが，周囲の配慮（見通しを持てるような働きかけ）と本人の言語理解力（ことばによる説明を理解できる）が伸び，また自己の意思表現もある程度可能になり，新しい状況でも対応できるようになっ

たことで，本人のみならず家族も安定した生活が送れるようになってきた。他の兄弟より家事をよく手伝うので，母親の片腕的存在になりつつある。

解説

本症例のポイントは，①音声により，既得の語彙の受信（理解）・発信（表現）を確実にしたこと，②新しい語彙や語連鎖を学習するときには身ぶり・文字を媒介にすること，そして徐々に身ぶりや文字を消去し音声のみで理解・表現（受信・発信）が可能になるように進めたことである。特に2語連鎖以上の獲得によって単語レベルのときに比べ，より生活が楽になったと思われる。

アドバイス

本症例は7歳と比較的年齢が高く，単語の理解が多少可能であり状況の理解や課題態度も良く，訓練のやりやすい児童であった。年齢が高くても個別的な対応を丁寧にすることで対象児の能力を引き出すことが可能である（むしろ学校生活の影響で課題に向き合う態勢が育ってきていることが考えられる）ので，学童でも子どもの発達レベルを考え合わせながら訓練対象に含めることが望ましい。

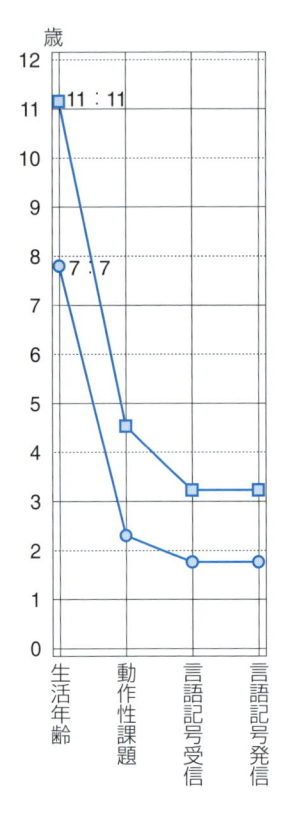

図5　個体内プロフィール

参考文献
1) 倉井成子：2語連鎖の訓練を実施したケース；言語発達遅滞研究会（監修）：言語発達遅滞訓練マニュアル〈1〉．エスコアール，144-147，1995

2. 事物名称の理解・表現が一部可能な状態で，2語連鎖の理解の訓練を行った症例

⇨単語レベルから2語連鎖の理解への訓練は？

　本症例はC群（生活年齢に比し遅れ）の中でも言語面と動作性が同程度の発達である下位群a.動作性と言語性が全体的に遅れている）である。Ⅰ群（コミュニケーション態度良好）で運動面にも遅れを持っている。

- ■ 言語受信（理解）面，発信（表現）面，基礎的プロセス，それぞれの領域にバランスよく働きかける。
- ■ 単語レベルでの横への拡大を十分に図り，2語連鎖の訓練へ進む。
- ■ 子どもの特性に合わせて訓練材料を工夫する。

▶ 生育歴・相談歴 ▶▶

1987年生。初診時年齢は4歳，女児。
【周胎生期】　出生後体重が減少し24日間入院。生下時体重：3,011 g。
【一般発達】　聴覚・視覚に問題ない。定頸0：4の後半，始歩2：8。4歳時点で粗大運動・微細運動ともに拙劣である。
【既往歴】　特になし。
【言語発達歴】　喃語はみられなかった。始語3：0。
【医学的診断名】　精神運動発達遅滞。
【教育・相談歴】　1：9に大学病院で小頭症の疑い。3：10に心身障害者センターにて療育相談を受ける。4：0に当市に転居し，4：6より知的障害児通園施設に通う。5：6に保育所（障害児保育）に入所。6：6に養護学校入学。
【言語相談歴】　4：3にST初診。4：9から月1回の訓練を行った。

▶ 初期（訓練開始時）評価 ▶▶

【国リハ式〈S-S法〉言語発達遅滞検査などの結果】　1992.6（4：9）時点
・言語受信（理解）面：事物の名称の理解が可で，上位カテゴリー内分化も可であった。動作語，大小，色名の語彙や2語連鎖の理解はできず，段階3-2（音声記号），1歳10か月レベル。

- 発信（表現）面：1歳7か月レベルで，問診を含めると有意語は数十語。
- 単語の音形：幼児語やちょうだい[dai]など語の一部の発話（ワードパーシャル），および音全体のパターンを大まかにとらえた抑揚中心の発話が主。
- 構音：破裂音[p]，[b]，[t]，[d]，[k]，[g]や破擦音[tʃ]は出現しているが，全体的に破裂が弱い傾向にあった。
- 構音器官の運動：拙劣で，咀嚼や嚥下にも問題がみられた。
- 動作性課題：1歳6～8か月レベル。
- 模倣：身ぶりはぎこちないが促すと可能，音声は1～2音節語について一部可能。
- コミュニケーション態度：良好だが日常場面では発声を伴う指さしを主に用い，身ぶり記号の使用はちょうだいや yes（うなずく）-no（首を振る）などわずかであった。人や物への興味がそれやすく課題への注目にかなり声かけが必要であった。
- ●症状分類：I群（コミュニケーション態度良好）—C群（生活年齢に比し遅れ）— a．（全体的遅れ）—段階3-2（音声記号）

【発達・知能検査などの結果】　1991.12（4：3）新版K式発達検査にて，全領域の発達指数（DQ）38，発達年齢（DA）1：7．〔姿勢・運動40（1：8），認知・適応37（1：7），言語・社会41（1：9）〕。

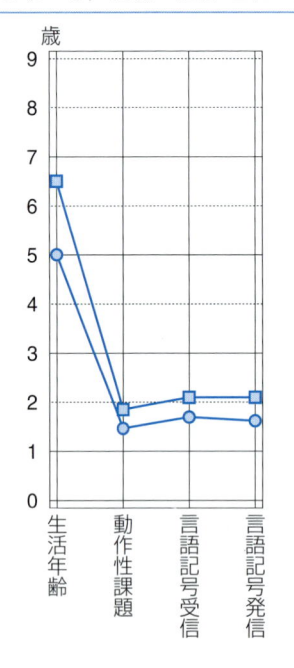

図1　個体内プロフィール

【評価のまとめ】

　コミュニケーション態度は良好でI群（コミュニケーション態度良好）のC群（生活年齢に比し遅れ）である。音声記号の受信（理解）面，発信（表現）面ともに単語レベルで1歳後半のレベル（段階3-2：音声記号）である。動作性課題も1歳半レベルであり全体としてバランスが取れている。知的障害（中等度）を持ち，運動発達にも遅れがみられる（図1）。

初期評価のポイント

■家庭や通園施設では「よくわかっているのに話すのが下手」ととらえられているが，実際はどうか？
→幅広い語彙（動作語，大小，色名など）の理解や語連鎖の理解はできているかいないかを正確に把握する。

■ 発信(表現)可能な語彙を日常的にコミュニケーション手段として使用しているか？
→コミュニケーション態度の良好・非良好を問わず，コミュニケーション場面でどのような手段(手を引く，指さし，身ぶり・音声記号など)を何のために(機能)，どの程度(頻度)使用しているかを明らかにする。

▶ 訓練計画の立案 ▶▶

【訓練適応】
　本児は事物名称の理解や表現が一定の範囲で可能であるが，獲得した言語記号をコミュニケーション場面で使用するまでは至っていない。全体的な発達を促しつつ，言語訓練を実施することとした。

【ゴール設定】
(1) 2語連鎖の受信(理解)の習得
(2) 身ぶり・音声記号の機能的使用
(3) 視覚的弁別力や手指操作の巧緻性の向上

【訓練プログラム】
(1) 事物名称から動作語へと語彙の理解を拡大し，2語連鎖の受信(理解)の形成を目指す。
(2) 発信(表現)可能な語彙について，コミュニケーション場面での使用を可能にする。
(3) 形式的特性による見本合わせを中心に，視覚的弁別力を高める学習を行う。
(4) 家庭や集団療育場面においても音声記号の機能的使用を促すことと，身辺整理や遊びの中で粗大運動・微細運動の発達を促すよう勧める。

▶ 訓練経過 ▶▶

● 月1回，1時間半の言語訓練を実施した。第1期と第2期の計10か月を中心に記す。

【第1期(4:9～5:3)　動作語の理解と音声発信の拡大】
　言語受信(理解)面は，音声による絵カードの選択を事物名称で確実にしたのちに動作語へと進んだ。拡大した切り抜き絵を使用したり，異なる動作主で構成された選択肢にする(図2)など工夫した。
　発信(表現)面は，事物名称について幼児語や1～2音節語を中心に訓練を開始した。模倣や即時発信(表現)が可能な語は，遅延発信(表現)課題を導入し自

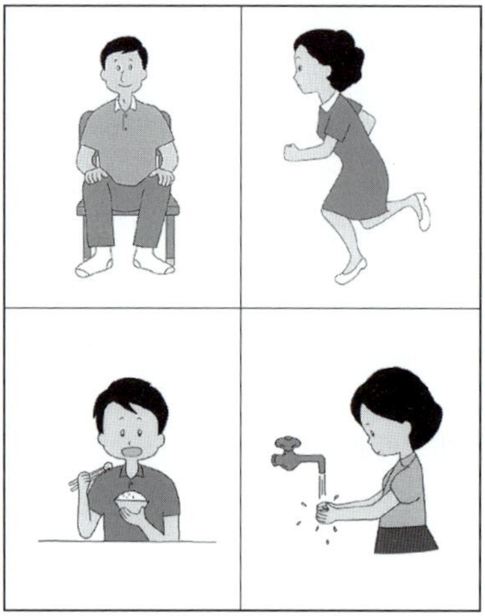

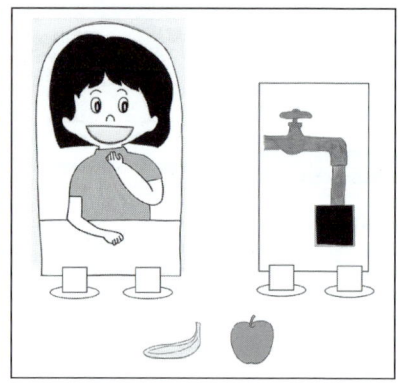

図2　動作語の訓練―材料-動作主の異なる絵カード　　図3　〈対象＋動作〉の訓練材料―立て図

発的使用を促した。語彙は5：0を過ぎて増加し，抑揚中心の発話やワードパーシャルを中心に100語以上となった。

　色や形の弁別課題は当初困難で，文脈依存のふるい分けや材質の異なる輪のふるい分けから開始する必要があった。5：3には色付き輪のふるい分けが4色間で可能となった。

【第2期(5：3～5：7)　2語連鎖の習得】

　動作語の理解が可能になった時点で2語連鎖の訓練を開始した。事物名称と動作語の理解が可能だったので，〈対象＋動作〉の意味-統語関係から開始した。材料は実物(模型やミニチュア)を当初用いたが，自由に操作して遊んでしまうため，立て図(図3)に替えたところ，5：5に受信(理解)が成立した。5：4には〈動作主＋動作〉の訓練を開始した。絵カードや写真では動作主の解読ができなかったため，動作主に動物やキャラクターを用いて行った。5：5に受信(理解)が可能となった(図4)。

　発信(表現)面は動作語についても5：3から発信(表現)課題を導入した。当初は身ぶり記号や幼児語を中心とした表現を許容した。

【第3期(5：7～6：7)　2語連鎖の定着】

　担当STが替わったが，2か月に1度の相談指導を継続した。

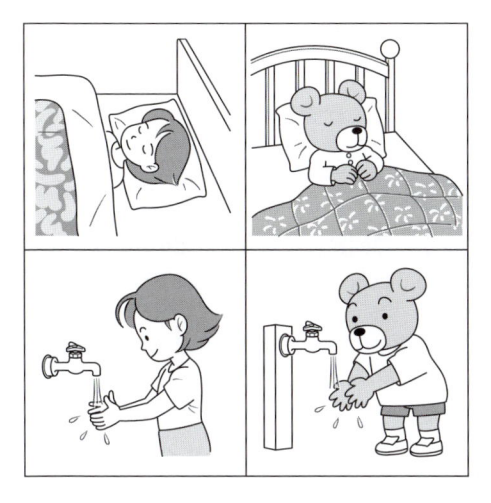

図4 〈動作主＋動作〉の訓練材料―絵カード

【解説】

　本症例では，受信（理解）面と発信（表現）面，基礎学習の相互の関連性を考えながら訓練を実施した。言語受信（理解）面では訓練材料を工夫することで2語連鎖の理解が可能となった。発信（表現）面は身ぶりや幼児語，ワードパーシャルなどを認め，日常場面での使用を促した。

訓練のポイント

■ どの意味―統語関係から2語連鎖の受信（理解）の訓練を開始するか？
→すでに獲得している語彙で構成されている意味―統語関係から開始する（本症例の場合，名称と動作語の理解が可能だったので〈対象＋動作〉，次いで〈動作主＋動作〉を実施した）。健常発達での獲得順序も参考にするとよい。

■ 子どもの特性に合わせて材料を工夫したか？
→本児は絵カードへの注目が弱かった。2語連鎖の受信（理解）の訓練で絵カードを使用する場合，〈対象〉と〈動作〉という2つの成分を抽出し絵の意味の解読を行う必要がある。これに対し，実物（模型やミニチュア）は〈対象〉と〈動作〉が始めから分離しており解読の負荷もかからない。本児の場合，最初実物を用いたが勝手に遊んでしまいSTの示す言語刺激に従って操作することが難しかったため，立て図に変更したところ2語連鎖の理解が成立した。

■ 発信(表現)面では有意語を増やすことばかりでなく，言語記号をコミュニケーション場面で使用することを考えたか？
→身ぶり記号も許容するよう養育者にも話し，家庭でも使用を促した。

▶▶ 中期評価(終期評価) ▶▶

【国リハ式〈S-S法〉言語発達遅滞検査などの結果】 1994.3(6：7)時点
・言語受信(理解)面：色名の理解，2語連鎖の理解が可能となり段階4-1(2語連鎖)，2歳1か月レベル。
・発信(表現)面：語彙が広がり，簡単な2語発話(例：/ブブ(ノリ)タイ/)も増加した。2歳1か月レベル。
・動作性課題：2歳レベル。
●症状分類と段階：Ⅰ群(コミュニケーション態度良好)—C群a.(生活年齢に比し遅れ—全体的遅れ)—段階4-1(2語連鎖)

【解説】
　言語面，動作性ともに1歳半〜1歳後半レベルのC群(生活年齢に比し遅れ)児に，2語連鎖の受信(理解)，言語記号の機能的使用を中心に訓練を行った。10か月の訓練，1年間のフォロー期間を経て，就学前には2語連鎖の理解が可能となり音声記号での発信(表現)が増加した。

【コミュニケーション生活の変化・QOCの向上】
　終了時にも依然抑揚中心の発話やワードパーシャルが主であったが，日常生活で発話が増加し「うるさいぐらい話す」ようになった。また運動面では動きは拙劣であるが，活発に動き回ることが増加した。

【その後の方針】
　養護学校に就学しSTの訓練・指導は終了となり，学校に経過を報告した。

解説

　2語連鎖の訓練では，症例の特性に合わせて材料を工夫する必要がある。一般的に動作性課題のレベルが高くない症例では，絵の解読の負荷がかからない実物(模型やミニチュア)のような材料が向いている。反対にはめ板や絵カードのほうが，言語刺激に対して「選ぶ」という課題設定を理解するのが容易な症例もある。意味-統語関係の選定に際しても，獲得語彙，健常児で

の獲得順序だけでなく子どもの特性を考慮する。例えば色名に特異的に興味を示す症例では〈色＋事物〉から開始するとよい。

参考文献
 1) 東江浩美：生活年齢に比し遅れ；小寺富子，他(編)：国リハ式〈S-S法〉言語発達遅滞検査マニュアル(改訂第4版)．エスコアール，243-254，1998

3. ことばの理解が可能になり，表現面も含めコミュニケーション全般に改善がみられた症例

⇒ことばの表現が理解に先行した症例へのアプローチは？

　本症例はC群(生活年齢に比し遅れ)の下位群d.(音声記号の発信は可能だが，受信はできない)であり，Ⅱ群(コミュニケーション態度非良好)の症例である。

■ 音声記号の受信(理解)行動の成立を促す。
■ 他者の示したことに注目し，それに応じ行動することを，さまざまな見本合わせや遊び・身辺処理などの活動を通して学習する。
■ 発信(表現)行動を要求や拒否など限られた場面から拡大し，日常のさまざまな場面で機能的に発信(表現)できるように促す。

▶生育歴・相談歴

1989年生，初診時年齢は2歳。男児。
【周産期】　陣痛促進剤使用，臍帯巻絡1回，吸引分娩，生下時体重3,900g。
【一般発達】　定頸0：3，始歩0：11。
【既往歴】　特記事項なし。
【医学的診断名】　自閉症，精神遅滞。
【教育・相談歴】　1歳半健診にて発達相談を勧められるが拒否。2：2で当相談室を利用。親子の遊び教室を経て2：7より市内知的障害児通園施設へ入園。4：7に市内保育園に障害児保育枠にて入園。4：7より当室で言語訓練開始。6：7に特殊学級へ入学。
【言語相談歴】　2：0に「ことばの遅れが心配」という主訴で来室し，STが初回評価。4：7より言語訓練を週一回で開始し，就学までの2年間継続した。

▶初期(訓練開始時)評価

【国リハ〈S-S法〉言語発達遅滞検査などの結果】　1994.4(4：0)時点
・言語記号の受信(理解)面：段階2-3(選択)が事物はめ板で可能，言語記号による受信(理解)は困難，1歳前半のレベル。

・発信(表現)面:音声発信(表現)は可能。「返せ」「うるさい」などの拒否的なことばを中心に20語前後。2語文も限られているが可能。2歳前後のレベル。
・動作性課題:2歳半前後のレベル。
・コミュニケーション態度:他者からの働きかけに応じず,また拒否することも多くマイペース。母親への愛着行動もみられるが,視線も合いづらく,全般的には非良好。行動面は,遊びも転々とし,落ち着きに欠ける。机上での課題にも応じづらい。
・聴力:問題なし。
・口腔器官運動:問題はみられず。
●症状分類と段階:Ⅱ群(コミュニケーション態度非良好)—C群(生活年齢に比し遅れ)—d.(音声記号の発信は可だが,受信はできない)—段階2-3(選択)

【発達・知能検査などの結果】 新版K式発達検査(4:0時ST実施)では,全領域の発達指数(DQ)は47,発達年齢(DA)は2:3〔認知・適応54(2:7),言語・社会28(1:4)〕。

【評価のまとめ】

コミュニケーション態度は非良好で,Ⅱ群(コミュニケーション態度非良好)である。音声受信(理解)面は段階2-3(選択),音声発信(表現)は有意語20語前後あり二語文での発信もあるが,状況に合っていないことも多く定着しない語彙も多い。認知面は2歳半のレベルにあり,音声記号による発信(表現)はあるものの受信(理解)が成立しておらず,本児からの一方的なコミュニケーションが多くやりとりが成立しにくい状態である。

> 初期評価のポイント

■ 受信(理解)面の評価は的確か?
→発信(表現)面がある程度可能であっても,受信(理解)面は必ずしも成立しているとは限らない。発信面だけで判断せずに,受信(理解)面の検査を実施し判断する必要がある。
■ 発信(表現)面の評価は適切か?
→受信(理解)面での音声言語による選択ができない場合も,この症例のように音声発信(表現)が可能な場合がある。発信(表現)面は場面による違いもあり,検査場面だけでは把握しきれない場合が多い。日常の発信(表現)状況を聴取することが必要となる。

▶訓練計画の立案と実施 ▶▶

【訓練適応】 本児は日常的にも他者からの働きかけには拒否的な反応が多く，発信(表現)面でも使用する語彙は限られており，消失する語彙も多く，停滞した状況であった。良好なコミュニケーションが成立するように訓練を開始することとした。

【ゴール設定】
(1)音声記号による受信(理解)行動の成立，(2)発信(表現)語彙の拡大を図り，語連鎖レベルでの発信を促す，(3)日常場面でも他者からの働きかけに応じられ良好なコミュニケーションが成立するようにする。

【訓練プログラム】
(1)実物やはめ板を用いて選択行動の安定を図る。
(2)音声記号による選択の成立を図る。
(3)語彙の受信(理解)が拡大した段階で語連鎖の受信(理解)課題を導入する。語連鎖は絵カードやミニチュアの操作を用いて受信(理解)を促していく。
(4)身振りや音声の模倣を促しながら発信(表現)語いの拡大を図り，その機能的な使用も促していく。
(5)課題や遊びを通じて他者とのやりとりを拡大し，共感的で良好なコミュニケーション関係が成立するように促す。

【訓練経過】
＊週1回，1時間の言語訓練を実施した。訓練終了後保護者との面接を実施した。

【第1期(4：8〜4：10) 選択行動の成立】
　訓練開始時より事物はめ板での選択行動は可能であった。そこで，事物はめ板を用いて選択行動の安定を図ったが，数試行すると拒否的になることが多く，選択行動が安定しなかった。そこで，本児が興味を持っていたジグソーパズルをヒントに教材を見直すことにした。新しい教材として事物絵を分割した教材(図1)を用いることにした。分割絵のひとつをSTが見本項として提示し，それに対応したもう片方の分割絵を選択する状況で課題を行った。この教材には興味を示し，選択行動が安定した。

【第2期(4：10〜4：11) 音声言語による受信(理解)行動の成立】
　分割絵を用いて，音声言語による受信行動の確立を図った。分割絵で見本項として示していた分割絵を徐々に隠して消去し，もう片方の分割絵を音声言語のみで選択するようにしていった。分割絵での選択が安定したため教材を事物はめ板，さらに絵カードに変更していったところ，いずれの教材でも受信行動が確実になった。

【第3期(4：11〜5：2) 語彙の拡大・語連鎖の受信(理解)の成立と拡大】
　身近な事物での受信(理解)が確実になったため，カテゴリー内分化を促しな

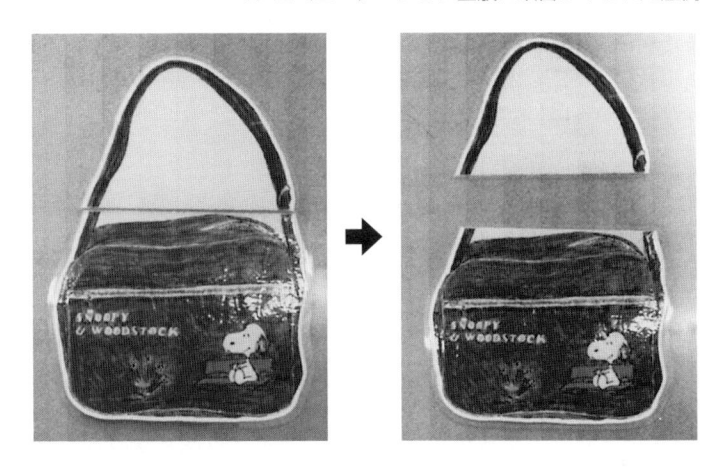

3. コミュニケーション全般に改善がみられた症例　133

図1　事物絵を分割した教材

がら語彙を拡大した。また，色名や大小，動作語の受信(理解)も促していった。色名は，色を代表する事物名(例：赤─いちごなど)と関連づけることで可能になった。大小は，身ぶりと大小を表すマークを媒介として用いることが有効であった。動作語はミニチュアの操作をはめ板や絵カードと結びつけることで，確実な反応ができるようになった。

　受信が確実になった語彙を用いて語連鎖の受信(理解)を促していった。〈所有者＋事物〉や〈色名＋事物〉〈大小＋事物〉〈対象＋動作〉〈動作主＋動作〉といった2語連鎖が確実になっていった。教材としては絵カード以外にミニチュアや人形なども用いて行った。さらに3語連鎖での受信も行い，最終的に絵カードを用いた課題で3語連鎖の受信(理解)まで可能になった。

　語連鎖の受信(理解)を獲得し始めた時期に，保護者から「日常場面で，ことばかけだけで応じてくれることが増えた」との報告が聞かれるようになった。

【第4期(5：2～6：7)　機能的な発信(表現)行動の獲得とその拡大】

　当初拒否的な語彙が多く，要求時にも「返せ」を使用していたため，「ちょうだい」を音声模倣により促したところ，少し待つと「チョウダイ」で要求することが徐々に可能になった。その後も，機能的な語彙を徐々に獲得していった。

　事物名称は，当初偶発的で語彙も限られ，開始時には音声模倣もほとんどみられなかった。音声言語での受信(理解)が確立した頃から，事物や絵カードの選択直後に遅延模倣する姿がみられるようになった。次第に受信(理解)可能になった語彙に関して，「これは何？」で促すと，自発的に音声発信(表現)することが可能になってきた。

　その後は伝達課題を行い，他者へ機能的に使用できるように働きかけていっ

た。また,〈所有者＋事物〉などの語連鎖も伝達課題で取り上げ,2語連鎖の使用も簡単なもので定着した。質問への応答も,名前や年齢など日常的で定型的なものについて促した。

【解説】
　本症例では,発信(表現)行動はみられるものの受信(理解)面は音声言語のみでは当初困難であった。訓練ではまず,見本合わせでの安定した選択行動を確立し,言語記号での受信が成立するように働きかけた。その際,本児が興味のあるジグソーパズルをヒントに作成した分割絵が有効であった。受信(理解)行動が確実になった直後から音声模倣も増加し,事物名称の自発的な使用が可能になった。受信行動が拡大することにより,記号形式と指示内容の結びつきが確立し,意味を伴った語彙の使用が可能になったと考えられる。

訓練のポイント
■ 受信(理解)面への働きかけの有効性について,家族や保育者からの理解が得られたか？
→本症例のように発信(表現)が可能な場合,「気まぐれ」や「わがまま」でことばかけに応じてくれないと周囲から解釈されていることが多い。訓練で可能になったことを説明しながら,家族からの働きかけが持続するように助言していくことが必要である。
■ 教材を適切に選択したか？
→受信(理解)が困難な症例の場合,興味の偏りがみられることも多い。本症例は,母親からの「ジグソーパズルが好き」という情報をもとに教材を見直したことで,課題をスムーズに進めることができるようになった。「こだわり」としてみられる物も教材のヒントになることがある。目標とする段階を念頭に置きつつ,日常の様子や遊びの様子を注意深く観察し,子どもの興味を訓練に生かす視点が大切である。

▶終期評価 ▶▶▶

【国リハ式〈S-S法〉言語発達遅滞検査などの結果】　1996.3(6：7)時点
・言語記号の受信(理解)面：段階4-2(3語連鎖)で,2歳後半のレベル。
・発信(表現)面：事物名称100語前後可,2語連鎖も可能。質問への応答が名前で可能。2歳半前後のレベル。
・コミュニケーション態度：他者への注目が高まり,他者からの働きかけに応

じられることが増加し，拒否的な場面が減少しやりとりが成立する場面が拡大した。
●症状分類：Ⅱ群(コミュニケーション態度非良好)—C群(生活年齢に比し遅れ)-a.(動作性課題と記号形式—指示内容関係が全体的に遅れている)
【発達・知能検査結果】　1996.3(6：7)時点。
新版K式発達検査では，認知・適応54，言語・社会35，全領域47。

【解説】
　本症例は，受信(理解)面を中心とした言語訓練を行い，受信(理解)面での改善がみられるとともに発信(表現)面にも改善がみられた。また，コミュニケーション関係にも改善がみられ，他者からの働きかけに応じることがスムーズになっていった。

【コミュニケーション生活の変化・QOLの向上】
　音声言語の受信(理解)行動が安定し，家族を始めとして周囲の人とのコミュニケーションが円滑に成立する場面が増加した。家族からも「働きかけにスムーズに応じてくれることが増えた」「かかわっていて共に楽しめることが増えた」という報告が増えた。また訓練前に比べ，他者とのやりとりがスムーズになったため，かかわれる遊びのレパートリーも拡大した。

【その後の方針】
　特殊学級への就学に伴って言語訓練は終了した。終了時の面接では，過去のことの報告や日常的な質問に応じることを目標に，写真や絵など視覚的な手がかりを利用して働きかけることを勧めた。

解説

　本症例では，音声言語での選択すなわち受信(理解)が可能になり，それにより発信(表現)面でも改善がみられた。また，コミュニケーション関係も自己中心的なかかわりから他者からの働きかけを受け入れ応じることができるようになり，スムーズなやりとりが成立するようになった。

アドバイス

　本項では，受信(理解)面が成立していない症例を取り上げた。発信(表現)面である程度の発語がみられると，受信(理解)が成立しなくても「わかって

はいるが，気まぐれなので仕方がない」といったとらえかたをされる場合が多い。しかし受信(理解)面が滞っているケースは，他者から示されたことに応じるといったコミュニケーションのルールを学習していない可能性が高い。周囲の人がそのルールを学習するプロセスに気づき，子どもが理解しやすい働きかけを行うことは大切である。そのためにも，受信(理解)面での適切な評価を行い，目標を明確にすることが必要である。

　また，課題場面だけでなくプレイ場面でも役割交代を意識するなど，さまざまな場面をとらえ，ある一定のルールに従いながら行動できるよう働きかけていくことが必要と考える。

参考文献
1) 那須道子：音声言語の発信面が受信面に先行した言語発達遅滞児への言語訓練．第11回日本言語療法学会・総会　プログラム抄録集：70-71，1995

第6章

語連鎖〜統語レベルの訓練
生活年齢に比し遅れのあるC群の子どもの訓練(2)

　本章では，「単語を理解でき，単語が複数つながった句・文の理解ができる」子どもを対象とする。健常発達では，語連鎖レベル(2歳前後〜3歳台)と，中期構文獲得期(4歳から6〜7歳)の発達レベルである。記号形式–指示内容関係は，語連鎖レベルが[段階4-1](2語連鎖)〜[段階4-2](3語連鎖)，中期が[段階5-1](統語方略　語順)〜[段階5-2](統語方略　助詞)である。

　構文獲得期の子どもたちは，基本的な文法，会話のルールを学ぶことにより，音声言語が社会適応の有効な手段となる一方，文字言語学習，言語を通しての組織的な教育(就学)に備える時期でもある。障害児の特徴により，文字言語・非音声的手段が先行する場合もある。

　語連鎖レベルの「語連鎖の理解」は，日本語の文法規則の入り口であると同時に，発語(音列の産生)と関連が深い。健常児では，2語連鎖の理解のレベルになると調査対象の全員が成人語の自発が可能であった。障害児では，3語連鎖の理解が可能になると，運動障害やいわゆるB群(音声発信困難)傾向を除くと，2音節語の自発が可能だった。

　子どもの発達水準・特徴に合わせて，語彙の拡大，基礎的学習と平行した，統語ルールの学習(→文章の学習へ)を段階的に行いつつ，生活経験の拡大，意味ネットワークの樹立，非現前事象のイメージ化などに基づく会話・質問–応答関係の確立を図る。

1.「ことば」がわかっているが発語が少ない状態から，身ぶりや文字を活用して音声発信（表現）を習得した症例

⇒生活年齢に比し遅れが見られ，特に記号の段階の受信に比し発信面の遅れ（C群-c）へのアプローチとは？

　本症例は，C群（生活年齢に比し遅れ）の下位群 c.（特に記号の段階の受信に比し発信面の遅れ）であり，コミュニケーション態度は良好である。
　本症例は，重度の運動障害があり，音声発信面が受信面に比べ著しく遅れているが，自発語や音声模倣については初歩的なレベルが可能であり，B群（音声発信困難）ほど著しい遅れはない。

■ すでに確立している身ぶり発信の体制を活用して，音声発信の構え（→体制化）を形成する。
■ 音声発信を促すには音声模倣に加え，身ぶり・文字なども補助的な支えとして利用し，音の獲得に関しては口腔器官の運動・構音訓練的アプローチにも配慮する。

▶生育歴・相談歴▶

●1987年生，初診時年齢は5歳。女児。
【周胎生期】　生下時体重は2,320gで保育器使用。
【一般発達】　定頸は0：7。
【既往歴】　特になし。
【医学的診断】　先天性多発性関節拘縮症，肺気腫，無気肺。
【教育・相談歴】　0：11に肢体不自由児通園施設に入園する。1：5からAリハビリテーションセンターにて食事指導を開始する。
【言語相談歴】　3：9から，同リハビリテーションセンターにて言語訓練を受ける。サウンズ＆シンボルと身ぶりの使用が一部可能になる。5：2で当相談室に来室し，週1回の訓練を2年程度行った。

初期(訓練開始時)評価

●【国リハ式〈S-S法〉言語発達遅滞検査などの結果】 1992.5(5:2)時点
・言語記号の受信(理解)面：段階4-2(3語連鎖)が可能で2歳後半程度のレベル。
・発信(表現)面：身ぶりで50語程度。身ぶりによる語連鎖発信(表現)もみられた。音声は15語程度〔ママ，バー(祖母)といった幼児語，ワードパーシャル。(頻度は少ない)〕。
・動作性課題：3歳前半程度のレベル。
・模倣：身ぶり模倣は可能。音声模倣は，限られた音に関し，単音節，同音反復は可能だが，異音節の組み合わせは不可。
・コミュニケーション態度：特に問題なし
・聴力：正常。
・随意運動発達検査：顔面・口腔の随意運動。(aテスト)両頬を膨らます⊖，口唇を尖らす⊕。(bテスト)舌を出したり入れたりを交互に繰り返す⊕，舌で下口唇をなめる⊖，舌を左右口角に曲げる⊖。(cテスト)/pa-ta-ka/ を繰り返す⊖。
●症状分類と段階：Ⅰ群(コミュニケーション態度良好)―C群(生活年齢に比し遅れ)-c. 特に記号の段階の受信に比し発信面の遅れ―段階4-2(3語連鎖)。

【発達・知能検査などの結果】
新版K式発達検査(5:6時)では，認知・適応 67(3:4)，言語・社会 34(1:10)。

【評価のまとめ】

コミュニケーション態度は良好で，Ⅰ群(コミュニケーション態度良好)である。音声記号の受信(理解)面は段階4-2(3語連鎖)と2歳後半程度のレベルだが，音声発信(表現)面は重度の運動障害があり，認知面や言語受信(理解)面に比べ，音声発信(表現)面に著しい遅れがみられる。C群(生活年齢に比し遅れ)-c.(特に記号の段階の受信に比し発信面の遅れ)のタイプである(図1)。

初期評価のポイント

■ 運動面に障害がある場合，着席(座位)は可能か？ また，移動はどのように可能か？

→着席するために座位は可能か。また，装具を使うことによって座位がどのように可能かといった情報を集め，着席して子どもが手を動かしやすい状態で課題を実施できるように配慮する。また，移動についての情報により，床

上での課題をどのように設定するかを考えることができる〔その他の発信(表現)面に関するポイントについては，3章-2，72頁参照〕。

▶訓練計画の立案▶▶

【訓練適応】
　本児は，受信(理解)のレベルに比べ，発信(表現)のレベルがかなり低く，ただちに訓練を実施することにした。
【ゴール設定】
(1)音声記号の発信(表現)の安定と拡大。
(2)音声記号の受信(理解)面の向上。
【訓練プログラム】
音声記号の発信面に焦点を当てた訓練を行う。
(1)音声記号の発信(表現)の構えを作る。
(2)音声模倣・文字を媒介にして，音声記号の発信を促す。
(3)構音訓練
(4)音声発信の自力習得を図る。

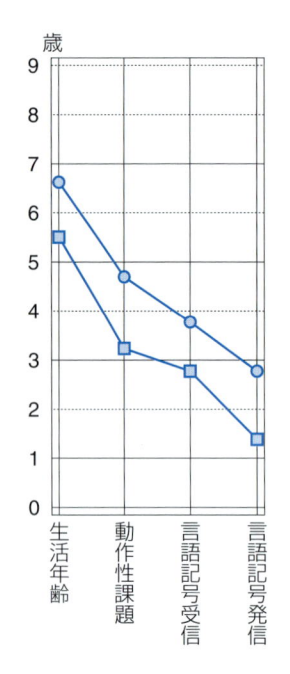

図1　個体内プロフィール
C群〔生活年齢に比し遅れ〕-c〔受信(理解)＞発信(表現)〕□→C群〔生活年齢に比し遅れ〕-c〔受信(理解)＞発信(表現)〕○

▶訓練経過▶▶

●週1回，1時間半の言語訓練を実施した。発信(表現)面を中心に記す。
【第1期(5:2〜5:8)　音声発信の構えの形成】
　身ぶり発信(表現)から音声発信(表現)への移行をねらい，音声模倣を用いて音声発信(表現)の機会を増やした。発語訓練については，構音の可能な音が含まれる語彙を選び，単音節・同音反復語の発信を音声模倣により促した。
　訓練により発信(表現)が可能になった語彙は，6語程度(歯ブラシの[ʃi]や，牛の[momo]など)。
　構音では，口形模倣を行ったり，母音から半母音の/ja/を誘導するといった構音訓練を行い，母音で/o, e/，子音で/j, m, p, ʃ/の産生が可能になった。
　文字学習では，絵と文字単語の結合を行い10語程度獲得した。

本児の音声でのコミュニケーションの特徴として，完全に言えないと言おうとしないことがあり，音を置換させてもよいことや，本児なりの言い方を励ますようなアドバイスを適宜行った。

【第2期(5:8〜5:11)　異音節結合の習得】
　この期も引き続き身ぶりでのコミュニケーションが多い時期であったが，子音の拡大がみられ，2音節の異音節結合が可能になり，音声発信の頻度が増加した。
　発語訓練では，構音の可能になった音を組み合わせ，2(〜3)音節語の異音節結合を促し，音声模倣により，「いし」「まめ」など約10語の語彙を獲得した。
　さらに，語連鎖の発信訓練を動詞文で開始した。はじめに文の構成単位を意識させる目的で，絵記号による〈動作主＋対象＋動作〉の構成課題を行い，スムーズに成立した。次に音声発信を〈動作主＋動作〉で促したところ，動作語の部分が身ぶりになることが多かったが，第2期の後半には，音声による2語発話が安定してきた。
　構音では，第2期は破裂音が拡大した。インターデンタル（歯間音）や舌打ちを促して /t//n/ が可能になった。また，/ʃ/ から /tʃ/ の誘導も行った。
　文字学習では，絵と文字単語の結合が2音節語で5語，3音節語で10語程度獲得された。一音一文字対応は，清音で半分以上可能になった。

【第3期(5:11〜6:6)　語彙の拡大と語連鎖の習得】
　この時期は，語彙・語連鎖ともに音声発信の自力獲得が進んだ。それにより，発信手段が身ぶりから音声主体に移行していった。
　発語訓練では，音節の脱落などがみられたため，文字を媒介にして3音節以上の語彙の音声発信を促した。第3期に入ると，日常での語彙の自力獲得がみられるようになり，23セッションからは，主に家庭学習（文字を手がかりとして発信を促すプリント学習）で語彙の拡大を促した。
　語連鎖の発信の課題は，2語連鎖の発話が安定してきたので，〈動作主＋動作〉〈所有者＋事物〉〈色＋事物〉といった基本的な文型で，2語連鎖の発信（表現）を促した。
　構音は，産生可能な子音と母音の連鎖の拡大を目指した(/te/ など)。また，子音 /ʃ/, /tʃ/ などの音の安定を図った。
　文字学習では，清音50音で一音一文字対応が成立した。

【第4期(6:7〜7:0)　自力獲得】
　音声言語による日常場面での自力獲得が可能になり，音声言語によるコミュニケーションが主になった。
　発語訓練では，第3期に引き続き名詞・動作語の拡大を家庭学習（文字を手がかりとしたプリント学習）で行った。訓練場面では，遅延発信（表現）課題で，語連鎖（主に動詞文）の拡大を行った。

> 言語使用では，質問-応答を拡大する目的で絵本，系列絵，なぞなぞの課題を行った。なぞなぞでは役割交代を行い，子どもが発問する場面も設定した。

【解説】
　本症例では，すでに身ぶり記号による発信（表現）行動の体制化が可能となっていたので，それを音声記号による発信（表現）行動の体制化に移行させていった（図2）。
　第1期から第2期にかけて訓練で習得した語彙・自力獲得語彙ともに増加がみられた。第2期で子音・母音の獲得がかなり進み，また，異音節結合の発信，簡単な語連鎖の発信が可能になって，第3期以降，自力獲得語彙の増加が顕著にみられるようになった（図2）。

訓練のポイント
■ 音声だけではなく，身ぶりや文字（視覚的記号）など複数のモダリティ（様式）を有機的に関連させ有効に使用したか？
→本症例では，全般的に音声模倣により音声発信（表現）を促すことができたが，身ぶり・文字も補助的な支えとして有効であった。
■ 模倣や介助から自発的な発信に移行したか？　訓練語以外の語彙を，日常生活の中で自力獲得するようになったか？

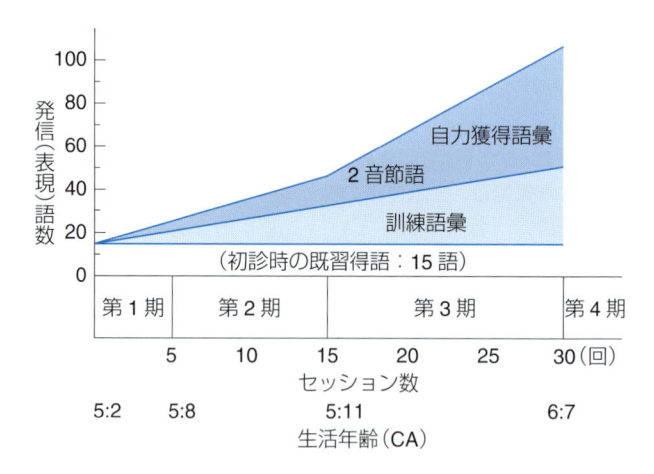

図2　発信（表現）語数の変化
横軸に生活年齢（CA），縦軸に発信（表現）語数を示す。
第1期：音声発信の構えの形成期，第2期：異音節結合の習得期，
第3期：語彙の拡大と語連鎖の習得期，第4期：自力獲得期。

→本児はコミュニケーション態度が良好群ではあったが，訓練当初，思いどおりに言えないと口をつぐむなど音声発信(表現)に消極的な面がみられたため，環境調整に配慮する必要があった。訓練場面では，置換した音でもよいことをアドバイスしたり，不明瞭ながら本児の発話が他者に機能的に働く場面(遅延発信課題)を設定するなど，コミュニケーション意欲を高めることに配慮した。さらに家族には，訓練で発信(表現)可能になった語を日常的に使用するようアドバイスした。家族も協力的であったため，不完全な発話ながら，日常でも機能的に使用していこうという姿がみられるようになり，実用的な使用が促された。

■ 本症例の場合，運動障害もあり，音の獲得に際し，口腔器官の運動の模倣や構音訓練的なアプローチが必要であった。

▶中期評価▶▶

【国リハ式〈S-S法〉言語発達遅滞検査などの結果】 1994.4(7：1)時点
・言語記号の受信(理解)面：段階5-1(語順)，4歳程度のレベル。
・発信(表現)面：多語発話(5〜6語)もみられるが，動作語・慣用句などで語彙の不足もあり。
・質問-応答関係：日常的な事柄などに限られている。2歳後半〜3歳程度のレベル。
●症状分類：Ⅰ群(コミュニケーション態度良好)—C群(生活年齢に比し遅れ)—c.(特に記号の段階の受信に比し発信面の遅れ)
【発達・知能検査などの結果】 新版K式発達検査(CA6：11)では，認知・適応69(4：9)，言語・社会57(3：11)。

【解説】

本症例は，訓練開始後2年(5〜7歳)で会話が可能となり，日常でのコミュニケーション手段は音声が主になっている。音声発信(表現)面については，語彙のレベルでは，訓練によって40語程度の音声発信(表現)が可能となり，日常でも訓練語彙数以上の自力獲得が可能になった。また，4音節以上の多音節語の発信(表現)も可能になっている。構音は，まだ不明瞭だが，/s/，/ts/，/dz/，/r/以外の音を獲得した。

語連鎖のレベルでは，5語発話程度の発信(表現)も可能になっており，日常的にも2〜3語発話程度の使用が頻繁になっている。

質問-応答関係では，「日常的質問」「なぞなぞ」が可能になっているが，

「仮定」は困難である。

【コミュニケーション生活の変化・QOCの向上】

日常でのコミュニケーション手段について音声が主になってから，家族を始め，周囲の人とのコミュニケーションが活発となった。日常生活で少しずつ話が通じるようになり，学校でも先生や友達へ話しかける機会が増えた。一方で，話が通じないと「ママ話して」と言って，母に依頼することもある。

【その後の方針】

中期評価結果に基づき，今後1年間のゴールと訓練プログラムを見直した。まだ受信（理解）面に比し発信（表現）面に若干の遅れがみられるので，引き続き発信（表現）面にも重点を置き，①統語について助詞の習得，②さらに発信（表現）面のレベルを向上させるため，絵本・系列絵などのストーリーを用いての質問-応答の学習，③書字を含めた文字学習，④構音訓練を月1回の頻度で行った。

解説：音声発信か，代替的コミュニケーション手段か？

本児のように運動面に障害がみられ，口腔器官の運動に弱さがみられる症例の場合，身ぶりや視覚的記号といった代替的コミュニケーション手段を，訓練開始時より訓練目標に設定する場合もみられる。しかし，本児のように音声模倣がいくつかの音で可能であり，音声発信を習得する可能性がある場合には，訓練当初の目標に音声言語の獲得を設定し，音声模倣・身ぶり・文字の各モダリティを関係づけながら総合的に訓練を行うことが必要である。ただし，音声発信に至らない場合や訓練途中で必要な場合には，代替的なコミュニケーション手段を適宜実用的に用い，症例の状況に応じ柔軟に考える必要がある。

参考文献
1) 伊藤淳子，佐竹恒夫：音声発信困難児の言語訓練．横浜市総合リハビリテーションセンター紀要 2：49-56，1990
2) 田中美郷：改訂版　随意運動発達検査．(財)発達科学研究教育センター，1989
3) 広川律子，吉田くすほみ：サウンズ＆シンボル—オーストラリア，スパスティックセンター方式によるコミュニケーションの方式　第4版．南大阪療育園，1985

2. 就学前に統語方略，質問-応答，構音の訓練を実施した症例

⇨語連鎖レベルの就学前1年の訓練は？

　本症例はC群(生活年齢に比し遅れ)であり，動作性が言語性よりも良好な下位群b(動作性＞言語性)，かつⅡ群(コミュニケーション態度非良好)である。

■ 3語連鎖の理解を拡大しつつ，統語方略の習得を目指す。
■ 多語発話の拡大や質問-応答関係の訓練を通して，会話能力の向上を図る。
■ 構音訓練を試行する。
■ 就学前の準備として，読解や書字の学習プログラムを実施する。

▶ 生育歴・相談歴 ▶▶

1985年生。初診時年齢3歳。男児。
【周胎生期】　早期破水，鉗子分娩。生下時体重：3,160 g
【一般発達】　聴覚・視覚に問題ない。定頸0：2，始歩1：0。
【既往歴】　特になし。
【言語発達歴】　喃語0：2，始語0：10，2語文3：6。
【医学的診断名】　当時は言語発達遅滞(現在では広汎性発達障害)。
【教育・相談歴】　3：1に大学病院で言語発達遅滞との診断。3：2に幼稚園入園。3：9に当市に転居し，幼稚園も転園。6：0に普通小学校入学し，同時に言語学級への通級を開始する。
【言語相談歴】　3：11にSTを受診。4か月に1度の相談指導(言語理解の促進，発音は気にせず発話の拡大，やりとりあそび，興味の拡大，運動能力全般の向上を助言)を経て，4：11から就学前まで月2回の訓練を行った。

▶ 初期(訓練開始時)評価 ▶▶

【国リハ式〈S-S法〉言語発達遅滞検査などの結果】　1990.3(4：11)時点
・言語受信(理解)面：3語連鎖の理解が動詞文，名詞句の双方で可能，語順の理解は不可で段階4-2(3語連鎖)，3歳1か月レベル。

・言語発信(表現)面：2語連鎖が可能で2歳3か月レベル。後に述べるような発声や構音の問題はあるが単語の音形に問題はない。
・質問-応答関係検査：概ね3歳前半のレベル。名前などの定型的質問や「何食べた？」など近い過去に関して答えられる。しかし単語での応答にとどまり，わからないと無反応になってしまうなどやりとりが継続しない。
・文字：1音1文字対応をすでに習得していた。文字チップでの単語構成も可能で，構音の誤りは文字構成に影響していなかった。書字は名前の一部が可能。
・構音：発声持続が1秒と短く，強さや高さの維持が難しかった。母音では/a/, /o/ が双方 /a/ と発音され，/e/ が /i/ に置換，/i/, /ɯ/ は鼻咽腔構音であった。子音では [p], [b], [m], [t], [d], [n], [k], [g], [ʃ] が出現しているが，/h/, /Φ/, /ç/ が /p/ に置換，/s/ は /t/, /r/, /j/ は /d/ に置換していた。比較的早期に獲得されるべき音(母音，子音の一部)が誤っていることや発声が弱々しいために発話明瞭度が低く，周囲は了解しにくかった。発声発語器官に顕著な麻痺はないが運動は拙劣。舌挺，ブローイングが不可であった。
・動作性課題：概ね3歳後半～4歳の発達。協調運動にややぎこちなさがみられた。
・コミュニケーション態度：非良好。自発的発信が乏しく黙って行動しがちであった。
●症状分類と段階：Ⅱ群(コミュニケーション態度非良好)―C群(生活年齢に比し遅れ)―b.(動作性＞言語性)―段階4-2(3語連鎖)。
【発達・知能検査などの結果】　1989.3(3：11)新版K式発達検査では全領域の発達指数(DQ)72，発達年齢(DA)2：11。〔姿勢・運動 74(2：11)，認知・適応 77(3：2)，言語・社会 62(2：5)〕。

【評価のまとめ】

　3語連鎖の理解が可能なC群(生活年齢に比し遅れ)である。言語性に比し動作性が良好な下位分類b(動作性＞言語性)で，コミュニケーション態度はⅡ群(非良好)である。2語発話が出現しているが会話は断片的で，構音が不明瞭なため状況の手がかりなしには了解できない状態であった(図1)。

初期評価のポイント

■ 構音の誤りを正確に評価したか？
→本症例では音の誤りに一貫性があり，単語の音形の問題ではなく構音の問題であると判断した。しかし，言語発達が2～3歳の言語発達遅滞児の場合，音の不明瞭さは単語の音形の問題である場合も多い。音節数や母音部が合っているか，誤り方に一貫性があるか確認する。文字の利用が可能であれ

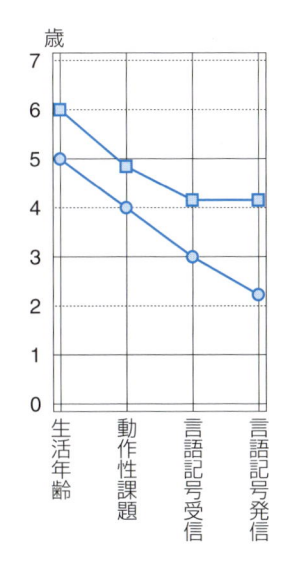

図1　個体内プロフィール

ば，文字単語構成や書字で確認することも必要である。

■ 会話の評価を行ったか？
→「質問-応答関係検査」を使用し結果を分析する。さらに「コミュニケーション機能チェックリスト(保護者用)」，「コミュニケーションチェックリスト(セラピスト用)」(国リハ式〈S-S法〉言語発達遅滞検査)を利用し，言語記号を用いる状況文脈や使用頻度を評価する。

■ 文字学習の状態を確認したか？
→1音1文字対応が可能という情報のみで終わらずに，単語・文の読解，文字構成などの課題を実施し，文字学習の進み具合を確認する。

▶訓練計画の立案 ▶▶

【訓練適応】
　本症例は動作性が比較的良好で，言語受信(理解)面は3語連鎖が可能，平仮名の1音1文字対応を習得しているにもかかわらず，会話は断片的であった。また構音の獲得が滞っており明瞭度が低くコミュニケーションの上で支障が大きかった。1年後には就学を迎える予定であり，スムーズに学校に適応するためにも言語訓練を実施することとした。

【ゴール設定】
(1)統語方略の習得。
(2)文や文章での発話の拡大。
(3)コミュニケーション場面での言語使用と会話能力の向上。
(4)発話明瞭度の改善。

【訓練プログラム】
(1)視覚的記号(文字記号)を利用しつつ3語連鎖の文型拡大を図り，のちに統語方略の理解を図る。
(2)語連鎖の発信を拡大し，系列絵を用い文章の発信へとつなげる。
(3)質問-応答関係の学習を段階的に実施する。日常場面でも要求，許可，報告，質問などの機能を伴ってことばを使う場面を増やす。
(4)発声，ブローイングから音の訓練を開始する。

第6章 語連鎖〜統語レベルの訓練

▶訓練経過▶▶

●月2回，1時間半の言語訓練を1年間実施した。

【第1期(4:11〜5:3) 3語連鎖の理解の拡大】

　言語受信(理解)面は〈動作主＋対象＋動作〉(例：着る−脱ぐ)，〈動作主＋目標／起点＋動作〉(例：登る−降りる)など3語連鎖の意味−統語関係の拡大を図った。語彙については，位置関係を表す語(上中下など)の学習から句の学習へと進んだ。発信(表現)面では基本的な動詞文(例：ボールを投げる，穴を掘る)の発信を広げ，また受信(理解)面の訓練で取り上げた文型について2〜3語発話を促した。質問−応答関係ではなぞなぞや語義説明の学習を行った。文字学習では，文字チップによる単語構成課題を行った後に50音表を指さして単語を構成する練習も開始した。本児の発話が周囲に理解してもらえなかった場合の補助手段として，50音表を利用するよう促した。書字は容易な文字から導入した。「くつ」「ひも」などは簡単に学習できたが，「み，お」などは模写も困難だった。

　構音訓練はその基礎となるブローイングから開始した。当初意図的には困難だったので，仰臥位で自然呼吸を取らせ，肺の下部を外から圧迫することで呼気を誘導した。その後意図的に息が吐けるようになり，徐々に座位でも意図的な呼気が可能となり/Φ/，/h/が可能となった。発声練習(大きな声，発声持続)も仰臥位で身体の緊張を解いて行ったことで5:3には3秒の発声持続が可能となった。

【第2期(5:3〜6:0)　語順の方略の理解】

　言語受信(理解)面の語彙学習では比較形容詞(長短，高低など)を行った。統語方略では語順の学習に入り，「AがBを食べる／BがAを食べる」から比較構文「N_1がN_2より大きい／小さい」，授受動詞「あげる−もらう」，さらに受動文，関係節の学習へと文型を拡大し，就学直前には助詞の学習も開始した。絵に対し文字カードを構成(例：ぞう　が　ばなな　より　おおきい)した後，文字文に対し該当する絵カードを選択，その後音声記号のみの刺激で選択という手順を踏むことで比較的スムーズに構文の理解が進んだ。しかし授受動詞や受動文のように話者の視点が関与するものの理解は苦手で，人形や実際の人物を使って具体的に示すことが必要だった。

　言語発信(表現)面は文の発信から系列絵の説明へと拡大した(図2)。質問−応答関係では，なぞなぞ，用途の説明やスリーヒントゲームなどを役割を交代して行ったり，買い物ごっこなどの活動を取り入れた。ことばでのやりとりが可能となり，ことばで質問したり許可を求めるようにもなった(例：シールを貼る際，「スキナトコロニハッテイーイ？　コノシロイトコロデモイーノ？」)。書字では，模写のできない文字(例：「す」「み」)については，文字の一部を取り出した描線練習を経て5:7にはひらがなの書字が可能になった(図3)。就

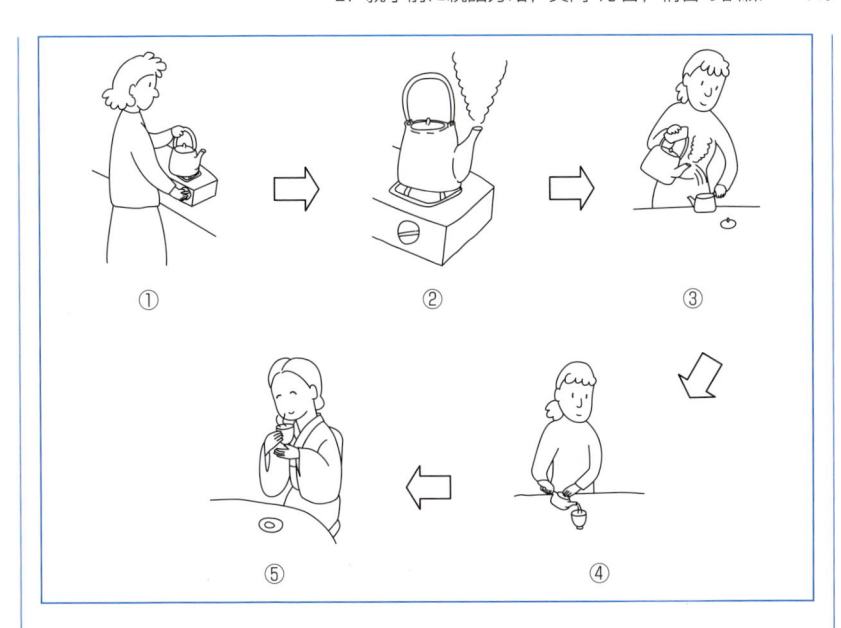

図2 系列絵の例—お茶を出す

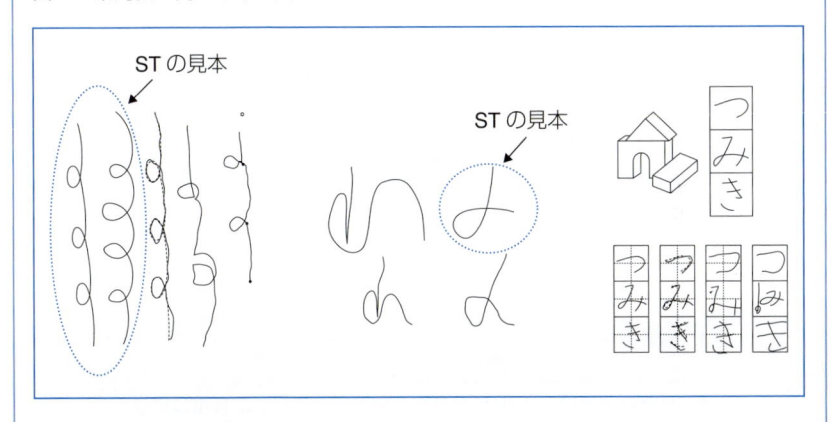

図3 描線，書字の練習

就学前には簡単な文章の読解を導入した。
　構音では/h/，/Φ/，/ç/が母音との結合も可能となり，日常でも正しく使用できるようになった。続けて舌挺，/θ/，母音の出し分けの訓練を行ったが，舌を脱力して前に出すことが難しかった。発声は楽になり，大きな声が長く出せるようになった。プロソディの調節は苦手で，歌唱の音程が取りにくか

った。
　「文字は書けるのに絵が描けない」という母親の訴えから，静物の写生（見本を模写することから，徐々に自分で描く）も取り入れた。

【解説】
　本症例の最も目だつ問題は構音の不明瞭さだが，言語の受信（理解）や発信（表現），会話の発達も未熟であり，発声や構音へのアプローチを実施しつつ，全般的発達に目を向けた訓練を行った。例えば第16セッション（5：7）の訓練構成は**表1**のとおりである（短期間の訓練を集中的に実施する場合は，一定の領域に目標を絞って行うことがある）。

訓練のポイント

■ 構文の学習，発話の補助に文字記号を利用したか？
→文字の学習が進んでいる症例では，構文の学習や発話の補助として文字を利用するとよい。特に統語方略の理解では，一過性の聴覚的刺激（音声記号）よりも，持続的に呈示できる視覚的記号（文字）を用いることが学習を促す。
■ 質問-応答関係の学習は段階を追って実施したか？
→会話の内容や話題の発達的変化を考え訓練の計画を立てる。はじめは特定の状況で質問-応答関係を形成し，後に使用する文脈を拡大する。
■ 家庭への助言や課題を適切に提供したか？

表1　セッション構成　第16セッション（5：7）

課題名	内容と方法	
1. カレンダー学習	日付，曜日，天気	書字も行う
2. 統語方略の理解	あげる-もらう	文字文：絵
3. 構音訓練	/ha/	単音節
	/Φɯ/	単語，文
4. なぞなぞ遊び	子どもが答えを書字で用意し，自由に出題	
5. 受動文	ぶつ-ぶたれる	アンパンマン・バイキンマンの人形を使用
6. 系列絵の発信	「砂場遊び」	即時→遅延発信
7. 面談		
宿題	①反対語　線引きプリント（形容詞，動詞）	
	②/Φɯ/単語，文の発音練習	

→本症例の養育者は療育に積極的であった。したがって助言のみでなく，プリント学習，発音練習などの宿題を与え家庭で実施してもらった。これは訓練効果を上げるためでもあるが，親子で共同して活動することでコミュニケーションの機会を増大させることにもなる。さらには子どもの遅れを取り戻そうと焦る養育者の気持ちを安定させる効果もある。もちろん，養育者によっては負担に感じる場合もあるので，家庭学習の量や内容は個々の家庭状況に合わせることが重要である。

▶ 中期評価（終期評価）▶▶

【国リハ式〈S-S法〉言語発達遅滞検査などの結果】 1991.3(5：11)時点
・言語受信(理解)面：語順の理解は可能であるが助詞の理解は不可。段階5-1(語順)，4歳2か月レベル。絵画語い発達検査(PVT)では語い年齢5：6(SS9)と5歳後半のレベル。
・言語発信(表現)面：2～3語文を連鎖させた文章表現が可能で，助詞の使用も一部みられた。
・質問-応答関係検査：4歳代のレベルで，ことばでのやりとりが可能となった。
・構音：摩擦音 /h/，/Φ/，/ç/ の日常的使用が可能となり発声も改善したが，母音，子音ともに誤り音が多数残存した。
●症状分類と段階：Ⅱ群(コミュニケーション態度非良好)―C群(生活年齢に比し遅れ)― b.(動作性＞言語性)―段階5-1(語順)

【解説】
　言語発達が概ね4歳台のレベルとなり多語発話で会話が継続するようになった。声の大きさや発声持続時間が改善し，構音可能な音は若干増加した。しかし母音の分化が依然不可で，子音の置換も多い状態であった。就学に伴い当室の指導は終了した。

【コミュニケーション生活の変化，QOCの向上】
　会話を楽しめるようになった。正しく構音できる音は若干増えたのみで依然不明瞭な音が多いが，発声自体が大きくなったことに加え，文での表現が拡大したこと，伝達意図がはっきりしたことも影響し，周囲が了解できる割合が高くなった。また文字言語での情報収集(読解)や表現(書字)ができるようになったことも，本児の言語行動の拡大に役だっている。

【その後の方針】
　普通小学校に就学し，当室での指導は終了した。入学後は言語学級に通級

し，継続して構音指導を受けた．

解説

語連鎖レベルの段階4-1(2語連鎖)から段階4-2(3語連鎖)は健常発達の2～3歳台に相当する．会話は断片的で話題の範囲も現前事象か近い過去に限られるが，ことばでのやりとりがある程度可能となる．さらに段階5-1(語順)，段階5-2(助詞)の統語方略のレベルでは，健常発達の4歳以上にあたり，意味ネットワークが確立し，ことばにことばで答えることが可能となる．

軽度の発達障害を持つ子どもの多くは，この時期には就学を目前に控えている．学校に円滑に適応するためには，子どもの状態に応じて文字や数の学習を訓練に取り入れるとよい．段階的に教えることで，徐々にではあっても確実に学習できることがわかると，養育者が子どもに対して文字を書くことに偏った指導をしたり，数字を機械的に唱えさせたりすることを回避することもできる．

アドバイス

本症例は訓練開始時には言語面の発達が2～3歳レベルであり，構音訓練を本格的に開始するには時期尚早と思われた．しかし，音形の問題がなく構音の誤りが多岐にわたっていたこと，課題遂行態度も良好であったことから，構音訓練を試行的に実施した．小学校入学以後，言語学級にて本格的に構音訓練を開始した．

広汎性発達障害の子どもは構音にも問題があることがある．障害の本質である社会性やコミュニケーションの障害は残存しても，構音障害については適切な訓練によって治癒あるいは軽減させることが可能である．したがって，条件が整えば積極的に構音に対するアプローチを実施することが子どものQOCを高めるために重要である．

参考文献
1) 東江浩美：就学前に統語・質問─応答・文字の訓練を実施したケース．佐竹恒夫，他(編)：〈S-S法〉言語発達遅滞訓練マニュアル〈1〉．エスコアール，148-151，1991

3. 3語連鎖の理解の状態から〈統語方略 語順〉を習得した症例

⇨語順の方略を訓練する典型的なアプローチとは？

　本症例は，Ｃ群(生活年齢に比し遅れ)の下位群a.(全体的な遅れ)であり，かつⅠ群(コミュニケーション態度良好)の中度のダウン症である。小学2年生の初診時より，3語連鎖の段階が続いている。

　語順の方略は，健常児では4歳半頃習得されることが多いが，軽度の言語発達遅滞児では(特にコミュニケーション態度境界～非良好群)，6～7歳の就学前後～低学年に習得されることが多い。

■ 語順の方略の学習の前提となる条件を満たす(3語連鎖の拡大，語彙の獲得〈役割の交代のある動作語〉，文字言語の習得)。
■ 語順の方略「事態の構成成分の役割と内容語の配列を結びつけること＝動作主が文頭にくる」を把握しやすいように，課題をプログラム化して進める[1]。
■ 日常生活での関連活動を活発にする(役割交代〈ブランコ押し，お風呂で洗いっこ〉，順番，予告・事後報告，ストーリーの理解，他)。

▶生育歴・相談歴▶

● 1998年5月生，初診時年齢は7歳。女児。父母と姉，兄の5人家族。
【周胎生期】　特になし，生下時体重3,450g。
【一般発達】　定頸0：5。始歩1：9。
【既往歴】　特になし。
【医学的診断名】　ダウン症候群(0：1)。
【教育・相談歴】　4：10幼稚園入園。6：10普通小学校へ入学し，通常学級6年生。小学3年生より自宅近くの塾で，国語，算数，歌などの指導を受けている。
【言語相談歴】　7：8に，ことばの教室の紹介で，「ことばが遅れている，つなげて話すことができない」という主訴でST初回評価，以来1か月に1回の言語訓練が開始され，12歳まで継続した。

第6章 語連鎖〜統語レベルの訓練

▶初期（訓練開始時）評価

【国リハ式〈S-S法〉言語発達遅滞検査などの結果】 2000.9（12：4）時点
・言語記号の受信（理解）面：段階4-2（3語連鎖）で，初診時（7：8）の評価と同じである。語順の理解は，要素は正しいが，浮動的である。
・発信（表現）面：絵に対する3語発話は可能だが，動作主と対象が交代した時に対立的に言い分けるのは困難。自発話は1〜2語文が主である。
・文字言語：清音の読み書きがある程度できる。
・質問-応答関係検査：3歳前半レベル。
・動作性課題：4歳前後のレベル。
・コミュニケーション態度：視線が合い自然な感じで，良好な群に属する。
・聴力・口腔器官運動：問題なし。

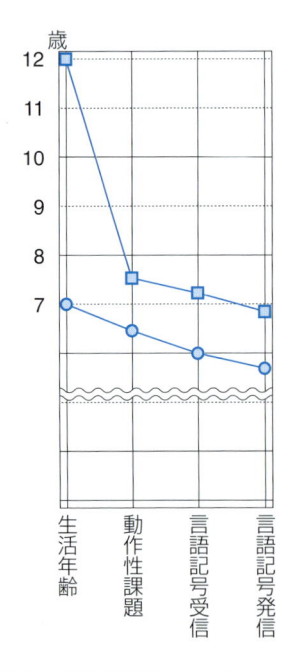

図1 個体内プロフィール
●は初診時，■は訓練終了時である。

【評価のまとめ】
　コミュニケーション態度は良好なⅠ群である。音声記号は受信（理解）面，発信（表現）面に顕著な差はなく3歳前後のレベルであり，記号形式-指示内容関係は段階4-2（3語連鎖）である。C群（生活年齢に比し遅れ）―a.（全体的な遅れ）である（図1）。

初期評価のポイント
■ 語順の受信（理解）の検査で，誤り方を把握したか？
→名詞の配列の誤りのみでなく，要素も誤る場合は，選択肢を減少したり，語彙（名詞）をチェックする。

■ 語順の発信（表現）の検査で，語順の方略が使われているかチェックしたか？
→動作主を文頭に発話することを促し，それが可能なら発信面では語順の方略が成立していることになり，受信の学習に役立つ。

3. 〈統語方略　語順〉を習得した症例　155

▶ **訓練計画の立案** ▶▶

【訓練適応】　本児[2)]は，語順の方略の学習の準備条件をほぼ満たしており，訓練適応があるので，直ちに訓練を開始した。
【ゴール設定】
(1)語順の理解の獲得
(2)語連鎖発話の拡大
【訓練プログラム】
(1)語順の理解のために，可逆事態の絵を用い，音声による記号化（発信），切り抜き絵による構成，音声刺激による選択を行う。
(2)語連鎖発信の拡大のために，絵や文字カードを用いて，〈動作主＋対象＋動作〉の形式の発話を促す（**図2**）。また本児の好きなことを日記に書かせ，適宜質問して内容を深める。
(3)コミュニケーション態度については，種々の場面で話題を共有し，やりとりを楽しめるよう働きかける。

▶ **訓練経過** ▶▶

●週1回，1時間計9回言語訓練を実施した。語順を中心に記す（**図3，表1，図4，図5**）。
【前期（第1回～第4回）　キャラクターで導入】
　おふろなどの系列絵の構成，キャラクターを動作主および対象とした「ブランコを押す」事態の記号化（表現）・区（弁）別・理解の課題を実施した。
　記号化（絵に対して〈動作主＋対象〉の順に音声表現）や区別は確立したが，音声による理解は，動作主を把握しやすいような絵の配置条件（**図5**，動作主横）にしても成績が浮動した（動作主と対象を混同した）。
【中期（第5回～第7回）　家族名と新しい教材で学習】
　第5回より動作語を「洗う」に変更し，第6回から好きなキャラクターにこだわらないよう，本児と家族の絵にした。また教材を工夫し，それまで動作主とタオルが一体化していた切り抜き絵を分離し（**図3-a→b**へ），「○○がタオルを持って」という付加的音声刺激と，"動作主がタオルを持つ"ことに注目を促した。
　事態の記号化・区別は，材料が変わっても可能で，対象（1語）の理解も確実であった。動作主と対象の理解は，**図4-v**）の"音声による構成課題"で訓練したが，第5回に「○○がタオルを持ってるよ」の付加刺激で誤反応を修正するようになり，第7回には迷わず『動作主→タオル→対象』の順に，切り抜き絵を選んで構成できた。指示事態の理解は（音声による絵カードの選択），同日に，音声呈示の仕方およびタオルの切り抜き絵を手渡すタイミング（受け取っ

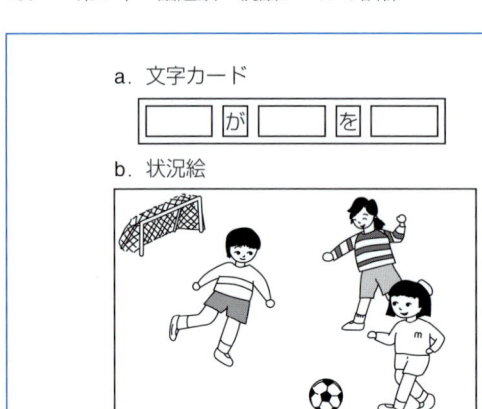

156　第6章　語連鎖〜統語レベルの訓練

a. 文字カード

□が□を□

b. 状況絵

c. 切り抜き絵
絵の指差しで
主語を決定する。

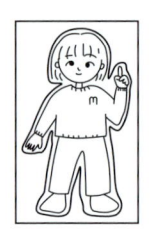

図2　語連鎖発信拡大の教材例

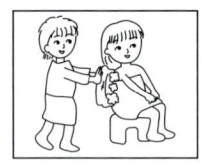

「おかあさんが○○ちゃんをあらう」

家族　絵カード
〈表1のi），iv）で使用〉

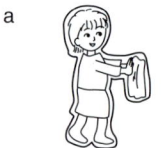

a
P_A'（切り抜き絵
動作主）＋タオル（切り抜き絵対象）
動作主とタオルは一体
切り抜き絵（2部分）
〈表1のii），iii），iv）で使用〉

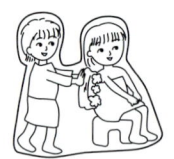

切り抜き絵 P'（全体）
〈表1にはない，切り抜き絵を絵カードにふるい分けるii）に相当する課題（P'＝P）を本児は12歳前に既学習〉

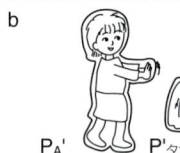

b
P_A'　$P'_{タオル}$　P_O'
タオルを大きくして分離（第5回）
切り抜き絵（3部分）
〈表1のv）で使用，タオルのみiv）でも使用：本児の語順の学習のカギとなった教材〉

図3　語順の教材例

表 1　語順の訓練プログラム

課題		手続き
i) 指示事態の記号化	P：Sp 絵：音声	提示した絵カードを見て〈動作主＋対象＋動作〉の順に音声によって記号化させる。
ii) 指示事態の区別	Sp＋P：P′構成 音声＋絵：切り抜き絵構成	音声刺激とともに提示した見本項と同様に台紙上に動作主，（タオル，）対象の切り抜き絵を構成させる。その際，動作主から構成するように注意する。
(記号形式と指示事態の結合)		
iii) 動作主の理解	Sp＋P_O'：P_A'構成 音声＋切り抜き絵 対象：切り抜き絵動作主構成	台紙に対象の切り抜きをおいて対象を固定した状態で，音声刺激を聞かせ動作主の切り抜き絵を選択させる。→絵をみせてフィードバックする。
iv) 対象の理解	Sp＋P_A'：P_O'構成 音声＋切り抜き絵 動作主：切り抜き絵対象構成	台紙に動作主の切り抜き絵をおいて動作主を固定した状態で，音声刺激を聞かせ対象の切り抜き絵を選択させる。→絵をみせてフィードバックする。
v) 動作主と対象の理解	Sp：P′構成 音声：切り抜き絵構成	音声刺激を聞かせ，台紙上に動作主，（タオル）対象の順に切り抜き絵を構成させる。→絵をみせてフィードバックする。
vi) 指示事態の理解	Sp：P 音声：絵	音声刺激を聞かせ，反応項のなかから正しい絵カードを選択させる。タオルの切り抜き絵を用いる場合は，ST または C（子ども）が切り抜き絵を選択すべき絵カードの上に置く。

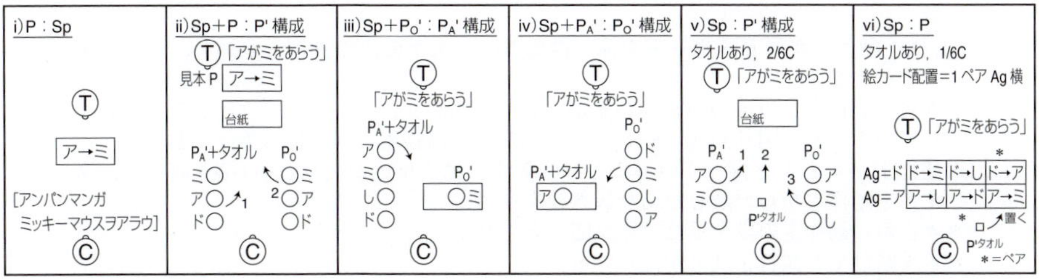

ア→ミ：アがミを洗う　ア：アンパンマン　ミ：ミッキーマウス　し：しんちゃん　ド：ドラエもん　Ag：動作主
P：絵，Sp：音声，P'：切り抜き絵，P_O'：切り抜き絵対象，P_A'：切り抜き絵動作性．

図 4　語順の課題訓練手続き―「あらう」の場合（表 1 の手続の図示）

158　第6章　語連鎖〜統語レベルの訓練

	前期導入			中期学習			後期般化	
訓練回数 訓練内容　　訓練日	第2回 10/23	第3回 10/30	第4回 11/6	第5回 11/13	第6回 11/27	第7回 12/4	第8回 12/11	第9回 12/18
動作主の位置	左, 右	左, 右	右	左			右	
登場人物	キャラクター(ドラえもん, しんちゃん, アンパンマン, ミッキーマウス)			家族 (C, M, F, 兄, 姉)			キャラクター	
動作語	おす(ブランコ)			あらう(おふろ)			おす(ブランコ)	
切り抜き絵 P'			Ag, Ob のみ	Ag, Ob, タオル			Ag, Ob, 台紙ブランコ	
指示事態の記号化 《図4-ⅰ》	役割交代(キ) 4/4, 4/5	2/2, 2/2	2/2	2/2	2/2	2/2	2/2	1/2+4/4
指示事態の区別 《図4-ⅱ》			2/6c ; 3/3	2/6c ; 2/2	2/6c ; 2/2		2/8c ; 3/3	2/8c ; 3/3
動作主の理解 《図4-ⅲ》				1/4c ; 4/4	1/5c ; 4/4		1/4c ; 3/3	1/4c ; 3/3
対象の理解 《図4-ⅳ》				1/4c ; 4/4	1/5c ; 4/4		1/4c ; 3/3	1/4c ; 3/3
動作主と対象の理解 《図4-ⅴ》			2/6c ; 1/4	* 2/6c ; 0/3	2/6c ; 2/3	*** 2/6c ; 2/3	2/6c ; 2/3	2/8c ; 0/2+3/3
指示事態の理解 《図4-ⅵ》 (絵カードの配置条件)	Ag 左 1/8C ; 2/7 1/4C↓; 3/3 Ag 右 1/6C ; 3/4	Ag 左 1/4C ; 3/3(1 ペ ア横) 1/6C ; 1/4(3 ペア上下対) Ag 右 1/6C ; 2/4(3 ペラ ンダム)	1/6C ; 3/4(1 ペ ア Ag 横)	1/6C ; 3/4(1 ペ ア Ag 横)	1/6C ; 3/4(1 ペ ア Ag 横)	** 1/6C ; 2/2(1 ペ ア Ag 横 ア) ; 4/4 イ) ; 3/3 (表2-④)	1/6C ; 3/4(3 ペ ア上下対)	1/6C ; 3/4(3 ペ ア上下対)

Ag：動作主　　Ob：対象

░░░░：未成立　　▓▓▓▓：試行錯誤して正反応に到達　　████：成立

ライン下部の数字は絵カードの配置条件
条件(刺激項／反応項；例(1/4c)＝4つの反応項から1つ選択する；↓＝反応項をへらしていく)；初発の正答数／試行数.
ペア＝反応項のうち，動作主と対象が組み合わせは同じで役割を交代しているものの数
Ag 横＝動作主が同じ絵カードを横一段に並べ，上下の段で動作主が違う，対象は上下そろえない．
上下対＝動作主と対象の組み合わせが同じで役割を交代している絵カードを上下対にしてならべる．国リハ式〈S-S法〉言語発達遅滞検査と同じ呈示条件である．
＊動作主がタオルを持っていることを強調すれば正反応がえられる(第5回より，タオルを動作主から分離した切り抜き絵を使用)．
＊＊正答の動作主の段を示せば正反応がえられる．
＊＊＊続けて2試行正反応がえられる．

図5　語順の訓練経過

た本児は絵カードの動作主にタオルの切り抜き絵をおく）を段階的に進めたところ（表2-④ア→イの基本順），可能となった。さらに同日に国リハ式〈S-S法〉言語発達遅滞検査の語順検査の理解が可能であった。

【後期（第8，9回）　般化，再びキャラクター】
　前期で未成立だったキャラクターに戻ったところ，動作主と対象の理解が成立し，音声による絵カードの選択の成績も向上した。

【解説】
　本症例は，短期間の集中的な訓練で語順の方略を習得した。経過は，指示事態の記号化（音声表現）の成立の後，指示事態の区別，動作主・対象の理解を経て，語順の理解（構成課題で最初に動作主を操作させることが有効）が成立した。

訓練のポイント

■ 教材は適切か？　指示内容を具体的にイメージしやすいか？
→本児は家族と一緒に入浴する習慣があり，語彙や教材を変えると自発話が増えた。
■ 音声だけでなく，文字を使う必要はないか？
→本児は訓練室では音声で学習が進んだので文字の必要を感じなかったが，

表2　語順の理解の訓練において動作主に注目させるための工夫

① 教材の工夫：切り抜き絵のタオルを大きくして動作主と分離する。登場人物を家族にする。
② 動作主の配置と操作順：切り抜き絵の構成の際は，動作主，対象の位置がそれぞれ絵カードに描かれたものと同じになるように左右に規則的に配置し，タオルはその間において，動作主→タオル→対象の順に操作して構成させる。　　　　　　　　（図4-v）
③ 絵カードの配置：動作主が同じ絵カードを横一段に並べ，上下の段で動作主が異なるように，対象は上下そろえないようにする。また，動作主と対象の組み合わせが同じで役割を交代している絵カードは1組にする。＝1ペア Ag動作主横　　　　（図4-vi）
④ 音声呈示の仕方：（「おかあさんが○○ちゃんをあらってる」の場合） 　基本：STの目をみて音声刺激を聞くように促し，音声刺激後にタオルの切り抜き絵を渡す（はじめからは持たせない）。 　ア）タオルを持つ人（動作主）を明言する 　　「お母さんがMちゃんを洗ってる。お母さんにもたせて」とタオルの切り抜き絵を手渡し，「お母さんがMちゃんを洗ってる」と繰り返して，選択すべき絵カードの上にタオルの切り抜き絵を置かせる。 　イ）動作主を繰り返す 　　「お母さんが，お母さんがMちゃんを洗ってる」といってタオルの切り抜き絵を手渡し，選択すべき絵カードの上に置かせる。

コミュニケーション態度の非良好なⅡ群の場合や，家庭学習では，一般に，文字構成やプリントなどが役立つ。
■動作主に注目させる工夫をしたか？
→本児では，表2のような工夫が役立った。症例に合わせて，さまざまな工夫が必要とされる。

▶ 終期評価 ▶▶

【国リハ式＜S-S法＞言語発達遅滞検査の結果】　2001.3(12：10)時点
●症状分類と段階：Ⅰ群（コミュニケーション態度良好）-C群（生活年齢に比し遅れ）―段階5-1（語順）

【コミュニケーション生活の変化】
訓練した文型が自発話でみられるようになり，語連鎖発信が拡大した。

文献
1) 小寺富子：統語方略　語順（段階5-1）の訓練プログラム．小寺富子（著）：言語発達遅滞の言語治療．診断と治療社，65-67，1998
2) 上平たまき：学童期の1ダウン症児における言語訓練―語順の理解課題を中心に．国立身体障害者リハビリテーションセンター　21期生臨床研究報告書．49-56，2001

■ コラム⑫ ■

文字の基礎学習

　文字学習の具体的な課題の内容と学習者のレベル・特徴の組み合わせにより，必要とされる基礎学習は異なるので，STは，課題の構造・難易度・課題達成のプログラムをあらかじめ学習し，さらに検討・開発していく姿勢が重要である。

　図1は，知的障害のT群(音声発信未習得)児10歳の，6か月間の訓練(週1回)経過[1]である。基礎学習1は，事物・事象の持つ一定の特性に従って，弁別・同定するための学習である。基礎学習2は，刺激構成物(ここでは文字形)の分解・合成を形成するための学習で，同時に文字言語習得の基礎学習を兼ねる。言語学習1は文字言語，言語学習2は音声言語を主体とする。この期間は，症例は類似文字の弁別は可能だが，文字単語と絵の結合は不確実で，未成立の状態にとどまっている。

　文字言語学習の入り口ともいえる文字単語と絵の結合のための基礎学習を記号形式−指示内容関係の立場から見ると，次の①〜③が考えられる。①記号形式の違い(形→文字・文字単語の弁別；パズルや切り抜き文字ピース〈例：あ〉・文字チップ〈例：あ〉のふるい分けなど)，②指示物の違い(絵カードの弁別；切り抜き絵のふるい分けなど，可能なときは音声理解・身ぶり表現な

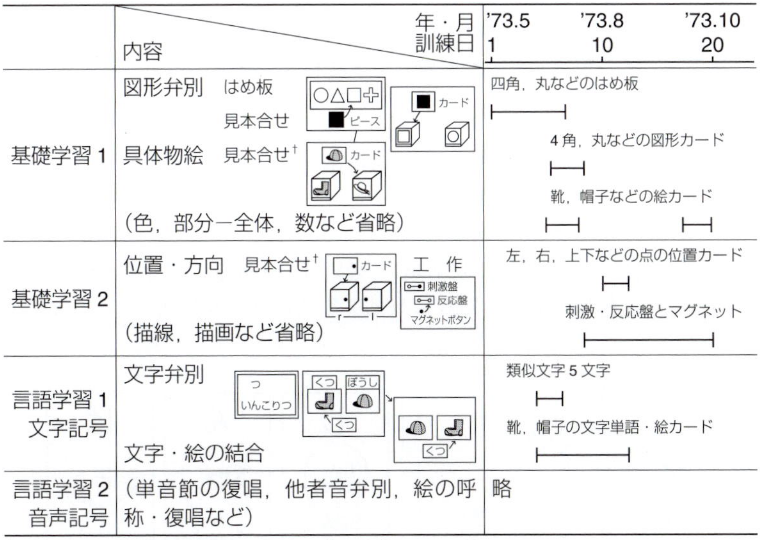

	内容		年・月 訓練日	'73.5　1	'73.8　10	'73.10　20
基礎学習1	図形弁別	はめ板 見本合せ　カード ピース		四角，丸などのはめ板 ⊢―――⊣	4角，丸などの図形カード ⊢―⊣	
	具体物絵	見本合せ†　カード			靴，帽子などの絵カード ⊢―⊣	
	(色，部分―全体，数など省略)					
基礎学習2	位置・方向	見本合せ†　カード 工作　刺激盤 反応盤 マグネットボタン		左，右，上下などの点の位置カード ⊢――⊣	刺激・反応盤とマグネット ⊢――⊣	
	(描線，描画など省略)					
言語学習1 文字記号	文字弁別 くつ ぼうし　くつ いんこりっつ			類似文字5文字 ⊢――⊣	靴，帽子の文字単語・絵カード ⊢――⊣	
	文字・絵の結合					
言語学習2 音声記号	(単音節の復唱，他者音弁別，絵の呼称・復唱など)			略		

†ここでは，分類箱を用いてふるい分けを行っている。

図1　基礎学習(10;9〜11:2, 1973.5〜10)

ど），③記号形式と指示物との結合の手続き（見本合わせでカードのふるい分け；縦列のペグ（23頁の図4）→事物・色カードを縦に並べる，キャラクターのロゴやマークを絵と合わせるといった視覚的対を作るなど）を，個々の学習者にとって明確にするための，さまざまな方法が基礎学習となる．3語程度の文字単語と絵の結合が容易な場合（3対のモデルを見せると直ちに再現できるなど），文字単語–絵の結合学習に関する，基礎学習は不要である．

文献
1) 小寺富子，山田麗子，倉井成子，他：言語行動形成における初期の基礎学習—言語発達遅滞児A.I.君への訓練報告．国立聴力言語障害センター紀要（昭和49年度）：127-160，1975

■ コラム⑬ ■

文字単語学習

　音声言語の学習で音声と意味を結びつけることが重要なように，文字言語の学習でも文字形式と意味を結びつけることが出発点となる．ここでは，文字単語と絵を結合する学習（**図1**のⅰ）を中心に述べる[1]．おのおの違いのわかる記号形式と指示物とを結合するという共通原則は，他の記号の学習と同じである．
　1）訓練語の選択：文字導入の目的，子供の発達水準・興味，記号の水準，長さ，意味，文字の類似度などを配慮して3語程度を選ぶ．初期には，①キャラクターとロゴ，②絵記号，③同色の文字単語と絵（例：くつ―青，かさ―黄，あめ―赤），④1～3文字語（て，ぱん，あいす），⑤構音補助動作の関連語（し―／シ／の誘導で用いる人差し指を唇の前に立てている絵，ん―怒っている顔の絵など，**図2**：東川による），⑥2文字語（構成文字ランダム；いす，はむ，うま）などがある．
　2）「文字単語：絵（刺激項：反応項）」の結合の手続き：**図3**の「消去法」（③-1）と「ペア構成法」（③-2）などを見本合わせの"ふるい分け"で行う．

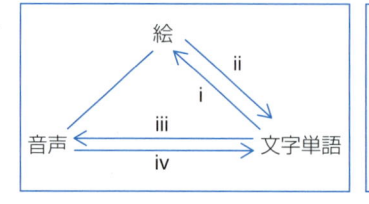

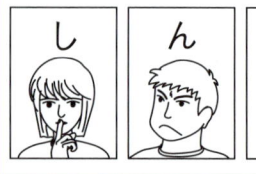

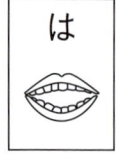

図1　絵-文字単語-音声の関係　　図2　訓練語の選択構音補助動作の関連語

3.〈統語方略 語順〉を習得した症例

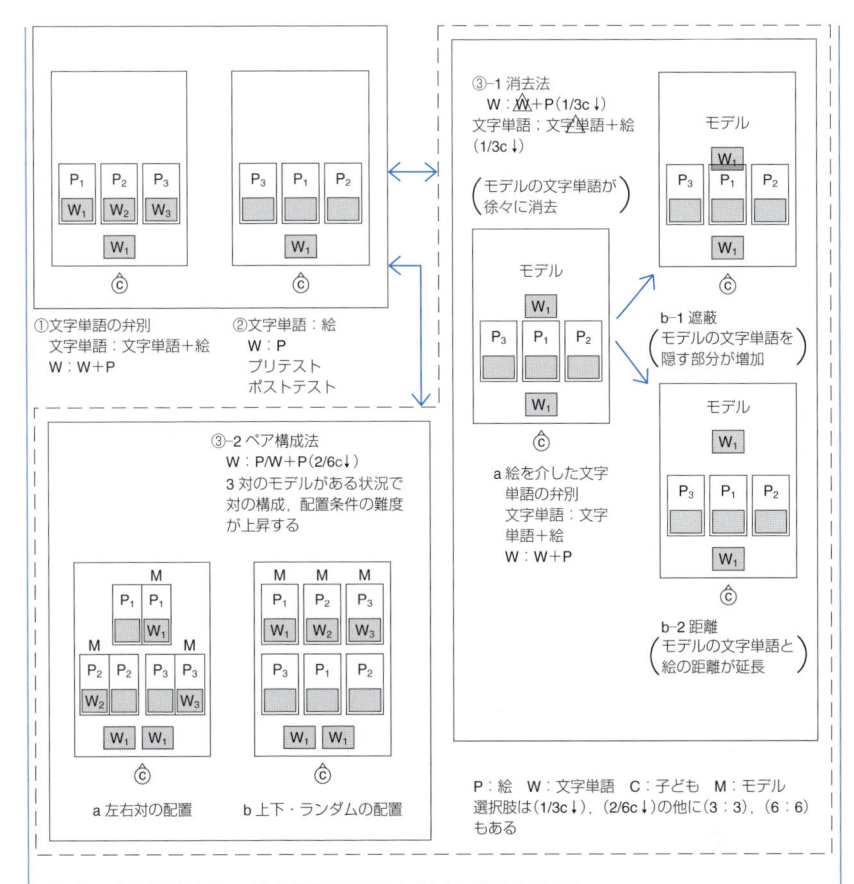

図3 文字単語と絵の結合学習の手続き(文献1)より改変)

① 文字単語の弁別が可能な時，② プリテストを行ってから，③ 消去法かペア構成法で訓練を行い，その後 ② ポストテストを行う。
(3：3)とは，刺激項3個(ここでは文字単語)を反応項3個に対して，子どもに一度に持たせるやり方である。(6：6)は同様に刺激項6個を子どもに一度に持たせる。

「消去法」には，簡便で伝統的な"遮蔽"の手続きと(モデルの文字単語を半分→8割→全部，のように絵の下に隠す)，比較的簡便だが位置反応を招くことがある"距離"の手続き(モデルの文字単語を絵から徐々に30 cm程度まで離す)がある。位置反応を起こさないためには，「ペア構成法」がある。6組を見比べて同じ絵の下に同じ文字単語を置くことで対の形成を図る。視覚的な探索の弱い子どもには不向きである。2枚の文字単語のうち1枚は，まず台紙(**図4**)のモデルの文字単語に重ねて置き，次に同じ絵を探してその絵の下に残り

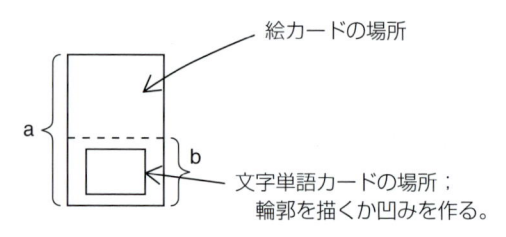

```
           ┌─────────────────┐ ← 絵カードの場所
           │                 │
         a │                 │
           │    ┌──┐  b      │
           │    │  │         │── 文字単語カードの場所；
           └────┴──┴─────────┘    輪郭を描くか凹みを作る。

        aの台紙に，凹みとなる場所と切り抜いたbを
        2枚程度重ねてはる。
```

図4　台紙の作り方

の1枚を入れる。どの方法でも，(ア)試行中のケースの視線に注意する，(イ)試行後に絵の命名，文字の音読をして反応を確認する，(ウ)さらに発語の可能な場合は絵を隠して文字単語を音読させる(**図1**のⅲ)，などをていねいに行うとよい。

　ポストテストの，文字単語：絵の課題で3/3(＋)が2回連続したら，絵：文字単語(同ⅱ)→音声：文字単語(同ⅳ)へ進める。さらに学習が進んだら，文字記号形式の分析を意図した単語学習や(語尾一定；のり，はり，とり→語頭一定；まめ，まり，まど)，絵に対する文字構成，音声による1文字の選択など，構成単位への分解を図る。

文献
1) 小寺富子：文字言語学習．小寺富子(著)：言語発達遅滞の言語治療．診断と治療社，87-93，1998

第 7 章
難聴を伴う重複障害児の訓練

　難聴と，肢体不自由や知的障害・自閉症を伴う重複障害児には，① 重度の肢体不自由と知的障害を併せ持ち，周囲の人や環境との関わりが困難な重症心身障害児から，② 軽度の難聴と，境界域の知的障害や軽い広汎性発達障害（自閉症など）を合併し言語面に遅れや歪みを伴う児までおり，その言語症状は非常に多様である。「障害を重複する」ということは複数の障害が単純に加算されるというより，複数の障害が掛け合わさり，それぞれが単独で現れた際に予測される以上に言語・コミュニケーション障害が重症となることが多いことに留意すべきである。

　難聴重複障害児の評価と訓練にあたっては，聴力の評価と補聴器の的確なフィッティングが不可欠である。子どもの状態に合わせ，聴力検査（BOA，VRA，COR，遊戯聴力検査，ABRなど）を実施し聴力を確定する。並行して補聴器を装用した状態で検査を実施し矯正閾値を測定し，さらに日常生活の中で音や声への反応の変化についても把握しつつ補聴器のフィッティングを行う。

　またケースの処遇にあたっては，関連医療機関や通園施設（肢体不自由児，知的障害児，難聴幼児）・学校などと連携し，単独職種で「かかえ込む」ことのないよう十分な配慮が必要である。また療育機関の選択にあたって，通常は子どもの主たる障害を中心とすることが望ましいが，各地域の実情に即した柔軟性も必要である。

1. 難聴を伴う重複障害児への支援

⇒聴力検査，補聴器フィッティング，家庭療育を中心に

　本児は，知的障害と運動の問題，さらに難聴を伴う重複障害例である。適切な聴力検査，補聴器フィッティング，さらに家庭療育の重要性を示唆する症例である。

■ BOA，VRA，COR，遊戯聴力検査，日常での聴性行動観察，必要によりABRを組み合わせ，正確な聴力域値を推定し，確定する。
■ 正確な聴力検査結果に基づき，補聴器をフィッティングする。音場での補聴器装用域値を測定するとともに，日常生活での装用時間の変化や，音反応の変化などを把握し，再調整を行う。
■ 養育者自身がよりよい家庭生活を過ごせる工夫を編み出せるよう，また過度の負担とならないよう留意し，家庭療育への支援を行う。

▶生育歴・相談歴

● 1991年生，初診時年齢は3歳5か月，男児。
【周胎生期】　特記事項なし。生下時体重2,812 g。
【一般発達】　定頸1:3，座位1:3，未歩行。
【医学的診断】　ワーデンブルグ症候群，小脳性失調症，精神遅滞，高度感音性難聴，視覚障害（虹彩部欠損，近視＋乱視，視力は後の検査にて0.05～0.06以上は確実とのこと）を合併。
【教育・相談歴】
　1:11にA病院でワーデンブルグ症候群の診断。2:1にBセンターで難聴の診断。2:2よりCセンターで補聴器装用，聴能言語訓練と肢体不自由児通園施設通所開始。3:5に当センター受診。
【言語相談歴】　3:5にST評価。3:5から4:9まで月1～2回の頻度にて訓練を行った。

▶訓練開始時評価

● 高度の感音性難聴（平均聴力レベル右73.75 dB，左70 dB）。C園で装用した補聴器の常時装用はできていない。顔面口腔器官特に問題なし。

【国リハ式〈S-S法〉言語発達遅滞検査などの結果】　1995.3(3:5)時点
・言語記号受信(理解)面：身ぶり・音声記号での受信(理解)は困難で，段階2－2ふるい分けレベル。
・言語記号の発信(表現)面：有意語なし。バイバイなどの初期的な身ぶり記号が数語。指さしを要求に用いるが，使用頻度は低い。言語面は全体として1歳未満のレベル。
・動作性課題：1歳半～後半のレベル。
・コミュニケーション態度：良好。
・行動上の問題：目をこする，のけぞるなどの自己刺激的行動あり。
【発達・知能検査などの結果】　新版K式発達検査(3:5時，臨床心理士実施)では，全領域の発達指数(DQ)は37，発達年齢(DA)は1:2。〔姿勢・運動24(1:6)，認知・適応43(1:6)，言語・社会32(1:2)〕。

【評価のまとめ】

　高度の感音性難聴と重度の知的障害と運動障害に伴う言語発達の遅れが認められる。身ぶり・音声記号の受信(理解)が困難で前言語期であり**段階2－2(ふるい分け)の段階**である。**コミュニケーション態度は良好**。言語面が全体として1歳未満であるのに比し，動作性課題は1歳半～後半レベルであり，**動作性課題がやや良好**である。

評価のポイント

■ 難聴の言語・コミュニケーション面へ与える影響について
→難聴がある場合，動作性課題に比し言語面の遅れが顕著になることが多い。本症例の場合は，顕著な差ではないが，動作性課題がやや良好であり，難聴の影響が検査のプロフィール上も現れてきている。しかし，難聴に加え，知的障害や運動障害など複数の要因が重なっていると，難聴が，言語やコミュニケーション面に与える影響がとらえづらい場合もある。特に低年齢の時期は，動作性課題と言語性課題間に差が出ない場合も多い。一時点での評価ではなく，補聴器を装用し，継時的に行動観察や検査を試行する中で，難聴に起因する要因とその比重を徐々に明らかにしていく必要がある。

■ 自己刺激などの行動面の問題について
→本症例は，訓練開始時に目をこする，のけぞるなどの自己刺激的な常同行動を行っていた。難聴という感覚入力の障害がある場合，こういった触覚や視覚刺激など他の感覚刺激を用いた自己刺激的な行動を示す症例を臨床的に多く経験する。補聴器を装用し，聴覚刺激が入力され，また外界との意味のあるコミュニケーションを経験することで行動上の問題が軽減していくこと

も多い。しかし一方で，行動上の問題が難聴によるものか否かの判断がつきにくい症例が多いことも事実である。いずれにしても，難聴と他の障害との重複障害では，行動上の問題と難聴の関連を継時的に把握していく必要がある。

▶ 訓練計画の立案 ▶▶

【訓練適応】　知的障害，運動障害に加え，難聴と関連すると推測される言語発達の遅れやコミュニケーションの問題，行動面の問題が認められるため，訓練の必要性が高いと判断した。
【ゴール設定】
(1) 補聴器の両耳常時装用。
(2) 身ぶり・音声記号の受信(理解)。
(3) 身ぶり記号の発信。
(4) 家庭での療育活動の拡大。
【訓練プログラム】　(1) 聴力を確定し，適切な補聴器のフィッティングを行う。(2) 事物の見本合わせを行いながら身ぶり記号の受信(理解)，発信(表現)を促す。(3) 他者の口型への注目を強化しながら，音声記号の理解を促す。(4) 保護者との面談の中で，家庭での関わりについての意識づけを促す。

▶ 訓練経過 ▶▶

●月1～2回，1回1時間半の言語訓練を実施した。
【第1期(3:5～3:7)　補聴器の常時装用】
　正確な聴力閾値が測定可能になった。C園での閾値より，250 Hz, 500 Hz, 1 kHzの域値が低いことがわかり(図1左)，域値に合わせた補聴器の調整をし装用を行ったところ，常時装用が可能になった(図1右)。
　保護者との面接の中で，生活リズム，身辺自立，手伝い，興味の拡大などの養育援助，子どもとのコミュニケーションの取り方についてを柱として家庭療育の充実を図った。
【第2期(3:8～4:9)　身ぶり記号の受信・発信の成立，拡大】
　受信(理解)・発信(表現)可能な身ぶり記号が増えた(70語)。また，4:5頃から訓練者の口型への注目が高まり，［bubu:］(車)が口型のみで受信(理解)できるようになり，ほぼ同時に発信(表現)も可能になった。
　家庭療育のうち，養育援助については，① テレビを見る時間を決める，昼寝時間を調整することで，早寝の習慣化など生活リズムが整い，② 料理や洗濯などの家事活動の手伝いや遊びの拡大が可能になった。また，家庭でのコミュニケーションの取り方については，① 位置や距離の取り方，② 声の大きさ，③ 子どものペースに合わせた共感的な関わり，④ 表情や身ぶりの用い方

などの点において改善がみられた．保護者と子どもとの関わりを録画したVTRを，保護者自身が観察し，自己評価する方法が有効だった（図2）．また，医師や臨床心理士と連携して子どもの障害についての保護者の認識を形成していった．

【解説】

難聴と知的障害と運動障害など，重複した要因に伴う言語発達の遅れがある症例である．補聴器の常時装用が可能になったことで，難聴へのアプローチの態勢が整った．また，身ぶり記号の受信（理解）と発信（表現）が比較的短

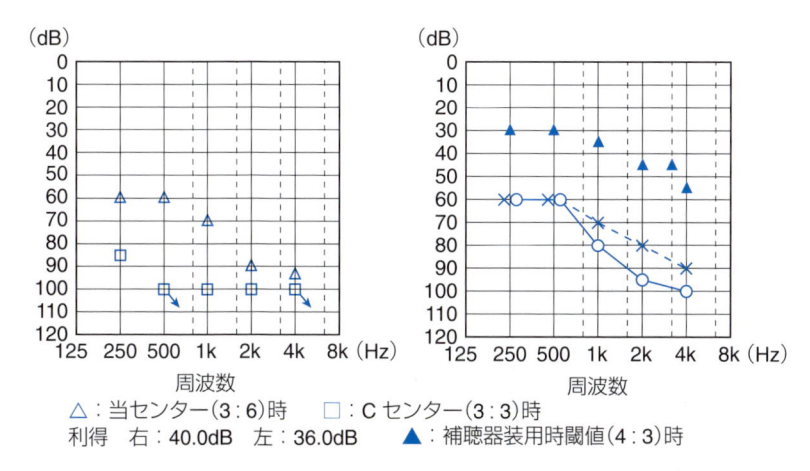

△：当センター（3：6）時　□：Cセンター（3：3）時
利得　右：40.0dB　左：36.0dB　▲：補聴器装用時閾値（4：3）時

図1　オージオグラム

●：訓練開始時（3：5）　○：4：1時点

図2　コミュニケーションの取り方，母親の自己評価

期間で可能になった。そして，本症例への直接的なアプローチの他，家庭療育へのアプローチも実施した。生活リズムや身辺自立や手伝いなどの養育態度，コミュニケーションの取り方などにポイントをおいて保護者に面接を行ったことで，子どもの障害への理解が深まった。

【中期評価(4：9)】

言語記号の受信(理解)面では，身ぶり記号は150語，口型を伴った音声記号の理解が数語可能なレベル，発信(表現)面では身ぶり記号の語彙数は約70語で有意語は2語みられ，受信(理解)面，発信(表現)面ともに1歳前半レベルである。コミュニケーション面ではぐずるなどの直接的な行動は減り，身ぶりを使用して要求や報告をすることが増えた。行動面では常同的行動が減少した。補聴器は常時装用が可能となり，本児から補聴器を要求するようになった。

【コミュニケーション生活の変化・QOCの向上】

補聴器の常時装用が可能になるとともに，音源への定位行動が活発になり人や物など周囲の環境との相互交渉が盛んになった。身ぶりの受信(理解)と発信(表現)が可能となり，家族とのコミュニケーションが成立した。また養育者も自分自身のかかわり方を見直し，生活のリズムなどが改善することにより，自信をもって本児の養育にあたることができるようになった。

【その後の経過：(10歳時点)】

身ぶり記号が文レベルで受信(理解)，発信(表現)可能になった(「まま」「学校」「いく」)。音声言語のみでの受信(理解)はまだ困難だが，口型を伴うと理解可能で，音声模倣も増えてきている。コミュニケーション手段としては，買い物の時にスピークイージー®(Able Net)というVOCA(音声出力コミュニケーションエイド)を用いることもある。また，スピーキングダイナミカリープロ®(アクセスインターナショナル)というソフトで，文字と絵シンボルを用いて絵日記を書く習慣ができつつある。

解説

将来的にAACを用いることを念頭において，長期的な視野で関わっていく必要性を示唆してくれる症例である。

■ 正確な聴力検査と補聴器のフィッティング

難聴と知的障害などが重複する場合，聴力検査における高度の技量がST

に要求される。他園での本症例の聴力閾値が異なっていたことが，補聴器の常時装用を難しくしていたと思われる。とは言っても，年齢や知的障害の程度によっては正確な聴力が把握できないまま補聴器を装用せざるをえないこともある。このような場合，ABRなどの他覚的聴力検査や日常場面での聴性行動についての情報収集を行い，およその聴力レベルを推定する必要がある。そして，子どもが補聴器の装用を嫌がるのであれば，補聴器の利得が大きすぎるか，あるいは不足しているかなどの装用後の見直しも必要になる。本症例の場合は，補聴器の最大出力を130 dBから110 dBに下げ，利得も50 dBから30 dBに下げたことが，補聴器の常時装用に至った要因と考えられる。

■他職種との連携による障害認識の形成

　複数の障害が重複している場合，保護者の障害認識の形成に困難を伴うことがある。言語の遅れが難聴によるものか，あるいは他の知的発達の遅れによるものかの判断がつきにくいためである。医師や臨床心理士と連携し，子どもの障害像を正確に把握できるように保護者にアプローチしていく必要がある。

■家庭療育について―具体的かつ実現可能なアドバイス

　子どもの状態に合った関わり方について具体的なアドバイスが重要である。有効なアドバイスにより，家庭療育を拡大することは訓練効果を高めるだけでなく，家庭でのQOLを高めることにもつながる。ただし，アドバイスは子どもだけでなく，保護者の状態に合ったものでなければならない。実現困難な課題を保護者に与えることで，逆に家庭が訓練の場となってしまうこともありうるからである。保護者の理解力や感情面，実行力などを評価しながら，実現可能なアドバイスを考えることも重要である。

アドバイス

　運動・精神発達に遅れがある子どもでは，難聴を見逃される場合も少なくないので，慎重に聴力検査を行う必要がある。必要な場合にはABRなどの他覚的聴力検査も行い，「難聴はない」ことを明確にすることが重要である。

〔症例提供：和泉千寿世〕

2. 高度難聴を伴う重度の精神運動発達遅滞で，好みの活動を通してターンテーキングを形成した症例

⇒事物・事態の理解が困難で高度難聴と触覚防衛などを伴う精神運動発達遅滞に対するアプローチとは？

　1歳10か月の高度難聴と触覚防衛(後述)を伴う精神運動発達遅滞，記号形式−指示内容関係段階1(事物・事態の理解が困難)。

　本症例は，事物・事態の理解が困難で高度難聴と触覚防衛を伴う精神運動発達遅滞であり，日常生活に即して多面的な療育指導を行った症例である。

■ 補聴器装用と触覚防衛の抑制により感覚経路を確保する。
■ 外界への興味と自発的行動を拡大する。
■ 好みの活動で初期的やりとり(ターンテーキング)を形成する。
■ 適切な生活習慣の確立と安定を図る。

▶生育歴・相談歴▶▶

● 1992年生，初診時年齢1歳10か月。男児。
【主訴】　1993.11(1:10)表情に乏しく，呼びかけや音に反応しない。頭を床にぶつける。本児の反応がわからず，育児に困惑。
【医学的診断】　精神運動発達遅滞，高度難聴，両内斜視，遠視。
【周胎生期】　在胎29週。胎内感染症，仮死，自然分娩。生下時体重2,040g。
【一般発達】　定頸0:6，座位1:3。
【受診・訓練歴】　0:0先天異常にてA医大NICU入院。1:0声や音に反応なくABRを行い無反応。脳波異常，脳内石灰化(両側前角の周囲)あり。1:3時にPT目的で当センター受診。
【言語相談歴】　1:10補聴器装用を目的に言語聴覚療法室の紹介となり，月に2〜3回の療育指導を開始した。

▶初期(訓練開始時)評価▶▶

【国リハ式〈S-S法〉言語発達遅滞検査などの結果】　1993.11(1:10)時点
　短時間の座位，四つ這いでの移動可。

- 言語受信(理解)面：呼びかけや玩具を無視。
- 発信(表現)面：発声はあるが，要求表現は未分化。
- 動作性課題：すべて不通過。積み木を口に入れることがあるが，すぐに手放す。
- コミュニケーション態度：非良好で，視線を合わせず，人への追視もなかった。
- 感覚・行動面：触覚防衛があり，物を持たされたり手足に土が付くのを嫌った。指で唇を弾く常同行動，突然かんしゃくを起こし床や壁に頭をぶつける自傷行為がみられ，睡眠パターンも不安定であった。
- 聴力：COR では各周波数 100 dB で無反応または不明確。入眠時の BOA では，太鼓，シンバル，拍子木，笛，大声で，手足の動きがみられた。音を小さくすると無反応。
- ●症状分類と段階：II群(コミュニケーション態度非良好)―A群(音声受信未習得)―段階1(事物・事態の理解困難)。
- ●合併する問題：高度難聴。触覚防衛。内斜視。

【発達・知能検査などの結果】　遠城寺式発達検査(1：10)では，移動 0：7，手の運動 0：3，基本的生活習慣 0：3，対人関係 0：1，発語 0：2，理解−。

【評価のまとめ】

　コミュニケーション態度は非良好でII群である。事物の基礎的概念は未習得で事物の非機能的操作もごく少なく，言語記号の受信(理解)面は段階1 (事物・事態の理解困難)でA群(音声受信未習得)である。高度難聴および触覚防衛を合併する。

初期評価のポイント

■ 外界への興味を示す行動はすべて把握したか？
→外界の物や人への関心を示す自発的行動や，状況，主に使用する感覚などについて記述する。視線にも注意し，選好注視や追視も観察する。生活場面での些細な行動は見過ごされることが多いので，具体的に例を示しながらエピソードを収集する。

■ 本児が〈快〉と感じている活動や状況をすべてとらえているか？
→快／不快の表情がとらえにくい場合は，典型と思われる表情を写真に撮り比較すると，家族も表情の違いを確認しながら，前後の状況も話題にして好みの活動を特定するのに有効である。

■ 生活場面ではどのような問題があるか？
→問題行動の有無，前後の状況や対応も含めて問診する。問題行動を避けるために，ジュースを与えたり，おんぶして寝かしつけたりしている対応が，

食思不振や睡眠パターンの不安定化の要因となっている場合がある。

▶訓練計画の立案 ▶▶

【訓練適応】
　本児は高度難聴と触覚防衛を伴うA群（音声受信未習得）–段階1（事物・事態の理解困難）であり，補聴器装用指導と生活習慣の確立を支援するため，家庭療育指導を実施することとした。

【ゴール設定】
(1) 補聴器装用による残存聴力の活用。
(2) 多様な感覚経路の確保と統合。
(3) 興味の拡大と随伴関係の探知。
(4) 好みの活動におけるターンテーキングの形成。
(5) 生活習慣の確立。

【訓練プログラム】
(1) 補聴器の装用指導を行う。
(2) 触覚感受性の過敏さを抑制し，視覚や聴覚との統合を促す。
(3) 快と感じる物や活動のレパートリーを拡大する。
(4) 好みの活動を反復する中で，予告に対する予期や中断に対する再開の要求を促し，ターンテーキングを形成する。
(5) 機嫌よく覚醒している時間の活動を強化し，睡眠パターンの改善，および問題行動の軽減と固定・習慣化の予防を図る。

▶訓練経過 ▶▶

● 月2～3回，本児を含めた45分間の家族指導を実施した。

【補聴器装用による残存聴力の活用（1：11～）】
　高出力ベビー型補聴器を片耳交互装用で開始。約1か月で，補聴器装着時の自己刺激的な発声が増加，両耳装用に移行した。2：3時，大人が本児の発声をまねて声を出す（エコーイング）と自分の発声を止め，大人が発声を止めると，自分の発声を再開した。

【多様な感覚刺激の統合（1：11～）】
　視覚面では，両内斜視のため視線がとらえにくかったが，選好注視のエピソードを参考に，哺乳瓶に赤いビニールテープを巻いて呈示すると，追視やリーチングが出現した。
　触覚面では，砂，土，ねばねばする物，冷たい物，熱い物，手の平に触ること，ステンレスのスプーン（口腔周辺）などに拒否・嫌悪の反応を示した。受け入れ可能な刺激として，すべすべしたもの，柔らかいもの，プラスチックのス

プーン，電気カミソリの振動やドライヤーの温風などを見いだし，触覚過敏性の抑制を図った。また，視覚刺激や触覚刺激と聴覚刺激の統合を促すため，予告やフィードバックの声かけを心がけるようにした。

【対人・対物関係における自発的行動の拡大（2：0〜）】
　本児が興味を示す視覚刺激や触覚刺激を利用し，それを身近に呈示し一緒に遊ぶことで，人や物への注目やリーチングを促した。本児の外界に対する自発的行動は，コーラのケースやコンビカーの押し歩きなど，手ごたえの大きなものや移動運動に関するものが先行した。2：5時，自分で物を落として追跡する，随伴関係の探知を示す遊びがみられた。

【好みの活動を通したコミュニケーション行動の形成（2：1〜）】
　おんぶや抱っこ，毛布揺らし遊び，ドライヤーの温風遊びなど，本児の好みの活動を，活動―中断―再開の反復を楽しむ遊びに変換し，その中で人への注目や催促行動の発現を促した。2：2ごろには泣かずに数秒間待てるようになった。予告刺激への注目は，活動の開始前には乏しかったが，休止から再開時には注目が増加した。2：4時，母親のほうに手を伸ばして抱っこを求めるなど，身体による催促行動が出現した。

【生活リズムの安定および問題行動の予防と改善】
　① 日中覚醒時に好みの活動を増やし，② 間食を減らすこと，③ 育児のルーチンを再点検し整理することなどについて，負担の少ない方法を家族と話しあった。依然，睡眠パターンの不安定さはあるが，①による夜間の睡眠時間の増加，②による食思不振の改善が認められた。

【解説】
　本症例では，五感を通した外界の情報の入力経路を確立，随伴関係の探知と外界の知識の蓄積，およびターンテーキングの形成を目的とした。まず感覚経路を確保するため，高出力ベビー型補聴器を両耳装用し，同時に触覚防衛の抑制と感覚統合を図った。好みの活動の中に活動―中断―再開を反復する循環的行動パターンを導入して，人や物への注目と催促行動を促すことができた。

訓練のポイント

■ 補聴器の選択・調整と評価の目安は？
　本症例では，COR，BOAの結果から，安全性を考慮し，およそ90〜100 dBの水平型もしくは高音漸傾型の難聴と想定，高出力ベビー型補聴器を選択した。外耳道の容積が小さいことを考慮し，仮利得は40 dB程度，最大出力は120 dB程度を目安として調整した。装用効果の評価は，スピーカ音場での補聴器装用閾値が中〜低音域で50〜60 dBHL程度になることを目

■触覚防衛に対する対応は？

　触覚防衛とは，触覚刺激に対する過敏な拒否・嫌悪反応であり，触覚の識別的な機能を妨げる。触覚防衛の抑制には，児が受け入れ可能な刺激を見いだし，似たようなものを用意して刺激の範囲を広げていく。突然物を持たされたりするのを嫌うので，呈示の位置やタイミングに配慮し，自発的に触れるようにする。毛布揺らし遊びなどの前庭刺激，手や足など身体各部への圧覚刺激(押す，こする)などが有効な場合がある。

■ターンテーキング形成のポイントは？

　本児の好みの活動に大人が参加し，共同活動を楽しみつつ，活動―休止―再開というサイクルを形成することがポイントである。この休止期間の中で，① 大人への注目，② 予告刺激への気づき，③ 再開への期待(予期的構え，再認的微笑など)，④ 催促行動などを促し，ターンテーキングの形成を図る。

　新生児の活動は基本的に活動―停止，活動―停止…のサイクルで繰り返され，停止に対する親の応答と呼応して親子間の「対話」行動の原型となる。本児の場合，活動の開始が困難で自然な休止も起こらないので，大人の方から意図的に共同活動を促し，〈中断〉を導入した。

▶▶中期評価▶▶

●【国リハ式〈S-S法〉言語発達遅滞検査などの結果】　1994.5(2：6)時点
　受信(理解)面では，非機能的操作のレパートリーが拡大したが，機能的操作の習得には至らず，段階1(事物・事態の理解困難)に相当する。発信(表現)面では，発声の増大，リーチングなどの要求行動が出現した。基礎的プロセスでは，人や物への注視や追視，随伴関係の探知がみられた。コミュニケーション態度は部分的に改善したが，状況に依存しており，Ⅱ群(コミュニケーション態度非良好)に分類される。
●症状分類と段階：Ⅱ群(コミュニケーション態度非良好)―A群(音声受信未習得)―段階1(事物・事態の理解困難)
●合併する問題：高出力ベビー型補聴器を両耳装用し，中～低音域で55 dB程度の補聴器装用閾値が得られた。触覚防衛は軽減した。
【発達・知能検査などの結果】　遠城寺式発達検査(2：6)では，移動運動0：11，手の運動0：6，基本的習慣0：7，対人関係0：6，発語0：5，理解0：4。

【解説】
　本症例は約8か月の療育指導により人や物への自発的行動が増加した。好みの活動の反復を楽しむ中で，予告に対する予期や中断に対する再開の要求が出現し，初期的ターンテーキングが形成された。

【コミュニケーション生活の変化・QOCの向上】
　本児の好みの活動に焦点を当て，"意図的に"活動―中断―再開のパターンを導入することで，予告刺激への注目や再開の催促行動を促せることに家族が気づき，遊びを媒介とするコミュニケーションの原型が形成された。本児の表情や行動への家族の理解が深まった。

【その後の方針】
　人や物に対する自発的活動は増加したが，自己刺激反復行動は残存している。今後は，視覚―聴覚―触覚の感覚統合と随伴関係の探知の拡大を促し，機能的操作の習得を準備することが目標である。また，好みの活動を媒介とするコミュニケーション関係に加え，物を媒介とするコミュニケーション関係の形成が重要である。

解説：随伴関係の探知と機能的操作の習得

　随伴関係の探知とは，自分の自発的な活動に伴う外界の変化に気づくことをいう。随伴関係を探知する能力の拡大と知識の蓄積は，事物の機能的特性に基づく〈機能的操作〉を習得する基盤になる。子どもの活動の停止による〈間（pause）〉は，随伴関係の探知に役立つ。

アドバイス

　生活リズムの安定化は，育児負担の軽減や入力情報の整理，問題行動の軽減に役立つ。療育指導に先立ち，子どもの日常生活における食事や着脱衣，排泄，洗面などのルーチンな活動や，家族の中の負担に偏りがないか，話し合う必要がある。特に，幼い兄弟がいる場合には配慮を要する。

参考文献
1) 小寺富子：言語遅滞言語療法．伊藤隆二（編）：養護訓練法ハンドブック．福村出版，441-450，1989
2) 正高信男：0歳児がことばを獲得するとき．中公新書，1993

第8章
コミュニケーションの訓練

　本章ではコミュニケーションの訓練を取り上げる。〈S–S法〉では常に言語行動の3側面–記号形式–指示内容関係，基礎的プロセス，コミュニケーション態度–を評価し訓練プログラムを立案・実施するが，ここでは特にコミュニケーション態度について述べる。コミュニケーション態度では人への関心(視線，他者の動作への注目など)，適切な感情表現，他者の感情などの理解，コミュニケーション機能の分化(要求や報告など)が問題になる。コミュニケーションが成立するにはテーマ(話題)があること，話し手と聞き手がいて相互に役割交代を行えること，そして話し手・聞き手の双方が理解している手段，すなわちコミュニケーション手段を使用することが必要である。上述の3側面との関わりで言い換えれば，コミュニケーションが成立するには，テーマ(話題)＝物や人・事態への関心とすれば，関心を持つための基礎的能力である物・人・事態の弁別・記銘・再認・再生する力，すなわち基礎的プロセスが関係し，コミュニケーション手段は記号形式–指示内容関係の成立・発達と関係すると言えよう。

　コミュニケーションの訓練は，発達遅滞が重度の場合ではコミュニケーション手段はもとより，人の存在の認識が困難でテーマ自体が未形成なので，物や人への関心を引き出すことや記号の獲得につながるような働きかけが必要である。ある程度言語獲得をしている，すなわち話し手・聞き手が共通に理解している手段を持っていても，例えば自閉的な子どもでは，人への注目が希薄であったり，話し手・聞き手の役割交代が難しい，コミュニケーション機能の分化が不十分であるなどといった問題に対応するよう配慮する。

1. 重度精神運動発達遅滞児のアプローチ

⇨重度の発達遅滞児のコミュニケーションの考え方とは？

　本症例は，Ⅱ群（未発達によると思われるコミュニケーション態度非良好）の重度発達遅滞児である。

■ 記号形式−指示内容関係段階2-1（機能的操作），2-2（ふるい分け）への到達。
■ 物の操作や関心を示す活動を媒介に他者への関心を引き出し，他者からの働きかけを受け止め，また子どもからも他者に働きかけるようになることを促す。

▶生育歴・相談歴▶▶

●1991年生，初診時年齢2歳9か月，男児。
【周胎生期】　30日早産，帝王切開，生下時体重2,542g。
【一般発達】　定頸0：4。歩行未自立。4：0時点では座位可能，腹ばいによる移動可。
【既往歴】　脳梁低形成，脳波正常だがひきつけあり。
【教育・相談歴】　2：6より母子通園施設に通園開始。
【言語相談歴】　2：9時にST初回評価。月2回言語訓練開始。

▶初期（訓練開始時）評価▶▶

【国リハ式〈S−S法〉言語発達遅滞検査などの結果】　1991.9（2：9）時点
・言語記号の受信（理解）面：段階1（事物・事態の理解困難）で事物の機能的操作困難，物を持たせるとすぐ離してしまう。特定の物を弁別的に選択することがある（他の物があっても特定のラッパを手を伸ばしてつかむ）。手遊びへの関心や特定の音声刺激反応があるとのことである（例：「いただきます」に頭を下げる）。
・言語記号の発信（表現）面：他者への意思表現は見られない。快は微笑む，不快は泣く・ぐずることで表現する。
・動作性課題：小球をコップに入れることや事物の永続性は観察されなかった。

・コミュニケーション態度：人への関心は薄く，視線を合わせる・動作に注目することは非常に少ない。

【評価のまとめ】
　コミュニケーション態度は非良好でⅡ群（コミュニケーション態度非良好）である。音声だけでなく記号の受信（理解）・発信（表現）共に困難のため**段階1（事物・事態の理解困難）**と考えられた。3歳未満のため症状分類は未定。

> 初期評価のポイント

■ どのような事物・事態に関心を示すかチェックしたか？
→特に発達段階が低い場合は国リハ式〈S-S法〉の検査用具の内具体物（Aセット：人形と靴・帽子・歯ブラシ，Bセット：太鼓・急須-コップ・電話）でそれらしく扱うか，弁別的な反応を行うかを観察する，あるいは基礎的プロセス（コップに小球を入れるなど）はどうか，物の操作模倣などをみる。
■ 日常での理解，表現について養育者に具体的に質問し情報を得たか？
→外出，食事，入浴，就寝などの状況の理解が可能か。
■ 事物の操作について情報を得たか？
→摂食（スプーン，コップなどの道具の扱い方，嗜好や食べ方など），遊び（どのような物や事に関心を示しどう扱うかなど）などを詳しくたずねる。
■ コミュニケーション態度についてチェックしたか？
→STへの視線，STの行動への注目，家庭での様子などの情報を得る。
■ 身辺自立や生活全体の情報を得たか？
→身辺自立や1日の生活を具体的にたずねる。これらの情報は，身の回りの事物への関心や操作の仕方について把握し，今後事物の基礎的概念及び記号を獲得するために家庭での援助の仕方を考える上で非常に重要である。

▶ 訓練計画の立案 ▶▶

【訓練適応】　本児は，歴年齢は3歳だが発達レベルは0歳台で事物・事態の理解困難な段階である。全体的な発達を促すとともにコミュニケーションに関しても丁寧で細かな配慮が必要なケースと考えられ，訓練を実施することにした。
【ゴール設定】
(1) 事物の基礎的概念の獲得：状況の理解，特に特定の事物と特定の状況の関係を理解しその中で音声記号や身振り記号の獲得を図る。

(2) 自己の意思の発信手段の獲得。
(3) コミュニケーション態度の改善・遊びの拡大。

【訓練プログラム】
(1) 種々の玩具の操作を学習しながら対ひとへの注目を促す。
(2) おやつ時間を設けお菓子の袋の開け方を学び，できないときに人に援助を求めるようにする。
(3) 手遊びを ST や母親が積極的に行い，本児が手遊びの個々の動作を学習するとともに，人に手遊びの一部の動作を用いて表現するように促す。
(4) 身の回りの物の機能的操作の学習(特に家庭，通園施設で)。

訓練経過

●月2回，1時間の言語訓練を実施した。
1．ボール類の操作と間接化，太鼓・シロフォンの操作
　材料：お手玉(布でできている)・つかむとつぶれる柔らかいボール(以下柔らかボールと称す)・木の玉とかご・ふたが簡単に取れる木の箱・開けると音楽が鳴る缶，ボールダーツセット(タオル地のボールとマジックテープが貼ってある大きな布)
　経過：(1) 事物の感触による弁別：① お手玉などをかごから出す，初期は困難だったが次第にかごに自発的に手を入れてつかみ，口に持っていくようになった。② お手玉と木の玉の手の感触による弁別，柔らかボールと木の玉の弁別：お手玉を硬い木の玉の中に混ぜておくとお手玉だけを選ぶようになった。柔らかボールは特に好み，木製ボールの中からすぐに選んだ。③ お手玉と柔らかボールの弁別：柔らかボールはお手玉より気に入ったらしく，必ずボールだけをつかんで口に持っていった。
　(2) 間接化状況(刺激とその反応の間に距離，時間がある状況)での問題解決(ふたを取らなければならない)：① ふたつきの木の箱(本来はパズルボックス，ふたは簡単にはずせるもの)にお手玉や柔らかボール，木の玉を入れておきふたを取って好きな物を選び出す。初めは介助が必要だったが次第に自発的にふたをはずしてボールを取り出すようになった。② 缶(図1)は緩めにふたを締めておき，手の平で押し上げるよう介助しているうちに，自力で開けることが増えてきた。ふたが開くと柔らかボールだけを取り出した。③ ボールダーツから玉を剝がす(布にマジックテープが貼ってあり，フェルトでできたボールが吸着するようになっている，図2)：ボールを剝がすことを介助しているうちに，次第に剝がせるようになった。④ お菓子の袋を開ける：目の前に持っていくとつかみ，袋ごと口に入れるので，介助して袋を開け，自分で取り出すようにしたが変化はなかった。
　(3) 事物間の関係の理解(太鼓・シロフォンの操作)：初めはバチをすぐに離

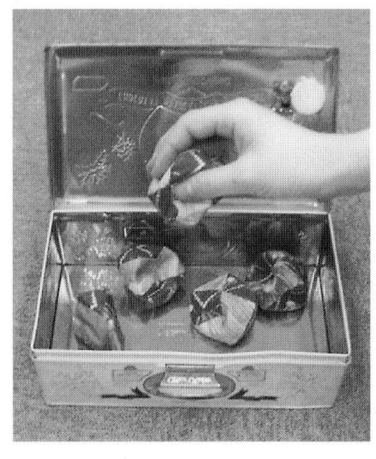

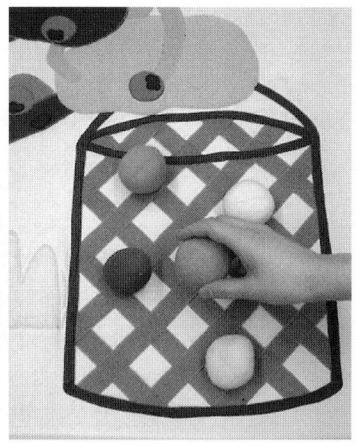

図1　缶のふたを開け，ボールの弁別　　図2　ボールダーツ

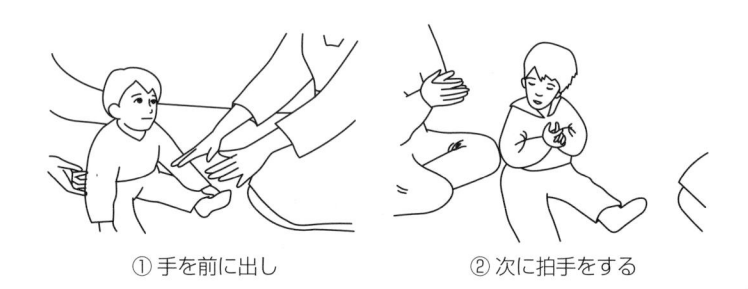

①手を前に出し　　　　　②次に拍手をする

図3　手遊び

してしまい叩けなかったが，徐々に叩けるようになった。人が叩くと初めは見ていたが次第にそのリズムに合わせて拍手するようになり，さらに訓練者が児の拍手に合わせて太鼓を叩くと笑って拍手し続けることがよくみられた。

2. 手遊び

　模倣行動，特定の歌詞・メロディーなどへの反応，人への注目，人への要求行動などを促す。初期から本児が最も関心を示す遊びで，人の動作に直ちに注目した。介助しても嫌がらなかった。後半は人の動作を見て直ちに自発的に動作を開始し(図3)，また手遊びの一部を自発的に開始して要求するようになった。家庭では，母親が「最近は一日中やらされる」というほど要求が増え，反応がないと"ウォーウォー"と声を出し注意を喚起したり這ってきて母親の足にしがみつくとのことである。

3. 対人関係の改善
　上で述べた課題や遊びなど随時人に注意を向ける，人に援助を求めることを促した。例えばお菓子では袋ごと口に入れず人に提示する，その時相手の目を見るなどである。手遊びでは変化があったがその他の場面では変わらなかった。

【解説】
　本症例では，周囲の人・物・状況への関心を高めること，人と関わるための協約的手段（コミュニケーション手段）の獲得といったコミュニケーションの基盤の形成を図った。関心の高いボール・太鼓・シロフォン・手遊び・お菓子などを訓練の材料に使用した。ボール類の弁別・間接状況での問題解決，バチの操作と持続性の促進，手遊びでの他者への注目・動作模倣・要求表現など目標にした行動が徐々に出現し始めた（表1）。

表1　訓練経過

	訓練初期（1994年7〜9月）	1995年2〜3月時点
ボール類	自発的にボールをつかまないので介助する。つかんだボールをカゴに入れることを介助して行う。ボールが入っている箱のふたを外すことを介助する。	1個ずつ握っては箱から出し口に持っていく。柔らかいお手玉やタオル地のボールを選択している。意図的に離すことは困難。マジックテープからはがすのも上手になり，最も最近の訓練日で，パズルボックスでただ置いてあるふたは簡単に外せ，缶では何度目かに自発的にふたを外し，中のボールをつかむことができた。
太鼓・シロフォン	バチを持てず，すぐに離してしまい，叩くことはもちろんできない。介助。人が叩くのを見ることは少しできる（リズムを聞いているような様子）。	バチを持って5〜6回連続して叩く。人が叩くとそのリズムに合わせて拍手する。人が本児の拍手に合わせて叩くと，笑って，拍手し続ける。
お菓子	目の前に持っていくとつかむ。つかむがすぐ離す。袋ごと見せるとそのままつかんで口に入れる。	あまり変化はないが，食べ終わるまで持っていられることが増加。袋のまま見せると，人に呈示する。
手遊び	人がやってみせると直ちに注目する。動作を介助されるのを嫌がらず，わずかだが，介助をやめても動作が続く。	人がやってみせると直ちに動作を開始する。一人で少しできる。人に手遊びを要求することが出現。手遊びの一部の動作を開始して表現する。

1. 重度精神運動発達遅滞児のアプローチ

> 訓練のポイント

■ 子どもの興味を惹く物を見いだせたか？　あるいは関心を持つように働きかけたか？　関心のあるもので事物操作を促したか？

→本児の場合，いくつかの物に当初から興味を持っていたので，類似したものを使用した。例えばボールではいろいろな素材の物を用意し関心の高い物を見つけ（柔らかいものが特に好みだった），それを軸に他のボールと弁別することや，ボールを入れた箱にふたをするなど障害物を設けて課題解決に努力することを図った。

■ 人への関心を引き出すよう働きかけたか？

→本児では，随時人に視線を合わせるなどを促した。

■ 人への要求行動を促したか？

→本児は手遊びで模倣を促しているうちに次第に要求行動が出現したが，いろいろな場面で物を提示したり人の手を引っ張る（ハンドリング）などを介助することも必要である。

> 終期評価

【国リハ式〈S-S法〉言語発達遅滞検査の結果】　1995.9（4：0）時点
　言語記号の受信（理解）面：段階1（事物・事態の理解困難）。ただし，太鼓のみだが機能的操作が可能，最近名前の呼びかけに挙手する，「バイバイ」などの音声にそれらしい動作をする，手遊びの動作を区別して行うなどが可能になった。
・発信（表現）面：記号による発信は困難だが，お弁当を見ると「いただきます」（お辞儀）をする，不快な状況にイヤイヤをする，手遊びの一部の動作をすることで要求する。
・模倣：音声模倣はみられないが，バンザイの動作模倣が観察されるようになった。
・コミュニケーション態度：人が事物を操作して見せるとすぐに注目することが増えた。相手をしていた人がいなくなると泣き，戻ってくるとニコニコするなど感情の表現が豊かになり，人に注意喚起の声を出したり，手を叩いて注目を促すなどの行動も出てきた。
●症状分類：Ⅱ群（コミュニケーション態度非良好）─A群（音声受信未習得）─段階1（事物・事態の理解困難）

【解説】
　本症例では1年2か月訓練を行った。終了時では段階こそ変化がなかった

が終期評価で述べたように，受信（理解）面，発信（表現）面，コミュニケーション態度でさまざまな変化がみられた。検査状況では段階2-1（機能的操作）には達していなかったものの，日常生活では身近なもの（スプーン，コップなど）をそれらしく扱うなど徐々に物を適切に扱えることも増えた（図4）。

【コミュニケーション生活の変化・QOCの向上】

生活全般は人に依存したレベルだが，人からの働きかけに応じること，自発的に人に働きかけること，快・不快を表現できるなどの変化が観察されるようになった。

【その後の経過】

諸事情で訓練は継続できなかったが，継続するとすれば，段階2-1（機能的操作）→段階2-2（ふるい分け）への到達を目標に初期に設定したプログラムを続行することが考えられる。その後本児は通園施設→肢体不自由の養護学校→2003年4月から知的障害の養護学校（歩行が可能になったので）小学部6年に転校している。

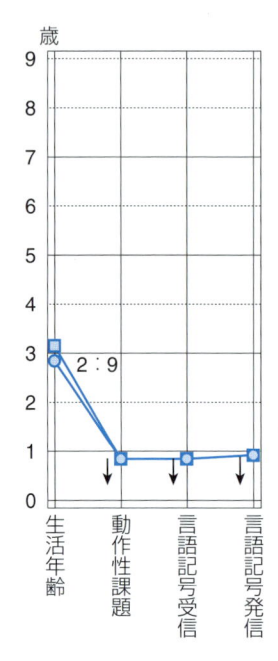

図4 個体内プロフィール

解説

事物・事態の理解困難（記号形式-指示内容関係の段階1）な本症例に対し外界への関心を高め，人からの働きかけに応じ，また自分からも人に働きかけること，何らかのコミュニケーション手段を獲得することを目標に訓練を行った。非常に限られてはいるが母親と本児の間で了解できる手段で本児が発信者になり，母親がそれを受信し手遊びをテーマ・話題にしてコミュニケーションが成立することがみられるようになった（図5）。本症例の特徴として，どちらかというと事物の操作という視覚-運動回路より，聴覚-運動回路のほうが優位であったことが挙げられる。例えば，音楽・楽器・手遊び・人のことば掛けなどへの積極的な反応が増え，それらを媒介に他者とやり取りするようになった。このような特徴を高く評価しながらも，ややもすると

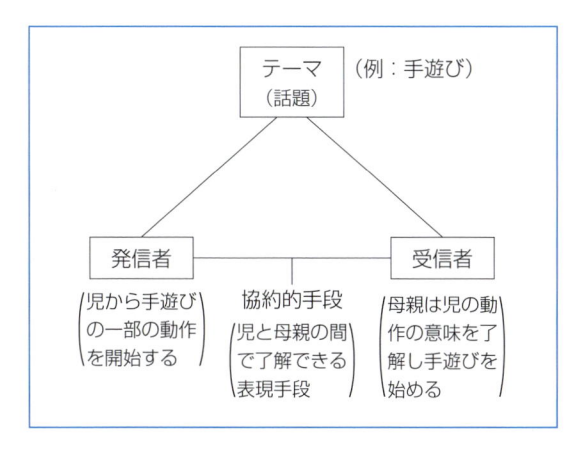

```
        テーマ    （例：手遊び）
        (話題)
       /   |   \
   発信者  |  受信者
   ┌──┐ ┌──┐ ┌──┐
   │児から手遊び││協約的手段││母親は児の動│
   │の一部の動作││(児と母親の間││作の意味を了│
   │を開始する ││で了解できる││解し手遊びを│
   │      ││表現手段) ││始める   │
   └──┘ └──┘ └──┘
```

図5　コミュニケーションの三項関係

「バイバイ」のような特定の音声と特定の動作の結びつきだけが先行し，意味の学習が進まなくなりがちなので，種々の物の操作を通して事物の基礎概念の学習を行い記号と指示内容を結びつける働きかけが必要と思われる。身辺自立が本児の大きな目標だが，その中で状況の理解を促す（特定の状況と特定の物，ことばを結び付ける），日常事物の自発的操作とそれらの名称を身ぶり・音声で学習するよう，丁寧な働きかけが望まれる症例である。

アドバイス

　本症例は残念ながら短期間で訓練を終了したが，このようなケースは徐々に発達が進むので，コミュニケーションの問題にも長い時間をかけて取り組む必要がある。

2. 自閉症のコミュニケーションへのアプローチ
⇒コミュニケーション機能，話題の拡大を中心に

　本児は，Ⅱ群(コミュニケーション態度非良好)の自閉症と軽度の精神遅滞による言語・コミュニケーション障害を示す症例の1つの典型である。

■ コミュニケーションの目的(意図)であるコミュニケーション機能などの語用論と話題など，コミュニケーション態度の評価・訓練が不可欠である。

▶生育歴・相談歴▶▶

●1988 年生，5 歳 9 か月，女児。
【周胎生期】　特に問題なし。生下時体重 3,400 g
【一般発達】　定頸 0：4，始歩 0：10。
【既往歴】　脳波異常あり。
【医学的診断名】　自閉症・軽度精神遅滞。
【教育・相談歴】　4：7 に児童精神科受診，自閉症の診断。5：7 より知的障害児通園施設に通園，5：9 より言語訓練開始。

▶初期(訓練開始時)評価▶▶

【国リハ式〈S-S 法〉言語発達遅滞検査などの結果】　1994 年(5：9)時点
・言語記号の受信(理解)面：統語方略語順が可能，PVT(絵画語い発達検査)の語い年齢が 3：8 で，3 歳後半のレベル。
・発信(表現)面：単語～2 語発話が中心。
・質問-応答関係：名前のみ可能だが，その他はエコラリア(反響言語)になるためほとんど成立せず。
・文字：未学習。
・動作性課題：3 歳半レベル。
・コミュニケーション態度：非良好で，他者からの予測可能な働きかけには応じるが，働きかけを楽しむことが少ない。また他者への自発的な働きかけも乏しく，全体的に受け身的である。表情変化も乏しく，視線も合いにくく，抑揚も平板。
・コミュニケーション機能：要求が主体で，報告は頻度が少ない。また，注意

喚起などの対人機能は認められない。話題は，食べ物や身体接触的な遊びが中心。動物や花への興味がわずかにみられる。
・行動上の問題：パニックや高所登りなどの問題があった。

【評価のまとめ】
　コミュニケーション態度は非良好。音声記号の受信(理解)は**統語方略　語順が可能(段階 5-1)**で，PVT の結果と合わせて 3 歳後半のレベル。発信面は，2 歳前半レベル。質問-応答関係はほとんどがエコラリアになる。動作性課題は 3 歳半のレベルであった。**C 群(生活年齢に比し遅れ)**である。

|評価のポイント|
■ 直接観察と問診情報によるコミュニケーション態度の評価
→まず検査場面で，他者からの働きかけに対する応じ方などの応答性と，他者への働きかけなどの自発性，また表情変化や注目の仕方，あるいはエコラリアなどの特徴的な言語使用について評価を行う。直接観察と同時に，保護者からの問診情報も重要である。コミュニケーション機能や話題について，質問紙(〈S-S 法〉言語発達遅滞検査法改訂第 4 版)などを用いて情報収集する。そしてこれらの情報を集約してコミュニケーション態度の評価を行う。コミュニケーション態度は，良好か非良好かを区別するためだけに行うのではない。むしろ，本症例のように自閉症の症状が明確な場合は，コミュニケーション訓練の目標を設定し，課題を絞り込むことが目的になる。本症例で言えば，他者に対する応答性の幅を広げる(他者からの働きかけを楽しむ)，自発性の向上，コミュニケーション機能と話題の拡大などである。
■ 質問-応答関係の評価
→絵カードを用いた受信，発信の課題はいわば現前事態についての受信，発信である。現前事態では，文でのやりとりが可能なのに，絵カードのない非現前事態になると簡単な名前や年齢などの質問にも答えられない。このような現象が自閉症を中心とした広汎性発達障害の子どもに多い。これらの現象の背景には，他者の意図理解や状況文脈の理解などの問題が推測される。

▶訓練計画の立案 ▶▶▶

【ゴール設定】
(1) 質問-応答関係の成立と拡大。
(2) コミュニケーション機能の拡大。
(3) 話題(コミュニケーションの内容面)の拡大。

【訓練プログラム】
　個別場面だけでなく，通園施設の集団場面，さらに家庭における日常生活場面との連携を念頭において施行した。通園施設での朝の支度場面で，意図的にコミュニケーション機会を設定し，コミュニケーション能力の向上を促した。

▶訓練経過 ▶▶

図1，2に示す。

【第1期(5：9〜6：0)　基本的なコミュニケーション機能の分化】
　5：9時点では，まだ要求の頻度もそれほど高くなく，食べ物の要求が中心だった。そこで，通園場面で「〜ちょうだい」という物の要求に加え，「みせて」「やって」などの動作の要求を促したところ，家庭でも要求行動が拡大した。一方，注意喚起も初期にはみられなかったが，通園場面で「先生」「ねえねえ」などの注意喚起をするよう促したところ可能になってきた。

【第2期(6：1〜6：6)　高次のコミュニケーション機能の拡大】
　注意喚起をする対象が，6：5ごろに友達にも広がった。同時期に家庭で「おかあさん，いっしょにカルタしよう」と母親を遊びに勧誘する様子がみられた。さらに，許可や質問などより高次のコミュニケーション機能が家庭でもみられるようになった。また，給食のメニューを母親に報告するなどの過去の経験の報告も可能になった。

【第3期(6：7〜6：10)　話題の拡大（図3）】
　経験したことを絵日記に記し，その内容を時間軸に沿って継時的に書くように促した。この時期に，「〜して，〜して，〜した」と過去の経験したことの継時的な文章表現が可能になった。また，これまでは自己の感覚や感情を話題にすることが少なかったが，「おいしい」「あまい」などの発話も聞かれるようになった。また，友達の名前を覚えて絵日記に書くようにもなった。

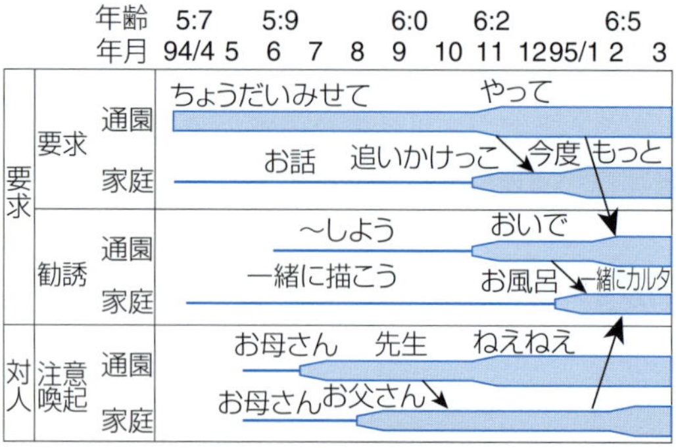

図1　要求・注意喚起・勧誘機能の経過

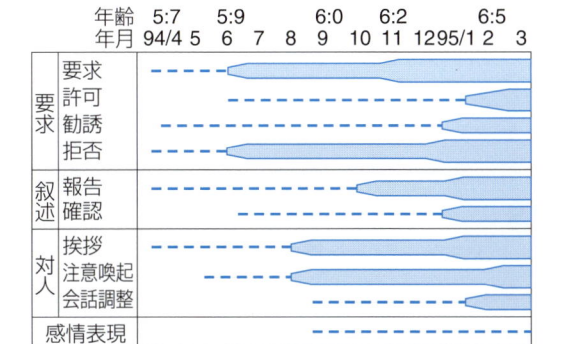

図2　コミュニケーション機能の拡大

話題の内容	第1期(5:9〜6:0)	第2期(6:1〜6:6)	第3期(6:7〜6:10)
物 (日用品,飲食物)	「食べたよ」	「今日の給食は〜だったよ」	「学校に行った,お勉強して給食を食べた」
生活 (入浴,調理)	「卵割りたい」	「これなんだ?」(料理の素材)	
社会 (買い物,消防)		「レストランに食べに行きたい」	
人・感情			「おいしい」「これはお父さんの分」,友達の名
遊び	「おはなし」		「カルタしよう」
自然		「根っこ出てる」	
働きかけ (個別訓練)	劇遊び ──────────────→ 絵本 ────────────────→ 　　　　　　絵日記 ──────→		
働きかけ (家庭)	描画(スケッチ) ───────→ 　　　　絵日記 ──────────→ 予告活動 ──────────────→ 料理・家事 ────────────→ 　　　　自然(植物栽培,昆虫などの飼育) ──→		

図3　話題の拡大の経過

【解説】

　自閉症と軽度の知的障害を伴う子どもに対し，主にコミュニケーションの機能的側面であるコミュニケーション機能と話題にアプローチを行った。その結果コミュニケーション機能(後述)，話題の拡大に至った例である。アプローチには，通園施設との連携や家庭療育との関連が重要であった。

訓練のポイント

■ どの場面でコミュニケーション機能の学習を促すか？
→重要なのは，コミュニケーションと場面の関連性を子どもが気づくように促すことである。そのためには，わかりやすい，ルーティンな場面での学習が不可欠である。本症例は，通園での朝の支度場面というルーティンな場面で，コミュニケーション機能の学習を促した。朝の支度という身辺自立の場面に，意図的に物を受け渡すというコミュニケーション場面を設定し，ルーティンにコミュニケーション機能の学習を促した。また，子どもの動機の高いおやつや飲み物，給食場面を活用することも重要である。

■ どのように促すか？　手がかりは何か？
→場面に合った表現を教えるには，模倣での教示から徐々に手がかりを減らしていき，自発的な表現に変えていく方法(漸次的接近法：シェイピング)が主に用いられる。しかし，注意しないと子どもが機械的にセラピストの真似をしてしまうこともある。その場合はモデルの人の立つ位置を変えたり，文字や絵を手がかりにするなどの工夫が必要である。

▶▶ 終期評価 ▶▶

【国リハ式〈S-S法〉言語発達遅滞検査などの結果】 1995.6(6：10)時点
・言語記号の受信(理解)面：統語方略語順が可能，PVT(絵画発達語い検査)の語い年齢が4：8で，4歳半のレベル。
・発信(表現)面：助詞を含んだ多語発話が可能。
・質問-応答関係検査：総得点74点で，3歳前半のレベル。
・文字：ひらがな文字の読み，書字ともに文レベルで可能。
・コミュニケーション態度：非良好であるが，要求から報告，注意喚起機能，次いで，許可や質問などの機能を学習し，コミュニケーション機能が拡大した。また，友達の名前への言及が増え，経験したことなど過去の事象についての報告が増えるなど，話題が拡大した。

コミュニケーション生活の変化・QOC の向上

　家庭でも，要求や報告また他者の注意を喚起することや質問など自発的にコミュニケーションを開始することが増えた。また簡単な過去の経験について報告するなど会話が豊かになった。

【解説】

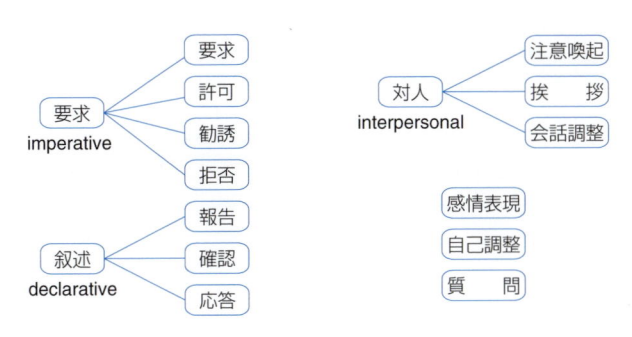

■コミュニケーション機能：コミュニケーション機能とは，コミュニケーションの目的，意図のことである。コミュニケーション機能は，要求，叙述，対人の3つに大別できる（図4）。広汎性発達障害の子どもは，そのタイプにもよるが，受け身的で自発的なコミュニケーションが少なかったり，自発的なコミュニケーションがあっても報告が少なく要求に限られていることも多い。また，要求に至らず，自傷や他傷，パニックなどの不適切な行動になることも多い。こういった場合，訓練のターゲットをコミュニケーション機能の学習にすることで，実用的なコミュニケーション能力を向上させることが重要である。

■話題の拡大：話題（テーマ）とは，コミュニケーションの内容的側面である。ひたすら自分の好きなバスや電車の話しかしないという話題の偏りは，広汎性発達障害の子どものコミュニケーションに多く認められる特徴の一つである。話題は子どもの興味の対象を反映する。したがって子どもの興味や関心を拡大することは，ひいては子どもの話題を拡大することになる。また，他者と活動を共有することは，話題を共有することにつながる。したがって，初期には手伝いや製作，絵本などの他者との共同の活動を促しなが

図4　コミュニケーション機能の分類

ら，徐々に写真や絵日記を用いて経験したことについての再現活動を通して話題の拡大を図る．

アドバイス

　語彙や語連鎖などの言語の構造面だけでなく，コミュニケーション態度，機能などの言語の機能面に焦点を当てた例である．言語を持っていても「使えない」という，言語の機能面の問題が集約して現れるのが広汎性発達障害の子どもたちである．場面に合った使い方をスモールステップで指導していくことも，コミュニケーションの専門家であるSTの仕事であり，今後開拓すべき領域でもある．

〔症例提供：島村（原）広美〕

参考文献
1) 佐竹恒夫：コミュニケーションのフレームワーク．言語発達遅滞研究 3：1-17, 1997.
2) 佐竹恒夫，東江浩美，知念洋美：質問一応答関係検査．エスコアール，1997
3) 東川　健，佐竹恒夫，原　広美，他：言語発達遅滞児（自閉症）のコミュニケーション訓練(1)―通園施設との連携におけるコミュニケーション機能の拡大．横浜市リハビリテーション事業団研究紀要 8：111-116, 1997
4) 原　広美，佐竹恒夫，飯塚直美，他：言語発達遅滞児（自閉症）のコミュニケーション訓練(2)―話題の拡大．横浜市リハビリテーション事業団研究紀要 8：117-120, 1997

コラム⑭

子どもは会話や質問-応答関係を，どのように習得するのだろう？

会話とは，聞き手と話し手が知識や感情などに関する情報を言語的および非言語的な表現により交換することで，相互理解や共感(あるいは誤解や反感)に至る，一連のプロセスである。会話という言語活動は，自分の知識や感情を文章で表現し相手の言った文章の内容を理解する，複数の文の連鎖である「文章」と，聞き手と話し手が役割を交替しながら互いに相手から自分の知りたい新たな情報を得るために尋ね応答し，適宜会話の調整も行う「質問-応答関係」，という2つの構成要素からなる。このような「文章」と「質問-応答関係」を中心とする会話能力は，0歳台前半からの共鳴的動作や，0歳台後半からの非言語的なターンテーキングに始まり，乳幼児期を通して発達的に習得され，6歳前後の就学期に一定の達成をみることになる。この過程を通じて，交換される情報量は飛躍的に増大し，学童期以降もさらに拡大し精緻なものとなる。

その発達を「構造」的観点からみると，身ぶり動作や視線による非言語的コミュニケーションに始まり，1語発話から多語発話という単文，さらに単文を連ねた「文章」による理解と表現が可能になる。「内容-話題面」では，1歳前後から現前している事物・事象に関し述べるようになり，その後過去に経験した出来事や未来のことなどの非現前事象をことばにより想起できるようになる。さらに言語記号が相互に関連して意味ネットワークが形成され言語記号の自立性が生じ，ことばに対しことばで答えたり，イメージを想起できるようになる。「コミュニケーションの機能面」では，1歳前後から始まる要求や報告・ネーミング遊び，次に「何？」と事物名称を尋ねる質問が生じる。さらに要求が許可や勧誘・依頼へと精巧に分化し，会話の過程をメタ的(高次)に制御する「コミュニケーション調整」などにも拡大する。

臨床的な検査場面において子どもの会話能力を評価するために「質問-応答関係検査」がある。この検査の特徴は，①2歳台から就学前後までのレベルの幼児を対象とし一貫した評価が可能，②検査結果をノーマルデータと対照できる，③所要時間は短く臨床場面で他の言語発達検査と併用して実施できる，④子どもの正答や誤答を質的に分析し発達的な評価ができる，⑤検査結果を言語発達遅滞児への訓練プログラム立案に活用できる，ことである。課題内容は，①ことばでことばを想起する課題として，子どもの名前や天候を尋ねる〈Ⅰ. 日常的質問〉や〈Ⅱ. なぞなぞ〉，②複数の文を連鎖させる文章の表現をみる〈Ⅶ. 説明〉，③検者の話す文章を聞き取りその後の問いに答える〈Ⅹ. 文章の聴理解〉などがある。「質問-応答関係検査」に基づく検査結果の分析により，就学前後までの質問-応答・会話の発達を以下の4段階に区別す

ることができる。

(1)（無反応）・現前事象の段階（2歳前半）：検査場面では『無反応(no response：質問がわからない場合に「ワカラナイ」などの発話で聞き手にフィードバックすることができない状態)』（以下特徴的な反応パターンを『　』で示す）が反応全体の約半数を占めている。言語能力としては一定の語彙を獲得し多語発話が可能となっていても，質問-応答関係の検査状況での会話には応じられない子供が多い。話題の範囲は，その場に現前している人や物について話題とする『現前事象』に限られる。

(2) 自己経験・連想の段階（2歳後半～3歳前半）：未熟であるが意味ネットワークが成立し始め，初歩的な会話が可能となる。しかし，一般化した説明ができず自分の実際の体験に引き寄せて答える『自己経験』や，質問の一部から関連する他の語彙を思いついて答える『連想』の誤りが多くみられる。話題の範囲は現前事象から非現前事象に拡大し始める。そして『ワカラナイ』という表明ができるようになり，話しかけられたら応じなければならないという会話の基盤となる協調の原理を習得し始める。

(3) 意味ネットワークの段階（3歳後半～4歳）：意味ネットワークとは，子どもが習得した語彙が，関連のある他の語彙と相互に有機的につながり，形成されているネットワークである。意味ネットワークが成立すると，「質問-応答関係検査」の〈Ⅲ．仮定〉や〈Ⅴ．語義説明〉などの，ことばでの質問にことばで答えることが可能となる。日常会話が十分に成立し，非現前の事象について文章で説明することが可能となる。この段階ではじめて，ことばでことばに答えるという言語世界の自立性と独立性が獲得され始めると言える。また「ことば」に対するメタ的な操作が必要となるなぞなぞやしりとりなどのことば遊びも可能となる。一定の話題を維持する『話題の継続性』が成立し，『話題が逸れる』ことは少なくなり，自分の発話を会話の流れに沿ってコントロールすることができ始める。

(4) メタコミュニケーションの段階（5～6歳）：この時期には，相手や場面に合わせて『要約』や省略ができるようになり始め，基本的な会話のルールを習得する。またわからない時には，語義の質問をする，わからない理由や質問の難易について評価を述べることができる。話題では，未知の事柄についても応じることができるようになり，共通体験を持たない相手と情報の共有，ことばによる新たな知識の獲得が可能になる（メタコミュニケーション：コミュニケーション事態のモニタリング・調整能力であり，話し相手や先行する発話などの会話の文脈，自分の発話意図と内容および文章での表現，自分の知識など，それぞれに関する評価とコントロールを行うこと）。

参考文献
1) 佐竹恒夫，東江浩美，知念洋美：質問-応答関係検査．エスコアール，1997

コラム⑮

広汎性発達障害/自閉症スペクトラム(自閉症)

〈定義〉
(1)広汎性発達障害：国際的診断基準のDSM-Ⅳなどで用いられている概念で，① 相互的対人関係の質的異常，② コミュニケーションの質的異常，③ 幅が狭く反復的・常同的行動・興味・活動のパターン，の3領域の障害を持つ。「広汎性発達障害」の中核はカナー(1943)の報告に基づく古典的自閉症の臨床像を示す。
(2)アスペルガー症候群：アスペルガー(1944)の報告に基づいてウィング(1981)が提唱した概念で，カナーの古典的自閉症と多くの類似点があるものの知能や言語能力が比較的高い一群を指す。
(3)自閉症スペクトラム：社会性，コミュニケーション，想像力の「三つ組」の障害により定義され，カナーの自閉症，アスペルガー症候群，これらの中間的な状態を含む広い概念である(ウィング，1996)。社会性の障害の主なタイプとして，他者にほとんど関心を示さない「孤立型」，他者からの働きかけには応じるが自分からはあまり働きかけない「受け身型」，他者と積極的に関わろうとするが関わり方が一方的で奇妙な「積極・奇異型」がある(ウィング1979)。
(4)また，知能指数(IQ)が70あるいは85以上の場合に「高機能広汎性発達障害／高機能自閉症スペクトラム」と分類することがある。自閉症の障害を説明する理論としては「心の理論」障害説，「弱い中枢性統合」説，「実行機能」障害説などがあるが定説はない。

〈コミュニケーション評価・指導上の留意点〉
　語彙，文法などの言語能力は，重度に障害されている人から高い言語性IQを持つ人までいるが，問題の本質は社会的文脈の中でことばや身ぶり，表情，声の調子などの意味を適切に解釈・使用する語用論的側面にある。したがって評価に際しては，遊びや自由会話場面を設定し，相手の意図を適切に解釈できるか，自分の意図を効率良く伝えられるか，相手の意向や話題の変化に応じて遊びや会話を柔軟に展開できるか，などを細かく検討する。「受け身型」や「積極・奇異型」はコミュニケーションが良いように見えることがあるが，知能に見合った相互的コミュニケーションが成立していないことを見落とさないように注意する。また，どの発達レベルにあっても，コミュニケーションの失敗が自傷・他傷やパニックなど不適切な行動の誘因となりやすいので，コミュニケーションの視点からも対応を検討してみる。
　現時点では自閉症に対する万能の治療プログラムは存在しない。指導に際しては，自閉症の特性，言語発達レベル，認知プロフィール，好みなど個々の子どもの特性，年齢などを考慮し，TEACCH(後述)に代表されるような構造化された指導方法[1]と，非指示的な遊びや活動の中で他者との相互的なやりとりや社会

性の発達を促すプログラムを柔軟に組み合わせることが望ましい。実物，写真，絵，文字などの視覚的手段は，言語獲得の初期段階に限らずどの発達段階でも有用である。指導室での1対1の指導のような安定した見通しの立ちやすい環境では学習が比較的スムーズに進むが，日常生活でのコミュニケーションとの間には大きな隔たりがある。このことを十分に認識し，家庭や園・学校で何がコミュニケーションを阻害する要因になっているかを分析し（例：他の刺激に気をとられて注意が散りやすい，予定がわからないので不安），日常生活で役立つ能力の獲得を促すこと，環境の構造化を含め家庭や園・学校で実施可能なコミュニケーション支援プログラムを提案することがSTの重要な役割である。

文献

1) 飯塚直美，藤岡紀子：自閉症の子どもへのコミュニケーション支援．大石敬子（編）：ことばの障害の評価と指導．大修館書店，152-175，2001
2) 飯塚直美，大石敬子：自閉症・学習障害．伊藤元信，他（編）：新編・言語治療マニュアル．医歯薬出版，57-83，2002
3) ローナ・ウィング：自閉症スペクトル―親と専門家のためのガイドブック．久保紘章，他（監訳）．東京書籍，1998
4) 内山登紀夫，吉田友子，水野　薫（編）：高機能自閉症／アスペルガー症候群入門―正しい理解と対応のために．中央法規，2002

コラム⑯

Ⅰ群（コミュニケーション態度良好）のコミュニケーション行動の発達；機能の拡大

表1（次頁）は，1：9にコミュニケーション態度良好と評価されたダウン症児の，その後のコミュニケーション行動の発達を育児記録から拾ったものである。6歳時IQ 60，障害児保育を経て特殊学級へ入学。

1：9には，視線や感情交流は自然で，手遊びを好み，初歩的な手段による要求表現や，絵に対する身ぶり表現が可能であったが，受信（理解）行動は限られ一方的だった。2：5に単語の理解が可能になると，現前場面で記号を用いた双方向のやりとりが成立し，3：11に2語連鎖の受信が可能になると，ことばを用いたやりとり，非現前の報告，選択疑問文への応答などが可能になった。5：5に3語連鎖の受信が可能になると，電話で要求を伝える，「誰？」の質問に答える，「ドウシタノ？」と自ら質問を発するようになった。また，パズルに「ボク　デキナイヨ」と予測したり，「ボク～シタノ」「（自分は）カッコイイ」と，自己についても記述するようになった。9：6に段階5-1（語順）になったが，メモに『パパへ　いくせいしつのかみ（誕生カード）にかいてください　○○より』と書いて頼んだり，語の定義では，ガス…「ムズカシイカラデキナイ」，ざる…「クダモノヲイレル」など本人なりに述べた。なお，簡単ななぞなぞへの応答は容易だったが，出題することは不十分だった。

2. 自閉症のコミュニケーションへのアプローチ

　I群(コミュニケーション態度良好)児は，人や相互交渉への関心という，コミュニケーションを成立させる基盤は持っているが，よりよいコミュニケーション生活のためにコミュニケーションスキルをどう発達させるかは，ST，家族・周囲の大人に依存している。多様な経験をさせながら，言語記号とコミュニケーションの発展を見届ける必要がある。

表1　コミュニケーション態度の良好な知的障害児のコミュニケーション機能の分化

コミュニケーション機能		歳:月　言語記号	1:9　段階2　事物の基礎概念	2:5　段階3-2　音声記号	3:11　段階4-1　2語連鎖	5:5　段階4-2　3語連鎖	9:6(小4)　段階5-1　語順
要請	受信(理解)	他者の命令に従う	・簡単な指示⊕；チョウダイで渡す ・他者の指さしに無反応	・「〜(物)取ってきて」⊕	・頼まれて隣室へ行き「パパ起キテ」	・結果や予測を述べる⊕；パズル「アーマチガエタ」「ボク デキナイヨ」*(6:6)	
	発信(表現)	自分の要求を表現する	・要求表現⊕，注意喚起の発声，物を渡す，始まりの動作，指さし	・「チョウダイ」と言って物をもらいにくる	・2語発話で要求⊕；「アイス ホシイ」「ママ(本)読ンデ(下)サイ」「大キイノ(ほしい)」	・電話で頼む⊕；「パパ 早ク帰ッテキテ」「ネーチャン(トイレ)早クシテヨ」(催促)	・メモで頼む⊕；『パパへ いくせいしつのかみ(誕生カード)にかいてください ○○より』
記述・報告	受信	記号を解読・理解する	・音声・身ぶり：物⊖；/モシモシ/に対し身ぶりをするが，実物を選ぶのは不確実	・成人語音声：絵⊕；/デンワ//ハサミ/他，絵を取る前に身ぶりをすることがある	・2語連鎖4形式⊕ AOVは対象の誤り	・3語連鎖2形式⊕	
	発信	記号を産生・表現する	・絵：身ぶり⊕；動物の絵に弁別的な身ぶりをする(象―鼻にさわる，猿―片手をあげる) ・家族にも絵を説明してほしい(ネーミング要求)	・絵：成人語音声⊖；電話―身ぶり犬，猫―幼児語バナナ―「バ」	・検査絵：2語発話⊕；名詞や身ぶり ・「ウンチナーイ」(非現前) ・「ママ デンワ」と呼びにくる	・検査絵：2語発話⊕ ・自分の服装に「カッコイイ」* ・「ボクネ〜シタノ」の報告が多い*	・語の定義；ガス：「ムズカシイカラ デキナイ」 ざる：「果物ヲイレル」 ・お話を作る
質問―応答	受信	質問に応ずる		・yes-noを表現する⊕；物を示されて食べるかどうか質問されて，首を動かす	・どっち？に答える⊕，しっこ？うんち？→「シッコ」アイス？ジュース？→「アイス」	・誰と行ったの？→「オ父サント，オ母サント，○○ネーチャント，ボクト4人デ」	・簡単ななぞなぞを楽しむ⊕；赤くて黒い粒々のついた小さい果物は？→(イチゴ)
	発信	質問を発する				・「(TV番組が)アル？ ナイ？」 ・(母の手のバンドエードに)「ドーシタノ？」 ・「(パズルの)足(は)ドコ？」(6:6)	・なぞなぞを出題する⊕；「リンゴノ果物ハナンデショウ？」
特徴			相互交渉は成立するが一方的；発信＞受信	記号を用いたやりとりの成立	非現前の報告，選択疑問文への応答	疑問詞疑問文への応答や自発，自我の目ざめ(*印)	書字の実用化，ことばで考える

第9章

AAC（補助・代替コミュニケーション）によるアプローチ

　この章では，運動障害などのために発語の獲得がおそらく難しいであろうと予測される症例に，発語に代わるコミュニケーション手段を念頭に置きながらAAC(augmentative and alternative communication；補助・代替コミュニケーション）と呼ばれるアプローチを実施した症例を集めた。AACは1950年代に生まれた比較的歴史の浅い領域だが，近年急速に進歩しつつある。ASHA (American Speech-Language-Hearing Association)の定義(1991)では，重度の言語表出/理解の障害を一時的または永続的に代償し，コミュニケーションの改善を図る試みとされ，音声発信（表現）困難だけでなく，音声受信（理解）が困難な言語発達遅滞の子どもたち（知的障害の有無にかかわらず）も，もちろんAACの恩恵を受けられることがわかる。AACは，記号(symbols)だけでなく，さまざまなディバイス(aids，手段)や方略(strategies)，技法(techniques)を含めたシステムとして位置づけられるが，言語発達遅滞の子どもたちにもこのAACシステムの考え方を取り込んで訓練プログラムが立てられ，実際に訓練が実施されていることが，この章だけでなく他の章の症例からも見てとることができるだろう。

1. 気管切開を伴う重複障害児のAAC

⇨音声発信（表現）の獲得が困難と思われる重複障害症例に訓練プログラムを考えるときは？

　知的障害に多発奇形を伴い，気管切開をしているために発声が困難で，発語に代わる発信（表現）手段の獲得が必要な症例を紹介する．

■ VOCA（voice output communication aid；音声出力コミュニケーションエイド）や絵記号がまだ十分普及していない時期に，AACの観点から訓練を行った症例である．言語発達全般を促しながら，それぞれの発達段階に応じたAACを考えて実施している．

▶生育歴・相談歴 ▶▶

●1983年生，6歳，女児．
【周胎生期】　39週，生下時体重2,200g．仮死があり，人工換気を37日間，酸素投与を100日間行った．
【一般発達】　定頸1：4，座位1：8，つかまり立ち6：0．
【既往歴】　3：0に気管切開術を施行．
【医学的診断名】　多発奇形症候群（両側前腕断裂，両足部形成不全），脳神経麻痺（外転神経麻痺・顔面神経麻痺など），身体発育障害，精神遅滞，小顎症と舌後退による呼吸障害，肺性心．
【教育・相談歴】　生後から約6年間，A病院新生児センターに入院．6：6にBセンター肢体不自由児施設に入園，C養護学校に入学．13：3に退園後，D養護学校に転校．
【言語相談歴】　6：6にBセンターで言語訓練開始，週1回．13：3に退園した後は，外来で月1回．

▶初期（訓練開始時）評価 ▶▶

【国リハ式〈S-S法〉言語発達遅滞検査などの結果】　1990.6（6：6）時点
・受信（理解）面：実物のセットA（事物-人形），B（対となる事物）の「歯ブラシ」，「コップ」が受信（理解）可能．絵カードでの受信（理解）は不可．食器類や吸引などの医療用語以外の語彙はほとんど未獲得．
・発信（表現）面：有意語，身ぶり発信（表現）はなし．腕でポインティングして

直接的な要求表現をする。
- **動作性課題**：3種はめ板は1/3，積木構成は積むことが可能。
- **コミュニケーション態度**：非良好。興味・関心の対象は，食べることと新聞や電話帳をめくることに限定。
- **聴力・口腔器官運動**：聴力は問題なし。気管切開をしているため発声はほとんど不可。喀痰量が多く，誤嚥，胃逆流現象などのリスクがあるために気管切開孔の閉鎖は困難。口腔器官の運動は下顎の下制・挙上は可能だが，口唇・舌の分離した動きはみられない。
- ●**症状分類と段階**：Ⅱ群（コミュニケーション態度非良好）―段階3-2（音声記号）

【発達・知能検査などの結果】

6：7時の新版K式発達検査では，姿勢・運動DQ10，認知・適応25，言語・社会14，全体では20であった。

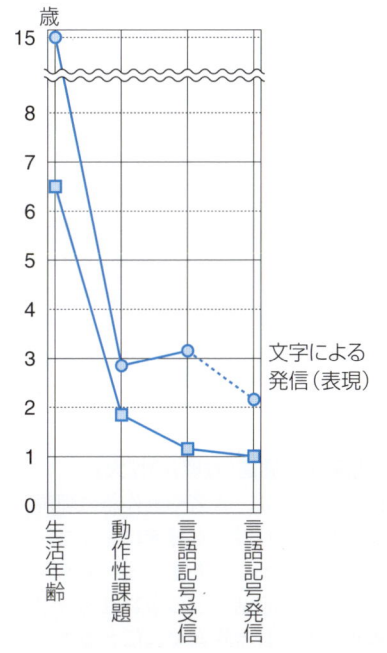

図1　個体内プロフィール

【評価のまとめ】

コミュニケーション態度は非良好で，音声記号の受信（理解）面は，段階3-2（音声記号）をかろうじて通過し1歳過ぎのレベル，音声発信（表現）はなく1歳未満のレベル。単語レベルで"ことば"はわかっているが，話せないT群（音声発信未習得）の状態であるが，発語器官の運動障害があるので特に分類はしない（**図1**）。

初期評価のポイント

■ 実物を用いた検査で，音声受信（理解）ができるときは？
→絵カード検査も実施する。絵カード検査で受信（理解）できない場合には，症例の興味や生活経験などを参考に，その他の実物の名称の理解や簡単な指示理解について問診または観察して，言語理解力の広がりを確認する。

■ 初期評価の時点で気管切開をしていて発声ができない症例において，音声発信（表現）の獲得の可能性をどう考えるか？

→発達,成長とともに発声が可能になる場合を考慮して,どの程度分化した構音の産生が可能か,構音器官の運動能力を評価しておく必要がある。口腔器官の運動模倣ができない場合は,摂食や歯磨きのときに観察したり,視診,触診を行い,運動発達が同等レベルの子どもと比較を行う。

▶訓練計画の立案 ▶▶

【訓練適応】
気管切開孔の閉鎖は長期的にも困難で,口腔器官の重度の運動障害があるため,発語の獲得は困難と思われる。発語に代わるコミュニケーション手段の獲得に向けて,言語発達全般の向上が必要と考え,訓練を開始した。

【ゴール設定】
言語発達全般,および視覚認知面の発達を促しながら,それぞれの発達時期に応じて音声に代わる発信(表現)手段を保障して,最終的に実用的な発信(表現)の手段が確立するよう図る。

【訓練プログラム】
(1) 身近な日用品や食べ物,人名,簡単な動作語などの理解語彙を拡大する。
(2) 本児の可能な動作に配慮した身ぶり発信(表現)を獲得し,日常場面での使用を図る。
(3) 絵記号や文字の習得に向けて,図形弁別や系列構成などの基礎学習を行う。
(4) 学校や病棟での活動を中心に,興味や関心の対象を広げながら,コミュニケーションの機会を増やす。

▶訓練経過 ▶▶

週1回,40分の言語訓練を実施した。

【第1期(6:6〜7:8) 受信(理解)の向上と身ぶり発信(表現)の拡大】
受信(理解)面では事物名称のカテゴリー内分化を図り,人名や動作語の理解も拡大した。また2語連鎖では〈所有＋事物〉の受信(理解)が可能になった。発信(表現)面では症例の腕や肩の動きで表現できる身ぶり発信(表現)を導入し,ちょうだい,バイバイなどの初期的身ぶりや靴,電話などの事物対応身ぶり,食べる,寝るなどの動作語の身ぶりを獲得した。日常場面では伝わるまで何度も腕でさして要求したが,身ぶりは使わなかった。受信(理解)面が向上するにしたがって,相手の話しかけを理解し,yes-no反応での応答が少しずつ可能になった。

【第2期(7:9〜8:5) コミュニケーション・ブック(写真)の発信(表現)】
興味や関心の範囲が玩具や友だち,看護師に広がってきたため,カテゴリー

別に写真を貼ったコミュニケーションブックを作成した(図2)。コミュニケーションブックは，歩行車のテーブル上に乗せて常時携帯し，3か月後にようやく日常場面で使い始め，勤務する看護師を報告したり，描画や折り紙などの遊びを自分で決めるようになった。また第1期で獲得した身ぶり表現を日常場面で使用するようになった。相手の注意を喚起できるように，歩行車に取り付けたドアチャイムを鳴らし，振り向いた相手にコミュニケーションブックのごはんの写真を指し，食べる身ぶりで食事の催促をした。

【第3期(8:6〜10:7)　絵記号，文字記号の学習とディバイス(手段)の拡張】
　絵記号の学習を導入して「パン(を)切る」のような2語連鎖〈対象＋動作〉を構成することが可能になった。また肩や腕で下唇を押し上げて吸破音を模倣し，「パン」として自発発信(表現)するようになった。文字学習を開始し，絵と文字単語の結合は進んだが，文字単語構成は語頭の1文字しか構成できなかった。看護師の名前に関心を持ち，50音表を指すので，看護師や友だちの写真と名前を大きく印字した文字学習の参照用ノートを作成した。日常的には身ぶりとコミュニケーションブックの写真を主に使用し，VOCA(おしゃべりくんハイ！，アルファシステム社)も導入した(図3)。各ボタンに絵や写真を貼り，「【かんごふさん】【いっしょにあそぼう】」のように2単位をつなげた自発発信(表現)がみられるようになった。またコミュニケーションブックと絵記号のコミュニケーションボード(図4)を組み合わせて「○○さん(が)日勤」という2語連鎖の報告も行うようになった。質問-応答関係では，簡単な日常的質問に答えられるようになったが，話題は看護師のことに限定されていた。

【第4期(10:7〜12:3)　パターン限定の文字発信(表現)】
　文字学習では清音の一音一文字対応を先に獲得したが，文字単語構成は，「みかん」が「かんみ」になるなど，要素は正しいが配列を誤った。また文字単語カードを用いて2〜3語連鎖の文を構成できるようになった。質問-応答関係では家族構成や天気などの定型的な日常的質問に答えられるようになった。カフスボタン型カニューレに変更し，一時的に犬[ワンワンワン]，車[ブー]，歯ブラシ[ハ]など数語の音声発信(表現)を獲得したが，呼吸状態が悪化したため，従来のシャイリーカニューレに戻した。日常場面では文字を用いた

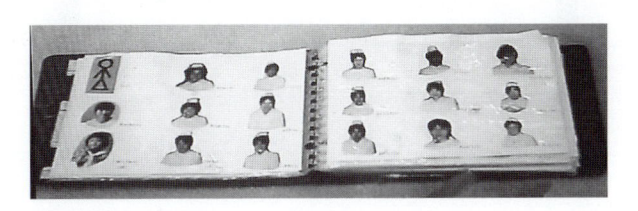

図2　写真・絵のコミュニケーションブック

図3　VOCA（おしゃべりくんハイ！）　　図4　絵記号のコミュニケーションボード

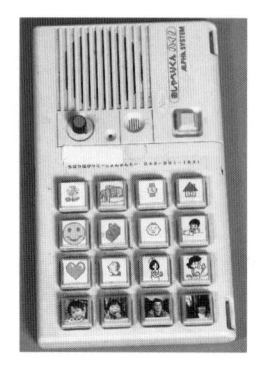

VOCA（トーキングエイドα，ナムコ社。橈骨の断端で入力可能）を携帯し，症例の関心のある単語や句を書き込んだ参照用の小型ノート（図5）を見ながら「○○さんおはよう」のような文字発信（表現）を行い，次第に自発発信（表現）できるようになった。第4期後半には看護師の勤務形態や挨拶だけでなく「○○さんくるまできたの」のように看護師の通勤手段や，他の子どもの食事の献立について文字発信（表現）が可能になった。

【第5期(12：4〜15：8)　文字発信の実用化】

　訓練で文字学習が進み，文字単語構成が可能になった。看護師の車の色に関心を持ち，色名の受信（理解）が急速に進んだ。文字を用いた小型のVOCA（コミュニケータ，キヤノン社）に替え，身ぶり発信を補助的に使った。看護師の協力によって食事の挨拶の当番など，病棟内でVOCAを使う機会を増やしてから，自発的な語連鎖発信が増加し，「☆☆がおとうさんくるまできたの」（☆☆：

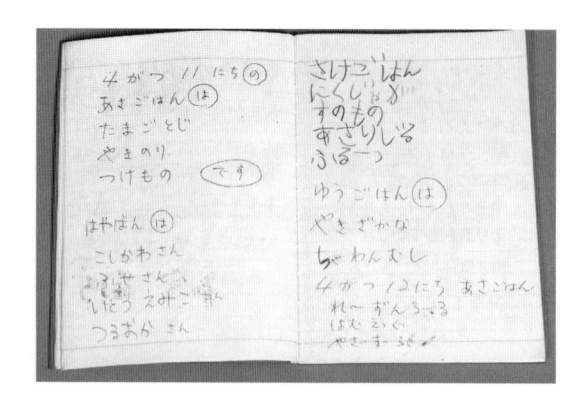

図5　参照用ノート

症例の名前)「○○さんあそぼう」のように既学習パターンにない自発発信(表現)も行うようになった。参照用ノートは補助的に使用するが，人名など，関心の強いものは自力学習できるようになった。簡単ななぞなぞに答えたり，「おかあさん(の)きんようび(の)よていなんですか」のように症例から発問するようになった。

【解説】

発信(表現)手段は，初期には身ぶり，次に写真や絵を併用，VOCAも導入して，絵記号の使用と文字学習の開始，発声が可能になった時期には音声発信(表現)にもアプローチしつつ，最終的には文字発信(表現)が主体，補助的に身ぶりを使用することとなった。

訓練のポイント

■ 運動障害を重複する症例への身ぶり発信(表現)の導入はどうするか？

→コミュニケーションの相手や場面が家庭や学校などに限られているときには，指さし(手，腕，視線で指し示す場合も含める)のような直接的な要求表現だけでもあまり不便はないが，子どもの発達や活動範囲の広がりにしたがって，非現前(時間・空間的に別の場面)のできごとが話題に上るようになると，子どもは指さしだけでは伝わらないフラストレーションからストレスを感じるようになる。そこで早期から子どもの運動能力に応じた簡単な動きの身ぶり発信(表現)を導入して，自分の言いたいことを間接的に記号で発信(表現)するという新しい行動体制を獲得しておくと，その後に写真や絵，絵記号で表現する学習を進めやすくなる。

本児独自の身ぶり発信(表現)は，マカトン法や手話のように一般に知られていないので，スタッフに身ぶりリスト(第3章74頁参照)を配布して，どの場面でもコミュニケーションが成立するように配慮した。

■ 訓練室でできるのに，日常場面でできないのはなぜ？

→本児は訓練室で獲得した身ぶり表現を日常場面で使えるようになるまで11か月かかり，写真や絵のコミュニケーションブックは3か月かかっている。日常場面はさまざまな相手と新規な話題でコミュニケーションを取り，注意がそれやすい環境であるため，訓練室よりも負荷が高い。そこで時間差があることを前提に，訓練室と同じレベルを目指さず，日常場面では既に習熟しているやさしい記号の使用を促すと短期間で実用化しやすい。

■ yes-no表現はいつ教えるか？

→「これ食べる？」「もう寝る？」のように状況の手がかりが豊富にあっ

て，yes-no の応答が〈要求-拒否〉という最も基本的な意味関係である場合は，音声受信(理解)できるようになったばかりの段階でも成立しやすい。本児もこのような状況では，初診時からうなずいて要求し，首を横に振って拒否していた。しかし「お母さん，おつかいに行ってもいい？」(〈許可-禁止〉)，「テレビ見た？」(〈肯定-否定〉)，「○○先生いる？」(〈存在-非在〉)などのように，日常場面の話しかけはさまざまな語彙や構文から成り，yes-no の応答の意味も異なっている。また非現前のできごとを想起する認知的な能力も必要になってくる。本児も初期にはこれらの質問には，すべて yes 表現をしていた。yes-no 表現を教えるには，音声受信(理解)の拡大が不可欠であり，本児も動作語や〈所有＋事物〉の 2 語連鎖の音声受信(理解)が可能になる頃から，no の時には無反応が出始め，そのあと首を横に振る no 表現が出現した。yes-no 表現が十分定着したら，わからない，どちらでもいい，という表現も教える。

▶ 中期評価(終期評価) ▶▶

【国リハ式〈S-S 法〉言語発達遅滞検査などの結果】 1997.3(13：3)時点
・受信(理解)面：3 語連鎖 1 形式〈動作主＋対象＋動作〉が可能。
・発信(表現)面：文字発信(表現)を主体に，そのほかに有意語 3 語(吸破音でパン，[vΦ]で車，[a]で歯磨き)，身ぶり約 50 語。
・質問-応答関係：定型的な質問に応答が可能(天気，曜日など)。
・動作性課題：10 種図形 10/10，描線(自助具使用して)円，十字が可能。
・コミュニケーション態度：境界域〜非良好
●症状分類と段階：Ⅰ〜Ⅱ群(コミュニケーション態度境界域〜非良好)—段階 4-2(3 語連鎖)

【解説】
　音声発信(表現)の獲得は，当初予測していなかったが，数語獲得した。最終的には，VOCA を用いた文字発信(表現)が実用化し，補助的に身ぶりを使用している。16 歳のときに在宅人工呼吸療法となり，訓練は中断となった。

【コミュニケーション生活の変化・QOC の向上】
　退園後は，症例の妹が家庭で必要な語彙について独自な身ぶりを考案して(図 6)，家族間ですぐ伝わるように工夫をしている。話題は，食事と自分や家族のスケジュールに関することが主だが，予定を質問したり，何度も発信(表現)して確認することで 1〜2 日間の行動の見通しを持てる。

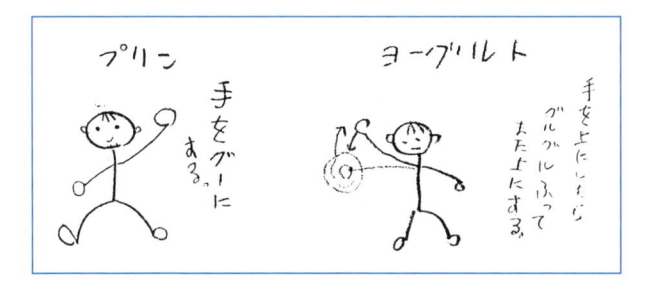

図6　妹の考案した身ぶりの例
本児の妹がSTに説明するために描いた絵

【その後の方針】

養護学校の在宅訪問教育を受け，Bセンター内の施設に短期入所したときにVOCAの点検などを行っている。

解説

症例のAACは音声発信（表現）の獲得を補い，代替するものである。広義のAACは，音声発信（表現）だけでなく，音声の受信（理解），読むこと，書くこと，すなわち言語の4つのモダリティ（様式）を補完，拡大（augment）し，あるいは代替（alternate）するもので，さまざまなコミュニケーション障害を有する小児から成人までを対象とした取り組みの全体を指す。

アドバイス

本症例は1990年代前半に訓練を行ったが，現在であればチャイムの代わりに第1期から1キーのVOCA（ビッグマック®など）を使ったり，第3期にPCSなどを学習して多様な場面に合わせた教材を効率的に作成し，日常でのコミュニケーション活動を広げる工夫ができたと思う。STは常に新しい情報を入手し，有効なディバイスやアプローチなどから精選し，訓練プログラムに柔軟に取り入れる姿勢が必要である。

参考文献
1) 知念洋美：気管切開を伴う重複障害児のAAC. 言語発達遅滞研究 3：59-71, 1997

コラム⑰

発信行動習得モデル

　音声発信(表現)の獲得が困難な症例に，どの時期にどのような発信(表現)手段を導入したらよいのか，臨床経験が少ないと悩むところである。図1は発信行動習得モデルで，音声発信(表現)が困難な状態からスタートして，実用的な発信(表現)手段を獲得するまでの訓練経過を矢印で記すことができる。この図には，大きく分けて3つの記号のフィールドがある。すなわち 身ぶり記号 ， 視覚的記号 ， 音声記号 である。各フィールドの中は，発達を考慮して下から上に向かって習得しやすい順に配置されている。

　 身ぶり記号 では，表情や体の動き・姿勢などのボディランゲージや，指さし，手さし，視線(eye gaze)のような定位行動が初期に習得される。中心となる身ぶり記号は，ちょうだい・バイバイ・おしまい・トイレなどの「初期的・慣習的身ぶり」，電話・靴・コップ・リュックなどの「事物対応身ぶり」，花・飛行機・書く・大きいのような「動作語他の描写的身ぶり」などがあり，独立した高次の言語体系として手話や指文字がある。「事物対応身ぶり」は，子どもによってはそれほど使用頻度が高くない場合もあるが，対応する身体部位を触るだけでよく，身につける動作と類似しているので，身ぶり記号の理解・表現の導入には適切である。音声発信(表現)獲得の手がかりとなるステップとして，呼気を掌に吐いて /ha/ を導く「構音補助動作」，タッピングのような「音節対応動作」がある。 身ぶり記号 には，ディバイス(手段)は必要ないが，習得には一定の運動能力が前提となる。これらの 身ぶり記号 は，AACシステムの記号(symbols)のうち，非補助系(unaided symbols)に相当する。

　 視覚的記号 は，やさしい順に「写真」「絵」「絵記号」「図形記号」「文字単語」という連続性をもってとらえることができる。また「実物」を下位の視覚的記号として位置づける。文字学習が進むと「文字単語構成」「文字単語構成(4文字以上)」「語連鎖」と続き，50音の行×列の構造を利用したり，書字あるいは空書といった運動を通じて発信(表現)が可能になる。これらの視覚的記号を使用するときには，ディバイスが必要になる。例えば「絵」を記号として使用するには，ローテクのコミュニケーションカード，コミュニケーションボード，コミュニケーションブックなどに載せた「絵」を指さしたり，筆記具を用いて描画する。音声発信(表現)獲得の手がかりは，「文字枠補助」など3つのステップがある。これらの 視覚的記号 は，AACシステムの記号(symbols)のうち，補助系(aided symbols)に相当する。

　 音声記号 は，発声をベースに，開口や舌挺出のような「口腔器官運動」を最もやさしいレベルに据え，「単音」「単音節」「同音反復」「異音節結合」「語連鎖」と上に行くほど音形が難しくなる。発達過程では，ワードパーシャル

(例：りんごを[go]，帽子を[bo]と言う)も「単音節」の音声発信(表現)として許容する。

　発達の一時期に 身ぶり記号 や 視覚的記号 を発信(表現)し，徐々に音声模倣が可能になって 音声記号 の発信(表現)が実用化する症例， 音声記号 の発信(表現)が不明瞭なために 身ぶり記号 や 視覚的記号 を発信(表現)手段として併用する症例， 音声記号 の発信(表現)が実用化せず， 身ぶり記号 あるいは 視覚的記号 が実用的な発信(表現)手段となる症例，などさまざまな訓練経過のパターンをこの図に描くことができる。ST自身が自分の訓練プログラムを検証する上でも役立てられたい。

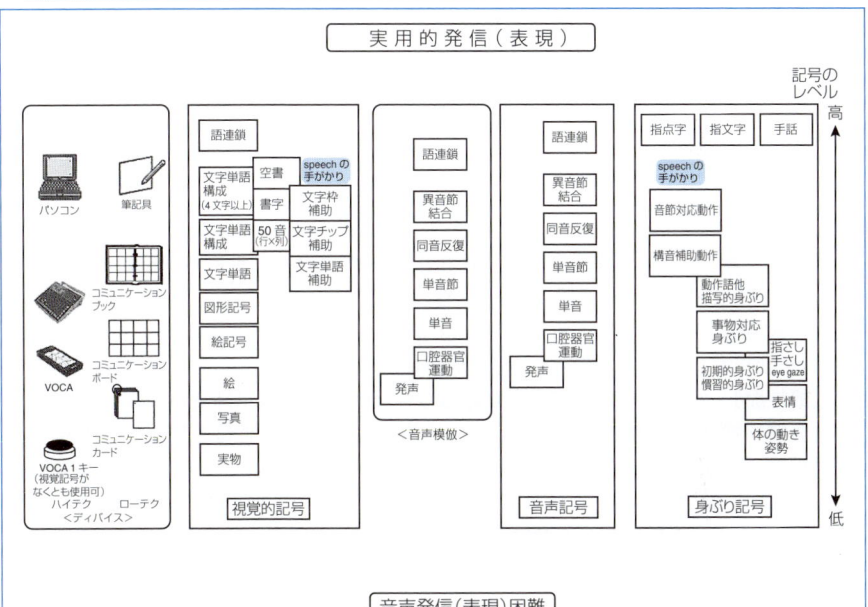

図1　発信行動習得モデル

2. 難聴を合併し重度脳性麻痺者でAAC手段導入によりコミュニケーションに向上がみられた例

⇒重症心身障害児施設における重症児者に対するAACアプローチとは？

　本症例の訓練経過は，個別訓練の内容だけでなく，施設という一般家庭と違った環境の中で，AACが重症児者にとってQOLの視点からどのような意義があるのか，チームアプローチはどうあるべきかを示したものである。

▶生育歴・相談歴▶▶

●1967年生，初診時年齢は18歳。男性。18歳のとき重症心身障害児施設に入所。
【周胎生期】　自然分娩，生下時体重3,450g，新生児期に重度の黄疸が認められ，生後3週間まで保育器に入っていた。
【一般発達】　定頸1歳，独り座り5〜6歳，独歩不可。下肢操作による電動車椅子使用および食事，着脱衣，軽作業可能。
【既往歴】　2〜3歳ごろ痙攣発作が認められたが，6〜7歳以降認められない。
【医学的診断名】　脳性麻痺，アテトーゼ型四肢麻痺。感音性難聴で補聴器使用。
【教育・相談歴】　2歳ごろ障害者福祉センターで脳性麻痺と診断された。6歳E養護学校に入学。18歳高等部卒業，高等部では週3日は寮生活であった。その後実習所を経て重症心身障害児施設へ入所となった。施設入所時のSTの聴力検査・諸評価で初めて難聴が判明した。

▶訓練開始時評価▶▶

18歳9か月
・聴力：平均聴力レベルは右90dB，左72dB。
・姿勢・発声発語器官機能など：ATNR残存。筋緊張は動揺性で精神高揚時や活動時急に高くなる。頭部コントロールが不安定で後屈しやすい。「アー」の発声持続：努力性で2〜3秒。口唇の閉じ5回/10秒，舌出し4回/10秒，いずれも努力性で不随意運動を伴う。吹く：ほとんど鼻から漏れる。
・構音：発声は歪んだ母音。
・音声模倣：3モーラ数の模倣（＋），両唇音模倣（−）。

【国リハ式〈S-S法〉言語発達遅滞検査などの結果】

・受信(理解)面：事物名称 15 語成人語，動作語，大小可。色名，2 語連鎖不可。
・発信(表現)面：有意語と認められるものはない。語音弁別：あいまい。
・文字：タイプライターで自分の姓名を打つことは可能であったが，身近な具体物の名称を打つことは不可能で 50 音文字も未習得であった。
・コミュニケーション態度：重度の発声発語器官の運動機能障害を有していたため，呼び掛けは発声，要求は視線を向けたり指先，足先で指したりしていた。また具体的な伝達内容や意志確認は周囲からの問い掛けに対する yes-no (うなずく，首を振る)による応答手段で行っていた。難聴ではあったが，日常高頻度に使用される語彙の理解はあり，視覚的な情況判断力は良好であったためか，具体的情況下でしかも家族であれば，意志疎通に大きな問題となる主訴は聞かれなかった。しかしながら施設職員や初対面の人との会話，非現前の話題になるとしばしばお互いの意志疎通が困難になった。
・発達・知能検査(臨床心理士実施)：PVT(絵画語い発達検査)VA(語い年齢)は 3：4，コロンビア知的能力検査発達年齢は 9 歳前半，WISC-R の動作性検査テスト年齢は 7：2～12：2 であった。

【評価のまとめ】

感音性難聴であり，重度の発声発語器官の運動機能障害を有する。下肢および足指の操作能力が高い。知能検査のテスト年数，日常生活の行動面から大きな知的障害はないと推測された。有意語はない。音声言語理解に制限がある。視覚的認知能力は良好だが文字は未習得である。コミュニケーション態度は，人との関係や意欲は基本的に問題ないが，どちらかといえば集団参加は消極的。難聴と重度の身体機能および発声発語器官の運動機能障害のため意志疎通に支障をきたしている。

初期評価のポイント

重症心身障害児者(以下重症児者)のコミュニケーション能力とそれらを支える諸能力全般を短期的に判定することは，さまざまな障害が合併しているため困難なことが多い。しかし標準化された各種テストを用いたり，関連職種，家族からの情報を得ながら継続的に評価を行う必要がある。また AAC 導入に際しては利用者個人内の諸能力の評価だけではなく，彼らを取り巻く環境面も同時に検討していく必要がある。

(a) 個人内評価
■ 聴力検査
→脳性麻痺には聴力障害が合併することがあるが，障害が重いと聴性行動反

応が観察しにくいため，難聴が見逃されてしまう場合があるので，注意が必要である。

■ 発声発語器官運動機能
→成人の重症者の場合，その状態が短期的に改善し音声言語を用いた実用的コミュニケーションが可能かどうか，重症度はどの程度か判断する。

■ 構音
→特に明瞭度の点で身近な人と初対面の人では了解の仕方が違ってくる。

■ 姿勢・運動
→コミュニケーション場面やエイド使用時の姿勢や運動状態を検討する。

■ 随意部位とその巧緻動作
→yes-no応答サインを行う際の身体部位の動かし方やポインティングの方法，各種エイドやスイッチの操作方法などを検討する。

■ コミュニケーション状況
→要求行動，周囲からの働きかけの受け取り方，興味の持ち方，情緒面，意志疎通などの安定や偏りなどを評価する。

■ 受信(理解)面
→状況下の理解から各種語彙，語連鎖，質問の意味理解までを評価する。

■ 発信(表出)面
→有意語の数やその内容，有意語がない場合でもやりとりの中でどのような内容を相手に伝えようとしているのか判断する。
　また呼び掛け，要求，応答など伝達手段は発声，発語，体の動き，表情，視線などどのような方法を用いているのか評価する。

■ 知的能力
→コミュニケーションの図りにくさが知的発達によるものか，またその後の訓練内容，手続き，エイドの使用方法，話題の導入など理解しながら進められるかどうか，知的発達面を評価する

■ 視覚認知能力
→文字やシンボルの弁別，位置の記憶，スキャンに対する追視などに必要な視覚認知面の発達状況を評価する。

■ 記号の習得状況や理解能力(文字，シンボルなど)
→既に文字，シンボルなど習得しているか，新たに学習するとすれば文字習得のための基礎的能力，シンボルの意味理解，恣意的な記号より有縁的な記号が適切かなどを評価する。

(b) 環境面の検討課題（利用者家族も含め検討していくことが望ましい）

■ 主訴
→周囲とのコミュニケーションが困難になる情況を具体的に聴取する。
■ 利用者のニーズについて ST と療育者が共通認識を持てるか。
→検査だけでは得られない療育者からの情報と，検者が提供した情報を交換し，利用者の意欲，興味，本人や家族の考えを尊重しニーズにあった無理のないプログラムを作成する。
■ AAC に対する共通認識
→ AAC は，それまでのコミュニケーション方法を否定するものでなく，併用しながら行うものであること，習得にはある程度時間を要すること，より詳細な伝達内容を伝えるには周囲も良き受け手になることなどの認識を高め合っていく。
■ 経済状況や周囲の機器に対する知識など
→よりハイテクになれば経費がかかったり，本人だけでなく周囲も機器操作に習熟していく必要がある。周囲への支援方法も考える。
■ キーパーソン
特に施設では多くのスタッフの協力が必要となる。利用者，家族，病棟，関連スタッフの意見を調整する役割が必要となる。

▶訓練計画の立案▶▶

【訓練適応】
当初は補聴器装用訓練と音声表出に向けた訓練を実施したが，すぐに音声言語表出は困難と判断。しかし視覚認知が良好，足指によるポインティングが可能なことから，コミュニケーションボードを使用し，文字やシンボルによる意志表出に向けた訓練を実施した。

【ゴール設定】
(1) コミュニケーションボード上の文字その他のシンボルを用い，意思をより詳細に伝達できる。
(2) 他者からの情報をコミュニケーションボードを用いて収集し，聴覚的情報を補う。
(3) コミュニケーションボードを日常生活の中でも使用し，より円滑なコミュニケーションが行える。
(4) トーキングエイドも併用し，さらにコミュニケーションを拡大する。

訓練経過

●月2回，40分～1時間の言語訓練を実施した。

【第1期(18:8)　聴力の判定および補聴器装用】

18:9で初めて難聴が判明し，近隣のリハビリテーションセンターにて耳掛け式補聴器を装用した。病棟職員および家族に補聴器の必要性を説明し装用情況を記録してもらいながら，適応に向け指導した。その結果，外泊時に家族から，今まで気づかなかった背後からの車の音や小鳥の声に気づくようになったとの報告を受けた。本人も電池がなくなるとすぐ職員に訴えるなど，補聴器は日常生活面を聴覚的に支える上で欠かせないものになっている。

【第2期(18:0～20:0)　構音訓練と文字訓練】

構音訓練：聴覚弁別，口腔機能訓練，音声摸倣などを通し訓練を行った。その結果，初診時不可であった/ba/の連続が3回/10秒可能になったり，意識すれば/b/音を産生したり，舌，口唇の使用の意識化は高まったが，その他の変化はみられなかった。

文字訓練：入所当初，本人用タイプライターで姓名を打てたこと，単語の聴覚的な弁別が可能で，文字の視覚的弁別も問題がなかったこと，足の親指によるポインティングが正確であったことなどから，文字操作による意志表出を目標とした。エイドは経済的理由，携帯性などからハイテクではなく手製の50音表ボードの使用を目標とした。語音弁別，単音弁別，語頭音抽出，1音1文字対応，構成，パターン的単語表出など1年3か月間訓練を行った。

その結果，あ行文字，身体部位の一部，ST担当者名，ケースワーカー名，天気，「あしいたい」などいくつか文字による表出行動がみられたが，その後なかなか進展せず実用的な使用にはさらに時間を要するように思われた。

【第3期(20:3～)　ST個別におけるコミュニケーションボード訓練の導入】

文字訓練期間中もST訓練場面や病棟で，特に非現前の話題になるとお互いの意志疎通にしばしば混乱する場面が続いていた。そこでもっと短期的に補助手段として導入できるものを検討した結果，シンボルを用いることとした。

予定など確実に伝え合えるように数字や曜日，日常生活用品，職員・家族，場所，身体部位，色紙，動作などイラスト化したもの，トーキングエイド用シンボル，パターン化した文字を用いてB4版の厚紙に掲載した(図1)。

要求内容，出来事，予定，気持ちなど想定した場面や実際の場面でその都度コミュニケーションボード(以下ボード)上のシンボルを指して伝えるように指導した。またSTも伝達の際，口頭だけでなくボード上のシンボルを用い，ボードに慣れさせたり，ボードを用い詳細かつ正確に伝え合えることを実感してもらうようにした。

訓練3か月後に本人自ら外泊に関してシンボルを用い，次のように伝えてきた。

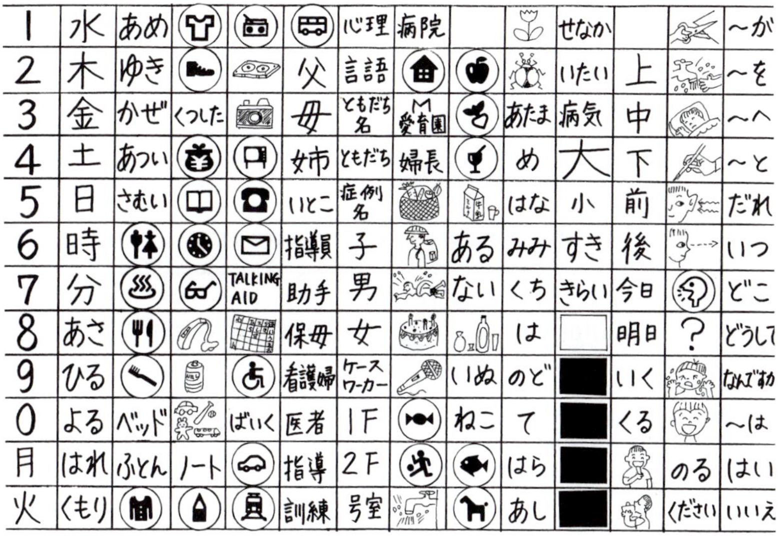

図1 コミュニケーションボード

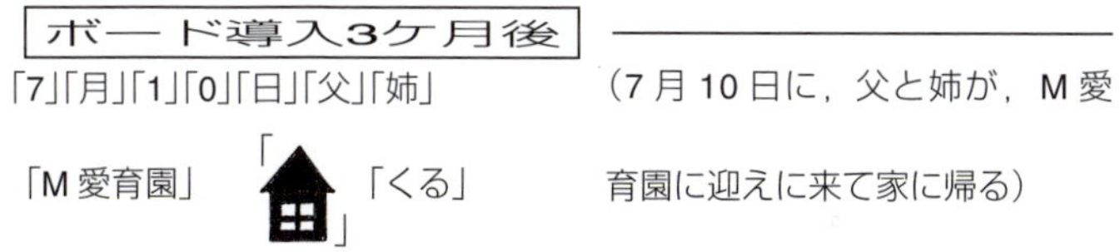

ボード導入3ケ月後
「7」「月」「1」「0」「日」「父」「姉」　　　（7月10日に，父と姉が，M愛
「M愛育園」　　　「くる」　　　育園に迎えに来て家に帰る）

図2 表出内容の例①

"「7」「月」「1」「0」「日」「父」「姉」「施設名」「家のシンボル」「くる」"（7月10日に，父と姉が当園に迎えに来て家に帰る）（図2）

【第4期(20：6～)　コミュニケーション行動の拡大】

　個別の場面でボードの効果が見られたので，ボードによるコミュニケーションの拡大を目的に病棟，グループ指導，家庭でも使用してもらうことにした。また近所の店で買物の際の使用も試みた。

　使用にあたっては，音声主体のコミュニケーションがなぜお互いに混乱するのか，その原因を改めて説明し，まず症例のコミュニケーション症状を理解し合うことから始めた。ボードの目的と予測される効果，同時に限界もあることについて認識を共有するようにした。ミニカンファレンスを通して，具体的にデモンストレーションを行いながら協力体制を整えていった。

　1か月後に病棟より，"「父」「～は」「家のシンボル」「～へ」「姉」「～は」

予定

「△(M園)」「ほうちょう」「トマト」「ハム」
（M園で17日にトマトやハム、ほうれん草を切って料理をする）

「ほうれんそう」「きる」「1」「7」

経験

「1」「0」「月」「3」「0」「日」「やきゅう」「くろ」
（テレビで野球を見た。巨人−黒の帽子−が勝ってうれしかった）

「てれび」「みる」「うれしい」

要求・意志

「症例姓名」「1」「△」「いく」
（ぼくは一人でも家へ帰りたい）

疑問

（見学者を前にして）「だれ？」
（この人は誰ですか）

- -

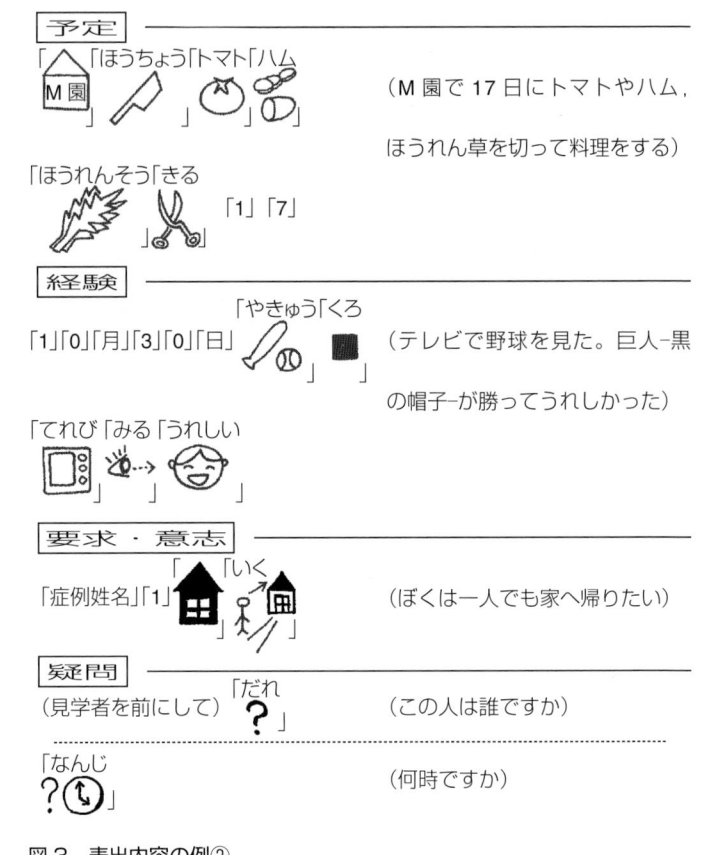

「なんじ？」
（何時ですか）

図3 表出内容の例②

「いとこ」「家のシンボル」「～へ」"（家に帰って父や姉、いとこに会う）とシンボルを指して伝えてきたとの報告がなされた。

　家族からは、普段の生活場面では特に問題はないが、園のことや曜日、月日など予定を話すときにはボードがあると助かる、とのお話をいただいた。

　また病棟から行き先などもっとあるとよいなど、ボードの改良の必要性の意見もあったのでB4版厚紙2枚の表裏を用い改訂版を作成した。

　特徴は本人も周囲もわかりやすいように、シンボルをイラストにし、文字習得の可能性も残しながら文字で説明も加えカテゴリー別にした。さらに見出しを取り入れ項目が足りないときには見出しを指すようにした。その後の変化としてST場面でみられた表出内容の例を図3に示した。

　また看護や心理からもボードの導入後、会話が増えた、行動範囲が広がっ

た，積極性が出てきたなどコミュニケーションや生活面での変化が報告された。

【解説】
　本症例では，コミュニケーションボードを導入することにより，より自発的かつ明確な内容を持ったコミュニケーション行動の拡大を図ることを目的とした。訓練開始3か月後，自発的にボード上のシンボルを指し，父親と姉が園に迎えにくることを正確な日にちを示しながら予定を伝達することができた。
　さらに出来事，要求，状態，感情などの伝達のほか，それまでほとんど質問される側であったものが，"？"のシンボルを用い相手に質問するようになるなど，コミュニケーションボードという視覚的モードが，症例の聴覚-音声回路を補いコミュニケーションを拡大する上で有効であったと言える。なお，本症例のAACシステムを表1にまとめた。

表1　本症例のAACシステム

操作部位	操作方法	エイド	記号	表出方法
右下肢母指	ポインティング	コミュニケーションボード	文字・シンボル・イラスト・色紙・数字	自発的にシンボルをポインティングしていく

訓練のポイント
- 早期に音声言語表出，構音改善が可能か？
- 文字使用の実用性がどこまで可能か？
- シンボルの持つ意味の理解状況は良好か？
- 身体の一部によるシンボル操作の正確さ速さはどの程度か？
- 意思内容に合わせたシンボル操作が適切に持続して行われたか？
- 周囲の協力を得られながら訓練がなされたか？
- 利用者にとっても周囲の者にとってもAAC手段は使用しやすいものであったか？
- 日常生活の中でどの程度使用されるようになったか？

> ▶ **終期評価** ▶▶

> 【ITPA】
> 　ことばの理解：1990年5月　2：6以下，1992年12月　3：10。
> 【国リハ式〈S-S法〉言語発達遅滞検査】
> 受信(理解)面：3語連鎖1形式(動詞文)：(＋)
> コミュニケーション態度：お互いの意思疎通が図りやすくなった。
> 【日常語彙】　職員名，場所・日常品名など聴覚的理解語彙の増加。
> 【コミュニケーションボードを用いて】
> 　月日，曜日，時間のやりとりが適切に行われ，疑問，動作，感情，状態を表すシンボルの使用も可能になり，コミュニケーションの質に変化がみられた。

【解説】

　本症例の経過報告は，重度脳性麻痺者のより自発的な意思表出を支援するために，彼らのニーズをふまえながらより効果的な方法をいかに選択し実施し拡大していくかを述べたものである。結果として当初設定したゴールはほぼ達成できたが，このことは単に手段の獲得ということだけでなく，AACはコミュニケーションや生活の質の向上，療育の観点に重要な意義をもたらすことも報告した。さらにこれらの意義が実現されていくには利用者個人に対する評価や訓練だけでなく，周囲の関連職種や家族のAACに対する理解やさまざまな環境整備に関する検討をチームアプローチの視点から取り組む必要のあることも添えた。

【アドバイス】

　重症児者に対するAACアプローチのための評価はまだ確立しているといえないが，基本的な評価はできる範囲で行う必要がある。その際家族，身近な療育者，関連スタッフからの情報もその後の訓練を進める上で重要な指針となっていく。AACの使用はSTをはじめ個別的な場面から始まることが多いが，拡大に伴い，周囲のAACに対する共通認識，エイドの適応状況など再検討課題が出てくる。STはこれらの課題を関連スタッフで共有できるよう橋渡しの役目をすることも必要である。また，症例の症状によってはローテクやハイテクの種類，習得までの期間もさまざまである。AACはその後の生活に潤いをもたらすものであると希望を持ちながら時間をかけて取り組むようにしていく。できれば検討会など定期的に開くことが望ましい。

【その後の方針】

　現在，症例はボードを電動車椅子の下に常に携帯し日常生活上ボードは欠

かせないものになっている．しかし使用場面が設定されたグループの時間内や特定の相手の時など限定されているので，さらに日常化のための検討が必要である．

またトーキングエイドの使用も試み，一時期，劇や院内の売店で使用したが，本人はボードがいちばん使いやすく実用化に至っていない．現在ではワープロ，パソコンの簡単な操作も可能なので，症例の意思を尊重しながらよりハイテクの手段を用いた AAC を検討することも，今後の課題と言える．

参考文献
1) 飯高京子，畦上恭彦，大伴　潔，他(編)：シリーズ言語臨床事例集第3巻—言語発達遅滞(2)．学苑社，2001
2) 大石敬子(編)：ことばの発達と障害3—ことばの障害の評価と指導．大修館書店，2002
3) 笹沼澄子(監修)：入門講座/コミュニケーションの障害とその回復—第1巻子どものコミュニケーション障害．大修館書店，1998
4) 言語発達研究会：言語発達遅滞研究第3号．エスコアール，1997

3. 重度脳性麻痺児のコミュニケーションの拡大

⇒運動障害が重く，コミュニケーション手段を持たない脳性麻痺児に対するアプローチとは？

　本症例は，知的障害を伴う重度の脳性麻痺児（混合型四肢麻痺）である。発声・発語機能だけでなく前言語的コミュニケーションを支える運動機能（身ぶり，指さし，物呈示，持続的なアイコンタクトなど）にも障害があり，具体的なコミュニケーション手段を持たない。「わかっていそう」と評価されながら，具体的な行動が乏しいために，正確な能力を把握しにくい。また，対物的にも対人的にも受け身的で自発性に乏しい症例である。

■ 自分の行動が他者に影響を与えることに気づかせていく。
■ 直接検査上では把握できない受信（理解）面を，行動観察や情報収集から，できるだけ正確に把握する。
■ 本児の運動機能や知的な能力の範囲で可能なコミュニケーション手段をすべて活用し，自発的なコミュニケーションができることを目指す。
■ 訓練場面だけでなく，生活の中でのコミュニケーション方法について考慮する。

▶ 生育歴・相談歴 ▶▶

●1990年生，訓練開始年齢は3歳。男児。
【周産期】　在胎28週，緊急帝王切開。生下時体重1,162g。
【運動発達】　座位保持不可。日常生活動作全介助。
【医学的診断名】　脳性麻痺（混合型四肢麻痺），てんかん，交代性外斜視，近視性乱視，知的障害。
【教育・相談歴】　A病院で痙性を指摘され，0：10当センターを受診。PT訓練を開始。1：2センター内の肢体不自由児通園施設に入園，同時にOTとSTによる摂食訓練を開始。現在は肢体不自由児養護学校に在籍。
【言語相談歴】　1：2に「離乳食が進まない」ことを主訴にSTによる摂食訓練を開始。3：5にコミュニケーションに対する具体的なアプローチの必要性を感じ，週1回〜月2回程度の言語訓練を開始。2年8か月継続した。

3. 重度脳性麻痺児のコミュニケーションの拡大

▶ **訓練開始時評価** ▶▶

【国リハ式〈S-S法〉言語発達遅滞検査などの結果】 1993.7（3：5）時点
　重い運動障害のため，具体的な行動を要求される検査は実施できなかった。

【訓練開始以前のコミュニケーションに関するエピソード】
　STによる摂食訓練開始当初から対人的な微笑みがみられた（1：2）。人見知りが始まった（1：4）。繰り返し遊びの中で『予期的構え』がみられた（2：2）など，正常発達から遅れながらも乳児期後半のコミュニケーションに関するエピソードがみられた。

【行動観察や情報収集による評価】
・理解（受信）面：食事や外出時に喜ぶなどの『状況指標の理解』がある。「もうやめようか？」というと怒る，「じてんしゃ」のような自分の好きな物の名前を聞くと喜ぶなど，音声記号の理解がある程度あることが予測された。
・発信（表現）面：音声記号の発信はないが，名前を呼んだり，話しかけたりすることに対して，/ai/のような発声が認められた。身ぶりはなかった。
・コミュニケーション態度：良好であるが，対物／対人的にも非常に受け身的で，声をかけられるとうれしいが，自分から他者に働きかけることはなかった。yes-no応答はすべて/ai/（yes）で答えてしまい，不確かだった。姿勢や体調により一貫性を欠くが，指さしの方向を見る応答の『視覚的共同注意』が認められ始めた。
・聴力：問題なし。
・口腔運動器官：呼吸，発声・発語のみでなく，摂食機能にも問題があった。

【評価のまとめ】
　コミュニケーション態度は良好で，Ⅰ群（コミュニケーション態度良好）である。記号の受信（理解）面は検査上では確認できていないが，『状況指標の理解』や生活の中で音声記号に反応する場面が認められた。音声発信（表現）は/ai/（はい）のみ。指さし，物呈示など前言語期の意図的なコミュニケーション手段も持たなかった。受信（理解）面に比し，非言語/前言語的コミュニケーションを含む発信（表現）面が遅れていると推測された。

▎初期評価のポイント
■ 運動障害のため一般的な検査ができない場合，知的な能力の評価は？
→検査を実施できない場合に行う評価は，臨床的な行動観察と，症例と日常的に関わっている人からの問診（情報収集）によって行われる。
■ 情報収集や臨床観察では，一般的な項目に加えどのような項目をチェックするか？
→前言語期のコミュニケーションに関わる項目をチェックする。具体的に

は，対人的な微笑み，情動的な泣き，人見知り，物・場所の区別（好き嫌い），予期的な構え，ADLなどへの部分的な参加・協力，参照的注視，共同注意，状況指標の理解，状況の中での言葉の理解などである。

■養育者や他の療育スタッフから得た情報収集の客観性をどう保つか？
→(a)情報収集で聞きたい内容については，具体例を出しながら説明する。例えば食事の状況指標の理解を確認する場合，「これから食事が始まるということは，いつからわかるか？」と聞くだけでなく，「食器が並べられた時か？　エプロンをつけた時か？　マンマするよと言った時か？」など想定される例を複数挙げて尋ねる。
→(b)できるだけ具体的なエピソードを答えてもらう。また，「○○はわかっている，できる」と答えた場合は，どのような行動から判断したかも合わせて聞く。
→(c)情報収集は家族や他の療育スタッフなど複数から行う。STはその情報を基に個々の能力について実際の臨床場面で確認していく。情報収集と臨床観察が中心の評価は，主観が入りやすくなる。具体的な内容を経時的に確認し，家族を含む他者と検証していくことが大切である。

■個体内プロフィールをどう整理し，訓練適応を考えるか？
→現在のコミュニケーション状況が，主に知的障害に起因するものか，運動障害の影響が大きいのかを考察する。知的な能力から判断すると前言語期のコミュニケーションが可能だが，運動障害によりコミュニケーションが成立しにくくなっている場合は，環境調整を含めた介入が必要である。知的な能力とコミュニケーション能力間の乖離が大きくなるほど訓練適応は高くなる。

▶訓練計画の立案 ▶▶

【訓練適応】
　本児は運動障害や視覚機能の障害などの影響により，理解面に比し，非言語/前言語的なコミュニケーションを含めた表現が遅れていると考えられる。コミュニケーションへのアプローチが必要であるとし，訓練を実施した。

【ゴール設定】
(1)具体的なコミュニケーション手段の獲得。
(2)音声記号の受信(理解)面のより正確な把握・評価と向上。
(3)日常的なコミュニケーション能力の向上。

3. 重度脳性麻痺児のコミュニケーションの拡大

【訓練プログラム】
(1)からだの動き，視線などが他者に影響を与えることに気づくような場面を設定する。
(2)視線（アイゲイズ）を「物を指示する機能」としてコミュニケーションの中に位置づける。
(3)「受容」-「拒否」のサインから yes-no 応答の成立を目指す。
(4)自発的にコミュニケーションが開始できるようにする。

▶訓練経過▶▶

●週1回から月に2回の頻度で，40分間の言語訓練を実施した。発信（表現）面を中心に記す。

【第1期(3:5～4:1)　具体的なコミュニケーション手段の確保】
　自分の視線や発声，からだの動きが他者に影響を与えることを知り，コミュニケーション手段として意図的に使用できるようになることを目標とした。
　本児の具体的な行為に合わせて，応答的に声をかけたり，介助ややりとりを進める場面を設け，自分の行為が他者の行動に影響を与えることに気づきやすいようにした。訓練場面では，本児が操作しやすい玩具遊びの中で行われ，保育や家庭の中でもADLの介助や遊び場面の中の注意すべき点として取り入れられた。
　また，「物を指示していく機能」として，視線のコミュニケーションを導入した。既に指さしを見る応答の『視覚的共同注意』が成立していた。それをもとに，「ごみ」-「ごみ箱」，「玩具」-「かご」などの日常の片づけ場面や活動の予告や玩具の操作を見せる場面の中で，本児が次のことを予期し，先行的に見る場面を促した。見ることに対して，声かけや活動開始のきっかけにするなどのフィードバックを行うことで，自分の視線を他者が読めることに気づく経験を重ねた。その結果，「○○はどこ？」のような質問に対して，本児がよく知っている物なら，見て答えられるようなった。しかし，絵カードや実物を机上で選択することは難しかった。
　yes-no 応答に関しては，本児が過度に感情的に反応しないような現前事象の「拒否」場面を設定して，no反応が出れば嫌な場面を回避できるようにした。例えば好きな玩具で遊ぶことを中断し，本児のno反応が出ればまた玩具を出してくるような場面である。no反応は /akan/，/nai/ の有意味語の出現とともに確かさを増し，簡単な現前事象では，yes-no 応答が成立するようになった。

【第2期(4:2～5:4)　視線によるコミュニケーションとその拡大】
　シンボルなどのコミュニケーション手段の活用を念頭において，視線による

絵カードの選択を目標に，訓練を実施した。対となる事物を視線で指示する「ふるい分け」を開始し(図1)，はめ板，絵カードの選択へと進めた。絵カードや具象性の高いシンボル(PCS：picture communication symbols)が視線で選択できるようになるまでに，1年程度の期間を有した。一方，絵カードを音声で選べるようになって2か月程で，それを用いた簡単な質問(例；「鼻の長い動物は何？」)に応じられるようになり，比較的理解面が高いことが確認された。

視線は日常生活のコミュニケーションでも使用され，その場にある物や人を選択肢に挙げて質問に答える場面を設け，可能になった(例；「誰と家に帰るの？」→母親を見る。「次，どっちの部屋に行くの？」→ST室を見るなど)。

しかし，絵カードの選択を視線で行うには，机上で最大1/3選択までが上限であること，描画表現が複雑な動作語や語連鎖のカードは判別できないことなど，今後シンボルボードへの展開を考える上で，限界があることが予測された。また，聞かれれば応答できることは増えているが，自分からコミュニケーションを開始することが難しく，受け身的な状況は続いていた。

この時期 yes-no 応答は，非現前の状況や近過去にも正しく答えられるようになった(例：「○○先生は眼鏡をかけている？」，「昨日は△△行った？」)。

【第3期(5：5〜6：1)　自発的なコミュニケーション】

可能なコミュニケーション手段を用い，自発的にコミュニケーションが始められることを目標とした。

VOCA(voice output communication aids)をこの期から導入した。本児の運動機能を考慮し，1音声出力型のビッグマック(BigMack®，Ablenet社)を選ん

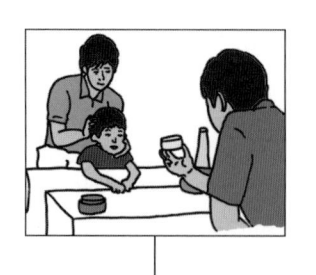

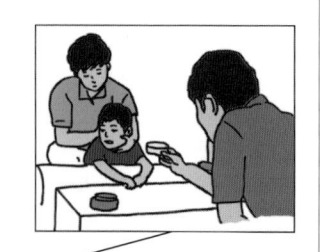

子ども		見本項への定位	選択項への定位 →視線での指示	
ST	見本項の呈示			操作による フィードバック

図1　視線によるふるい分け
見本項を呈示されると，選択項を見る(=視線で指示)ことで，ふるい分けを行った。初期にはコップ重ねとタワーリングを教材に用いた。

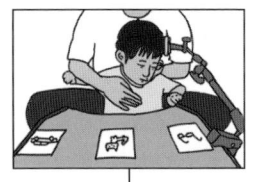

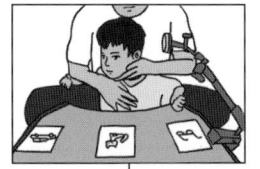

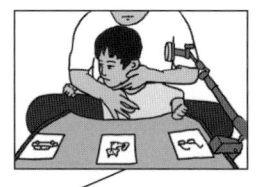

3. 重度脳性麻痺児のコミュニケーションの拡大　227

子ども	VOCAを押す →注意喚起		大人をモニター →共同注意の確認	視線でシン ボルを示す		確認
ST		子どもの 方に向く			示された ものを取 ってくる	

図2　遅延発信課題1（注意喚起）
VOCAによる注意喚起と視線によるシンボルの指示（＝メッセージの発信）で，本児から発信するコミュニケーションを経験していった。ビッグマックを頭部で操作するため，外部スイッチをつけ，アームで固定した。シンボルは具象性の高いPCSを使用し，選択肢は机上で本児が指示できる最大数の3とした。セラピストが後方からハンドリングし，頭部や視線の運動を助けた。

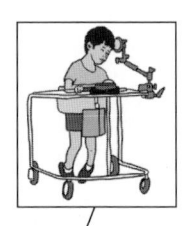

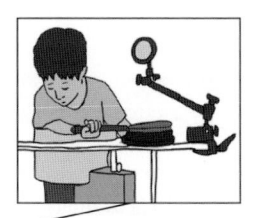

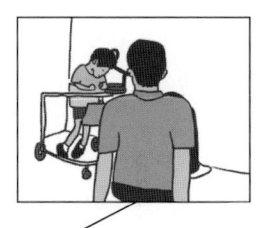

子ども	移動	声を出す→ 注意喚起	大人をモニター →共同注意の確認	VOCAでメ ッセージ		確認
ST		子どもの 方に向く			示された ものを取 ってくる	

図3　遅延発信課題3（発声の使用）
発声による注意喚起とVOCAによるメッセージの発信で，本児から発信するコミュニケーションを経験していった。移動は歩行器で行った。ビッグマックを頭部で操作するため，外部スイッチをつけ，アームで歩行器に固定した。

だ．あいさつや遊びの場面で使用し，VOCAが他者の注意を喚起させたり，メッセージを伝えたりすることに有効であることに気づかせるようにした．

　自発的なコミュニケーションは，注意喚起と，その後のコミュニケーション方法に主眼をおいた2つの遅延発信課題で行った．1つは，VOCAで注意喚起し，視線でシンボル(PCS)を指示して行うもの(図2)，もう1つは，発声で注意喚起し，VOCAでメッセージを伝えるもの(図3)である．どの手段も既に日常のコミュニケーションで使われていたが，複合的に使用することで，自発的なコミュニケーションを経験することができた．

【解説】
　本症例は，自分の具体的な行動が他者に影響を与える経験を基盤に，可能な手段を使い発信(表現)行動を確保し，コミュニケーションの拡大を図った．コミュニケーションを拡大していくには，具体的なコミュニケーション場面を設定して，日常生活の中で使用できるような配慮をすることが重要であった．

訓練のポイント

■ 可能なコミュニケーションの方法はすべて活用できているか？
→重度症例の場合，複数のコミュニケーション手段があっても，どれも十分な機能を果たせないことが多い．視線や発語など，可能な手段がどのような形で生活の中に活かせるか考慮する．

■ 運動機能は，可能な限り発揮されているか？
→前言語期のコミュニケーションは，身体性が強く，具体的な行動に支えられている．重度の運動障害がある場合は知的には可能であっても，運動機能のため前言語期のコミュニケーションがうまくいかない場合も多い．適切な姿勢の設定やハンドリングを行うことで，コミュニケーションをより確実なものとすることができる．PTやOT，姿勢保持装置の製作者との連携は必須である．

▶終期評価▶▶

【国リハ式〈S-S法〉言語発達遅滞検査などの結果】　1996.3(6：1)時点
・言語記号の受信(理解)面：段階3-2(音声記号の理解)以上，動作語，大小(＋)，色(－)．語連鎖は検査不能で確認できなかった．
・発信(表現)面：不明瞭な語を含め有意味語が9語．ただしこの中には，発音は同じだが，状況により意味が異なるものが複数ある(/aeu/は，「帰る」，「変

える」の意味がある)。
- コミュニケーション態度：良好。非現前事象の質問—応答が yes-no や視線で可能であり，3歳前半のレベルであると推測される。また，発声や不明瞭な有意味語，視線，VOCA などを使って，自発的にコミュニケーションが開始できるようになった。
● 症状分類と段階：Ⅰ群(コミュニケーション態度良好)—C群(生活年齢に比し遅れ)-c.受信(理解)＞発信(表現)。

【解説】
　本症例は，2年半以上にわたる訓練の中で，複数のコミュニケーション手段を獲得した。またそれらを組み合わせて使用することで，場面は限定されるが，自発的なコミュニケーションが可能になり，当初設定されたゴールはほぼ達成した。

【コミュニケーション生活の変化・QOCの向上】
　コミュニケーション手段を獲得するとともに，その手段を使用してどのようにコミュニケーションの場面を作っていくのかについては，家族や療育スタッフに継続的にアドバイスを行った(例：視線により物を選択する場合の選択肢数や呈示位置，質問方法など)。そのことにより，周囲の大人とのコミュニケーションが具体的で確実なものになった。また，本児からコミュニケーションを開始できる場面が増え，対人的に活発になった。

【その後の方針】
　就学に伴い訓練は終了したが，定期的な評価を行い，必要に応じて訓練を実施した。評価や訓練の内容としては，現在可能なコミュニケーション手段の確認と，それらを効率的に使用する環境調整，新たなコミュニケーションエイドのフィッティングなどである。

解説「行為の共同化」から意図的なコミュニケーションへ

　重い運動障害を持つ症例の中には，「自分の行為が他者に影響を与えることを前提に行為する」という『行為の共同化』(麻生，1992)が十分に成立していないケースが多い。しかもそれは知的な能力や運動機能を考えると可能と思われても，成立していないケースが多く見受けられる。つまり，自分の行為が他者の行為に影響を与えるという経験を十分にしていない可能性があるということである。ADLや遊びにおいても，大人から介助や刺激を受け

るのみの受動的な存在になっていないだろうか？　具体的な自分の行為に他者が応答してくれる場面を多く設け，「行為の共同化」レベルのコミュニケーションにつなげていくことは重要である．本症例でも第1期からそのような取り組みを実施した．

視線にしても，VOCAの使用にしても意図的なコミュニケーション手段として使用するためには，「自分の行為が他者に影響を与えることを前提に，行為する」ことが必要である．

参考文献
1) 岩根章夫：重度脳性マヒ児のコミュニケーションの拡大．言語発達遅滞研究〈3〉：73-79, 1997
2) 麻生武：身ぶりからことばへ．新曜社，1992

用語解説

状況指標の理解

乳児期後半になると，赤ちゃんは環境の変化や人の様子を手がかりに，次に起こる事象を予測できるようになる．例えば，お母さんが台所で食事の用意をすると喜ぶ，おしめを替えようと取り出すと嫌がり逃げ出すなどである．次にある状況を予期できているとしたならば，どのような状況から判断しているのかについて明らかにしておくことは，重い障害を持つ児の理解面を推し量る上で非常に大切な視点である．

予期的な構え

「たかいたかい」や「くすぐり遊び」などの遊びを繰り返し，楽しめるようになると，遊びの開始に対して構えるようになる（手を出して「たかいたかい」のための抱っこを求める．くすぐったいのを予期して脇を絞めてからだを硬くする）．このことを予期的な構えといい，意図的なコミュニケーションの萌芽反応として，乳児期の後半にみられる．

応答の「視覚的共同注意」

視覚的共同注意とは，ある対象（＝テーマ・話題）に対する注意を視覚的に共有する行動である．視覚的共同注意には，自分から他者の注意を引く（例：指さし）といった始発する共同注意と，他者が注意を促したものへ注目する（例：指さしの方向を見る），応答の共同注意の2つがある．

参照的注視

ある対象(=テーマ・話題)に対して,人はどう反応しているのか「対象」と「人」を交互に見て確認することである。乳児期後半,意図的な伝達段階以前に現れるコミュニケーション行動の1つである。

行為の共同化

ある行為が,他者の反応を引き出すことを前提に行われること。行為は,する者と受ける者との間に共有化され,コミュニケーションのテーマ(話題)となる。指さしなどの指示対象の明確な意図的伝達以前から現れるコミュニケーションである(麻生,1992)。

4. 定期訓練開始後，3語連鎖の受信が可能になった，重度運動障害児症例

⇒重度運動障害児の評価・訓練の一例

　重度の運動障害児は個人差が大きくその評価・指導では，姿勢や介助など個別配慮や試行錯誤的な関わりが重要である。本症例は，移動や操作がほとんどない脳性麻痺児で，「時計どこ？」と聞かれて時計を見るなど音声受信(理解)は可だが，身ぶりや音声発信(表出)はないT群(音声発信未習得)の状態だった。自力での操作の獲得は困難だが，姿勢や上肢の操作の介助・誘導により，受信(理解)面・発信(表現)面が変化した症例である。

■ 重度運動障害児では個人差が大きいので，評価や指導では，姿勢や介助などへの配慮および試行錯誤が必要である。
■ 運動面・操作面や発信(特に要求)面だけでなく，コミュニケーション面や受信(理解)面，認知面へも働きかける。

▶生育歴・相談歴▶▶

●1991年生，女児。
【周胎生期】　在胎38週で胎児切迫仮死(心音低下)。在胎39週で帝王切開により出産。生下時体重3,202 g。仮死産。人工呼吸2日間，保育器・酸素12日。新生児けいれん合併。
【一般発達】　定頸(−)，坐位(−)，移動(−)。
【既往歴】　1:2時に緊張亢進のため弛緩剤使用開始。3:1時にA医療センター入院(発熱)。3:9時にA医療センター入院(肺炎)。
【医学的診断名】　てんかんおよび脳性麻痺によるアテトーゼ型四肢麻痺。
【教育・相談歴】　NICUよりPT開始。1:3時にB園でPT開始，1:10時よりOTおよび療育グループ開始。5:4時に当センターで，PT，OT，肢体不自由児通園(単独通園)を開始。6:10時に市内養護学校に就学し，当センターPT，OT，通園終了。
【言語相談歴】　5:6時に言語初回評価。5:11から週1回の言語訓練を開始。

4．3語連鎖の受信が可能になった重度運動障害児症例

▶ 初期（訓練開始時）評価 ▶▶▶

【国リハ式〈S-S法〉言語発達遅滞検査などの結果】 1995．5（5：11）時点
・言語記号の受信（理解）面：段階3-2（音声記号）1歳6か月レベル，絵カードの視線での選択が可（定位は不明確）。
・発信（表現）面：有意語，身ぶり，意図的な発声なし。
・動作性課題：1歳レベル，事物の永続性可能（おもちゃを隠すとそのあたりを気にする）。
・聴力・口腔器官運動：聴力問題なし。いつも痰が切れず，むせがある。嚥下は舌突出の逆嚥下，栄養摂取は主として経管栄養。口腔器官の随意運動困難。
・姿勢・運動：反り返りを利用し，うつ伏せから仰向けへ寝返ることがある。手を使おうとすると全身性の伸展が出現。手もとに物を提示すると握り込むが，離せない。（注）発達レベルは，日常生活場面の情報を加味して判断した。
●症状分類と段階
　Ⅰ群（コミュニケーション態度良好）─T群（音声発信未習得）─段階3-2（音声記号）

【発達・知能検査などの結果】
【新版K式発達検査】 1997.5　CA 5：11。
　全領域の発達指数（DQ）は6，発達年齢（DA）は0：5。〔姿勢・運動5（0：4），認知・適応6（0：5），言語・社会10（0：7）〕。

【評価のまとめ】
　コミュニケーション態度は良好なⅠ群である。事物名称の理解が可能（絵カードの視線選択）であり，家族からの情報もあわせて音声受信が可能な記号形式-指示内容関係は段階3-2（音声記号）と判断した。有意語はないので症状分類はT群（音声発信未習得）である。

初期評価のポイント
■PT，OTなど他職種から協力を得られたか？
　姿勢や介助，検査設定（配置や教具など）の影響が大きい。PT・OT・集団担当など他職種から情報を集め，事前に検討する。必要に応じ，他職種や家族に，検査場面での姿勢介助等協力を依頼する。
■日常場面（家庭・集団）の情報は十分か？
　ことばの理解（人や物を見る，手さしする，物を取るなど），場面や状況の理解（食事・入浴・外出など），要求や期待の表現（泣く，笑う，身を乗り出す，移動する，物を見る，手さしする，物を取る，発声，身ぶりなど），操作遊び（TVのリモコン操作）などの情報を集める。

■ 評価結果と他の情報に矛盾がないか？
　家族や他職種からの情報や集団場面での様子が評価結果と大きく食い違う場合は，場面を変えて検査，定期的な検査，試行的な指導などの対応を検討する（アテトーゼ型の脳性麻痺児や脳炎等の後遺症の場合，特に判断は慎重にする）。

■ ことばへの反応や理解を確認したか？
　重度の運動障害児では，操作や選択行動がないもののことばには反応する場合や，日常場面ではことばに無反応でも，数回練習すると反応する場合がある。実際の評価場面で，視線で物を選択するか，（物は見ないが）ことばを聞き分けて反応（笑うなど）するかなどを確認をする。

▶訓練計画の立案 ▶▶▶

【訓練適応】
　「～どれ」と聞くと物や絵を見るが，他者からは確認しにくい。自発行動が少なく，意思表現手段は，泣く，反り返る程度。自発行動の拡大，確実な理解方法の獲得，コミュニケーションの手段の獲得のために定期的な指導が必要である。

【ゴール設定】
(1)坐位・臥位などの姿勢で，自力で操作可能な行動の獲得を図る。
(2)姿勢や手の操作の介助・誘導で，操作遊びを経験し簡単なルールの理解を促す。
(3)他者が判断可能な「理解手段」を獲得し，語連鎖の受信（理解）の成立を図る。
(4)コミュニケーション手段を獲得し，要求，報告，質問-応答など，コミュニケーション機能の拡大を図る。

【訓練プログラム】
(1)椅子坐位や臥位で操作遊び。
(2)介助・誘導下での，積む・倒すなどの操作遊び。待つ，積む，人を選ぶなどのルールのある遊び。
(3)視線による人・物の選択，手での選択等を利用した受信（理解）課題。
(4)視線，移動，発声，うなずき，スイッチなどを利用し（自力または介助），課題や人の選択～簡単な質問-応答学習。

> **訓練経過** ▶▶

週1回，1時間～1時間半の言語訓練を実施した。
【第1期(5:11～6:4)　介助による操作経験．3語連鎖の理解が可能に】
(1)あぐら坐位で，重心の移動および上肢の操作を後方から介助・誘導し，積み木を倒す(以下，明記しなくても[手や指での操作や選択]は，基本的に介助・誘導による)。積み木を積んでいる間待つ，積む人を視線で選ぶなどの簡単なルールで遊んだ。(2)動作語の絵カードを選び，指先で引っかくようにして落とすことが可能になった(音声受信)。半年弱で，大小・色名などの語彙，2語連鎖，3語連鎖の受信(理解)が可能となった(3語連鎖の受信は，「動作主」(人)，「対象」(りんご・バナナなど)，「動作」(食べる・切る・洗うなど)の絵記号をそれぞれ選択)。(3)絵本を読む人を，見る・写真を落とす，次にやりたい課題の写真を手で選択するなどの方法により，人や課題の選択が可能となった。(4)近くの物は手で選択し，遠くの物は視線で選択するようになった。(5)自発的な要求は，家で隣に居てもらいたくて泣くなどがみられた。家や療育場面で，発声や泣きが増加した。

【第2期(6:4～7:3)　自力の操作困難．視線，絵記号構成，yes-no(無反応)などによるコミュニケーションおよび文字の学習期】
(1)椅子坐位での操作課題では，全身に力が入りほとんど動けない。側臥位(介助下)でのミニチュア操作は反り返りながら楽しんだ。(2)手で絵記号選択・構成，写真の選択，視線で人，実物，絵の選択を継続した。(3)yes-noの学習を開始。発声・姿勢・スイッチなどによる，明確なyes-noは困難。絵カードを手で選択することをyes，とらないことをno(無反応)として教示(以下，yes-無反応と表す)。見本合わせ状況でyes-無反応が確実となった後，ことばかけに対してyes-無反応が可能となった。複数の絵カードを1枚ずつ指さしながら質問するスキャン方式では，yes-無反応困難。(4)絵カードと文字単語(ひらがな)，ことばと文字単語のマッチング，文字チップでの単語構成，音声で文字チップの選択(1音1文字対応)と順調に可能になった。(5)家での泣きは，強くなった。自由場面で，おもちゃ棚を自発的に見て要求した。また，母からの質問に対する本児の答えが母に正確に伝わるようになった。

【第3期(7:3～8:2)　各種AAC試行，質問-応答関係の拡大を図る】
(1)文字単語および絵・絵記号を配したコミュニケーションボード(A4～B4の用紙に16語程度配置)で，手での選択が可能となった。視線の利用(注視)は，困難である。(2)yes-noは，○×マークをビックマックやスイッチに貼り，手で押すことにより確実になった。また，緑色のスイッチを，「選択終了」，「選択取り消し」，「助けを求める」などの合図として積極的に使うようになった(図1)。(3)50音表の手さしは困難だったが，色と数字の組み合わせ(図2)で文字を選択し，単語構成が可能となった。ただし，一単語構成するだけでか

なり疲労した。3〜4語文程度の文の読みも可能となった。(4)コミュニケーションボード，○×マークによる yes-no，色×数字による文字単語構成，スイッチを1回押す毎に1記号ずつ動くステップスキャンニング，回答リスト（文字単語・文）からの選択などにより，なぞなぞや日常的質問，課題の選択など，簡単な質問-応答が可能となった。例えば，絵カードのコミュニケーションボードを利用した質問-応答で，「お勉強終わったらどうする？」と聞くと，買い物の絵を選ぶ。「先生のどこが好き？」と聞くと色×数字の文字構成で[や][さ][し][い]と答えるなど。

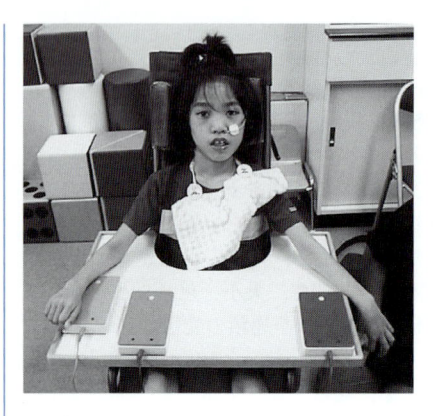

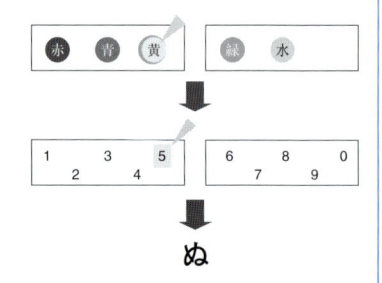

図1　スピークイージー＋バススイッチによるyes-no（車椅子に座って）
（本写真の掲載について保護者の了解を頂いています）

図2　色×数字
50音表のあ〜お列に色（5色），あ〜ん行に数字（1〜0）を割り当てる。色カードで色，数字カードで数字を選択し，その組み合わせで文字を指定する。例えば，「とけい」ならば，「と」—水色（お列）4（た行），「け」—緑（え列）2（か行），「い」—青（い列）1（あ行）となる。

【解説】

後方よりの介助・誘導で，積木倒しを経験すると，すぐに絵カードの選択が可能となり，3語連鎖の受信（絵記号構成）まで順調に成立した。文字学習

は，絵と文字単語のマッチング～1音1文字対応まで順調に進んだ。視線で人や物を選ぶ，コミュニケーションボード（手さし選択）やステップスキャニングによる簡単な質問-応答が可能になり，yes-無反応や○×マークを利用したyes-no，色×数字による文字単語構成などにつながった。

訓練のポイント

- 状況変化や他者からの働きかけに対する反応を確認する（受容-拒否・快-不快）。経験不足により「拒否」が強く出ることが多いので，教示を丁寧に行い，試行回数を多くする。姿勢や操作を介助し，成功経験とすることも大切である。
- 操作・運動のみを取り出して練習するのではなく，遊びの一部として操作・運動を練習する。その時操作と結果の関係をわかりやすくすることが大切である。発声・運動・操作・スイッチ操作で，返事・身体接触遊び・操作（倒す，叩く，触るなど）・おもちゃ遊びをするなどがある。
- 意図的な行動だけでなく，反射的な動きなどを利用する。例えば，反り返ったときの手の位置にスイッチを置き，おもちゃが動くように設定する。

▶中期評価▶▶

【国リハ式〈S-S法〉言語発達遅滞検査などの結果】 1999.9（8：3）時点
　yes-no（無反応）で確認しながら実施。
・言語記号の受信（理解）面：段階5-2（統語方略　助詞）。
・発信（表現）面：有意語，身ぶりの使用なし。
・動作性課題：描線，積み木構成不可。
●症状分類と段階
　Ⅰ群（コミュニケーション態度良好）―（B群（音声発信困難））―段階5-2（統語方略　助詞）

【解説】

　本症例は，自力での操作や選択等の獲得は困難だったが，介助・誘導による，操作遊び，簡単なルール遊びを経験し，積極性を高め，5か月で3語連鎖の受信が成立した（図3）。2年余の経過で，音声発信・身ぶり発信は困難で，B群（音声発信困難）相当となった（脳性麻痺のため，B群とはしない）。発信面では，日常場面への般化は困難だったが，視線，コミュニケーションボード，ワンステップスキャニング，○×マーク利用のyes-no，文字構成などを利用した質問-応答が可能となり当初設定したゴールはほぼ達成した。

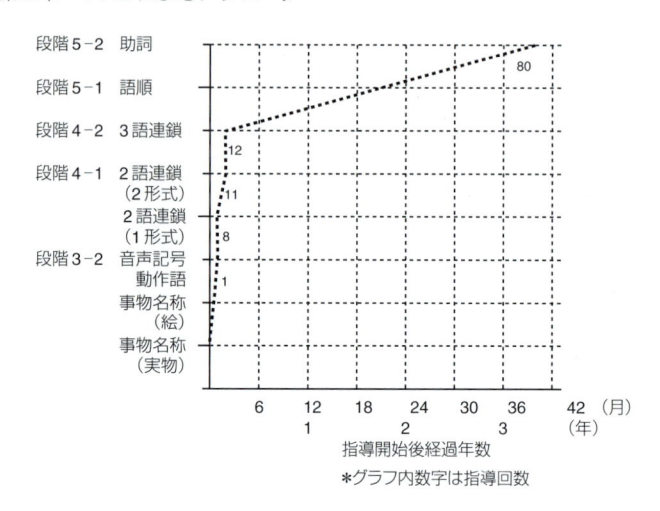

```
段階5-2  助詞
段階5-1  語順
段階4-2  3語連鎖
段階4-1  2語連鎖
         (2形式)
         2語連鎖
         (1形式)
段階3-2  音声記号
         動作語
         事物名称
         (絵)
         事物名称
         (実物)
```

図3　記号形式―指示内容関係の変化

【コミュニケーション生活の変化・QOCの向上】

　本症例は，話しかけられたり周りの動きを見て「何でも笑っていた」が，自発的な行動はほとんどみられなかった。また，周りの動きや音で反射的に反り返ることも目立った。家では，テレビを見たり絵本を指先でめくるぐらいで，遊びが少なかった。指導開始後，課題達成時や意思が伝わったときに「自信のある表情」になり，難しい課題や意思が伝わらなかったときに「無表情」になるなど，表情が分化し，家では「自信満々のようす」を見せるようになった。このころは，「家に帰るとずっと泣く」こともあった（退屈だったためか？）。

　訓練が進むと，ことばかけに対する視線での応答や表情の分化により，共通に経験していない事柄に関する質問にも的確に応答可能になり，家族は本児の「理解力」を実感するようになった。運動面でも，集団場面でプローンボードで蹴って進むなど，積極的なようすが何度かみられた。

【その後の経過】

　9歳9か月時点で，ITPA検査を一部実施した。ことばの理解が得点33点 PLA8：1 SS31，絵の理解が得点17点 PLA5：4 SS21 だった。学校の担任教諭とは，年1回程度情報交換を行い，STが学校でのようすを見学したり，担任にSTの個別指導場面を見てもらったりした。学校では，「助詞ま

で理解している」とは確認できないが，yes-no などは試みていた。不安定だが坐位でのスイッチ操作が可能になった頃，学校でも○×マーク(yes-no)の手での選択が可能となった。視線でのコミュニケーションは何度か試みたものの，手での選択のほうが優位で，定着しなかった。家庭での泣きは，自然に目だたなくなった。実用的なコミュニケーションの拡大や，身体や運動機能の変化に対応するため，継続指導が必要と考えていたが，入院や長期の休みが増え，身体的負担も大きいことから，訓練終了とした。

解説

重度運動障害児は，「発信手段を自然に獲得する」ことが困難で「理解」していることも伝えられない場合が多い。「理解」に即して働きかけられる経験や自分が「理解していることを共感する」経験も少ない。本症例は，受信(理解)手段の獲得により，受信(理解)が可能になったことと，受信(理解)していることを伝えられたことにより自信を深めた。コミュニケーションボードの利用や文字リストよりの選択，ワンステップスキャニングなどは，介助者やコミュニケーションパートナーが必要だったので指導場面では可能だったが，学校や家庭では利用困難であった。○×マークによる yes-no は指導場面よりかなり遅れたが，学校でも発信(表現)するようになった。週1回の指導は，身体的負担が大きかった。また，指導場面で可能になったことが，日常場面に直結しなかった。しかし，本児の理解に応じた話題や内容でやりとりし，理解したことを他者と共有したことは，有意義であった。

アドバイス

運動障害児は，個別に配慮しながらの試行錯誤的な関わりが必要である。一方，文字や受信(理解)など個々の領域では，一般的なプログラムを適応できる場合もある。運動障害に目をとられて，「**場面や手段の工夫**」が主目的にならないように，受信(理解)面や基礎面も含めた総合的な働きかけが大切である。

文献
1) 大西祐好：重度運動障害児の言語指導―文字の色×数字コード化を中心に．言語発達遅滞研究 4：121-140, 2002

5. ことばの未獲得なダウン症児へのアプローチ

⇒重度の発達遅滞児（音声受信未習得）における記号の獲得と AAC によるコミュニケーションの促進とは？

　本症例は，A 群（音声受信未習得）の下位群 a.（動作性課題と記号形式-指示内容関係が全体的に遅れている），Ⅱ群（コミュニケーション態度非良好）である。

■ 事物の基礎概念の拡大と身ぶり・音声の記号の獲得を図る。
■ 発信手段の獲得を促す。
■ 基礎的プロセスを促進し，遊びの拡大につなげる。
■ コミュニケーション態度の改善を図る。

▶ 生育歴・相談歴 ▶▶

●1985 年生，訓練開始時年齢は 5：6。男児。
【周胎生期】　正常分娩。
【一般発達】　定頸 0：8，始歩 3 歳。
【既往歴】　特になし。
【医学的診断名】　ダウン症候群。
【教育・相談歴】　養護学校幼稚部〜養護学校高等部。
【言語相談歴】　5：6 に月 1 回の言語訓練開始　17：6（2002.12）現在，訓練継続中。

▶ 初期（訓練開始時）評価 ▶▶

【国リハ式〈S-S 法〉言語発達遅滞検査の結果】　1991.1（5：6）時点。
・言語記号の受信（理解）面：段階 2-2（ふるいわけ），1 歳未満のレベル
・発信（表現）面：意思表示はほとんどない。
・動作性課題：2 歳前半レベル。図形弁別 4 種（＋），10 種（＋）7/10），積み木の構成：積む（＋），並べる・トンネル（−），描線：点々・縦線・横線模写まで（＋）。
・模倣：動作・音声の模倣（−）。
・コミュニケーション態度：視線が合わず他者への関心は薄い，日常的指示の

理解は状況の中でわかることもある。
・行動上の問題：鉛筆のような細長い物を目の前で揺らす常同行動が目立ち，物をそれらしく使って遊ばない。
　　基本的生活習慣はある程度自立。
・聴力：特に問題なし。
・口腔器官形態・機能：やや流涎が多いが特に問題なし。

【評価のまとめ】
　コミュニケーション態度非良好でⅡ群（コミュニケーション態度非良好）である。音声記号の受信（理解）面は段階2-2（ふるいわけ），音声発信なく共に1歳未満のレベル，A群（音声受信未習得）である。

初期評価のポイント
■ 事物や事物はめ板を使用したか？
→絵カードの使用は困難でも事物には反応することが多い。
■ 基礎的プロセスの検査は行ったか？
→図形弁別，積み木，描線には応ずることも多い。
■ 視線や他者への関心をチェックしたか？
■ 検査材料以外で関心を持った物とその扱い方の観察を行ったか？
→これらを把握することは今後の働きかけを考える上で役に立つ。
■ 身辺自立など発達領域全般について情報収集したか？
→事物の基礎概念に関わることであり，またその中でコミュニケーションが行われているので大切な情報である。
■ 日常の指示の理解や子どもの表現手段についてチェックしたか？
→具体例をできるだけ多く得るようにする。

▶訓練計画の立案 ▶▶

【訓練適応】
　5：6で記号形式-指示内容関係が段階2-2（ふるい分け）の症例では，コミュニケーションの自力学習が困難なためSTのコミュニケーション援助が必要である。
【ゴール設定】
(1)事物の基礎概念の学習
(2)音声や身ぶり記号の受信（理解）の獲得
(3)発信（表現）手段の獲得

(4) 基礎的プロセスと遊びの広がり
(5) コミュニケーション態度の改善

【訓練プログラム】
(1) 各種実物や事物はめ板を用い，それらの操作を通して事物の基礎概念を育てる。
(2) 事物の操作とともに身ぶり・音声を呈示し，模倣や自発産生を促す。
(3) 本児が関心を示す教材・玩具を模索しそれらの操作を学習するとともに人とのやり取りを楽しむ。
(4) 日常生活でのコミュニケーション行動の改善を具体的に母親と考える。

▶ 訓練経過 ▶▶

月1回，1時間の言語訓練実施。

【第1期(5:6〜11:0) 事物の基礎概念の拡大と記号の獲得，基礎的プロセスと遊びの広がり，コミュニケーション態度の改善】

1. 事物の基礎概念の拡大と記号の獲得
(1) 靴・帽子などのふるい分けと身ぶりや音声の模倣：靴→靴箱，帽子→帽子掛けなどの実物をふるい分けながら，介助して模倣動作を促した。次第に動作模倣が可能になり，またSTの音声に対し，身ぶりを産生するようになったが，STの身ぶり・音声で物は選べなかった。
(2) 人形と靴・帽子・時計・眼鏡：人形の部位を示され，該当する物を選ぶ「選択」課題は約2年で可能になり，まもなくSTの身ぶり・音声で物を選ぶことができるようになった。
(3) 木製事物はめ板(くし・時計・歯ブラシ・はさみ)，はめ板と同じ大きさ・形・色の同じ絵カードと紙製のピース(図1a, b)：(2)と平行してはめ絵を使用した。8歳頃から実物やはめ板ピースのはめ板ボードへのふるい分け，ボードによる選択を身ぶり・音声模倣を促しながら行ったところ，身ぶりと音声でピース・実物が理解できるようになった。その後，絵カードも選べるようになり，事物名称の理解は徐々に増加した(音声で困難な場合は身ぶりを伴うと確実)。理解語彙拡大のために，関心を示す本(料理，食物の絵本)で本児の手を持って，絵の名前を聞かせた。次第に本の絵をよく注目し，事物名称の音声に対応した指さしができるようになった。

2. 基礎的プロセスの促進と遊びの広がり，コミュニケーション態度の改善
(1) 基礎的プロセスと遊びの広がり
・色・形の弁別：訓練初期より教材(2章-1-図4)に強い関心を示した。上記の教材が本児の遊びの対象になった。本児は棒状の物を揺らすことに執着していたが次第に減少した。

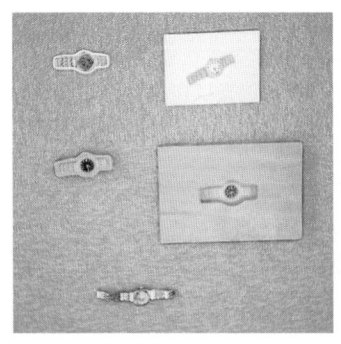

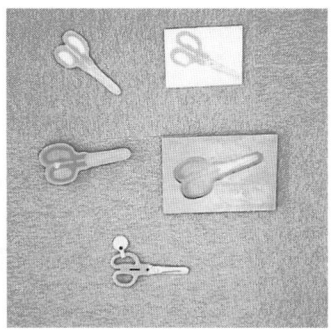

図1a　はめ板とけい　　　　図1b　はめ板はさみ
上から絵カード，事物はめ板，実物

(2) コミュニケーション態度の改善・人への関心の増加
　① コミュニケーション態度の改善
　(a) 他者から物を受け取る，視線を合わせる，「ちょうだい」の身ぶりの模倣・産生
　(1)で述べた教材・玩具ではSTが時折本児と視線が合う位置で物を渡すようにしたところ，次第に視線を合わせるようになり，訓練開始後4か月(6歳)，STにニッコリするようになった。前後して「ちょうだい」の身ぶりを介助して行ったがすぐに模倣が可能になり，まもなくSTの音声で「ちょうだい」の身ぶりを産生するようになった。
　(b) 他者に物を渡す，ハンドリング(人の手を使う)，身ぶり表現
　STから物を受け取るだけでなく，STに児のほうから物を渡したり，やって欲しいことをハンドリングでSTに伝えることを促した。例えば，ロールバーン，クーゲルバーンで遊ぶときSTが「ちょうだい」をして本児がその手に駒やビー玉を乗せることを母親が介助して教示する，あるいは他者の援助を要するときにSTの手を本児が押しやるよう促した。次第にSTの手に物を乗せる，STの手を玩具に押しやることができるようになった。物を渡すことで意思を表現することが確実になってから，身ぶりによる意思表示を促した。例えば，回るもので遊ぶときは回る身ぶりで表現するよう促したところ，自発するようになった。
　(c) 家庭でのようす
　家庭では，6歳5か月頃，公園のブランコを押してもらいたいときは視線を合わせながら母親の手を引っ張るよう働きかけることを助言した結果，6歳10か月母親の手をブランコに押し付ける表現が増え，7歳には母親の目をよく見て要求するようになったことが報告されている。

② 他者への関心・状況の中でのことばかけへの反応の増加

　訓練開始4～5か月後，母親から，他者への関心が広がり他者からの働きかけへの反応が多くなったという報告があった。例えば(6歳2か月)母親が幼稚部に迎えに行くとニコニコする，母親の姿が見えないと探す，(6歳5か月)今まで無関心だった近所の人にも笑いかける，「おはよう」と言われるとお辞儀をする，状況の中で「待っててね」などに応じるなどである。(7歳，小学部2年)公園などで遊ぶ子どもたちをよく見ることも増えてきた。

【第2期(11：0～　　) 身ぶり・物・写真を用いての受信・発信行動の促進】

　8歳から音声言語と身ぶりによりことばを理解し始め，家庭でも日常的な物を(コップなど)身ぶりとことばで持ってくるようになり，ことばや身ぶりでわからないときに関係ある物を見せるとわかることが増えてきた。例えば大好きなプールや温泉(公衆浴場)に行くとき，ことばかけだけではわからないとき，ビーチバッグを見せるとわかっていた(10歳)。訓練室で絵カードを理解し始めていたのでプールや温泉に行くときはいつもそのリーフレット(写真が載っている)を見せながら声掛けをすることを母親に提案し，母親もすぐに実行し，しばらくするとプールや温泉に行きたいとき，そのリーフレットを持ってくるようになった。

1. 物や写真によるコミュニケーション

　　材料：関心の強い教材・玩具とその写真

　　手続き：遊びの場面で好きな玩具・教材の写真をSTに渡したらそれがもらえることを教示した。

　　結果：11歳より開始し，11歳4か月自発的に写真を渡してくるようになった。その後訓練室では定着して行ったが，家庭では本人の用いる写真としてはプールと温泉のリーフレットのみに留まっていた。しかし受信面では指示理解の補助として母親が写真を時折使用していた(例：八百屋で，「ジャガイモ持ってきて」の指示に，写真を見せると持ってくることができた)。

2. コミュニケーションノートの使用

　　コミュニケーション手段として写真が受信(理解)・発信(表現)の双方向で定着したのは中等部になってからである。中等部の担任教諭がコミュニケーションノートの使用に理解が深く，学校生活で出会う種々の場面(物・人・場所)の写真を用意し，母親と共にそれらを賀川学園式コミュニケーションノートに整理した。それ以来，学校，家庭でこのノートをコミュニケーションに使用することが定着した。ノートは特に受信(理解)面で有効であった。以下に例を挙げる。学校で児は保健ノートを持ってくる係で，ことばだけではわからないとき，コミュニケーションノートで写真を見せると直ちに理解できる，家庭ではペットボトルを捨ててくることがごみ集積所の写真を見せるとできる(図3)。これらの指示は写真を見せなくてもことばだけでわかることが増えていった。

　一方，発信(表現)面でも，本児が意思表示にコミュニケーションノートを使

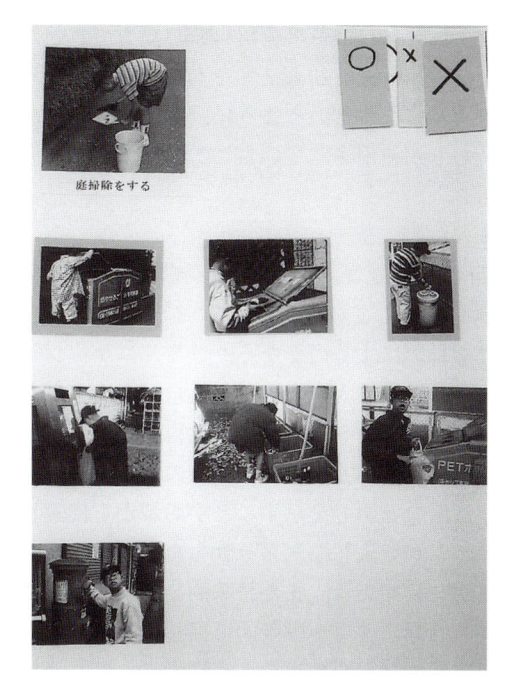

図3　ゴミの弁別のお手伝い

うようになった。例えば母親が夕食に食べたい物をたずねると，食べたい物の写真を指さす，などである。それらは互いのやり取りにもつながり，乗り物を指さしたとき，母親が今日は行かないとその写真に「×」の付箋を貼ると，児は「○」の付箋に貼り替える，そのやり取りは2往復ほど続く，などである。

【解説】

　本症例の言語訓練は，関心を持つ動作性の教材・玩具の模索と，それらを通して遊びへの欲求を育て，人への関心，人とのやり取りを促すこと，同時に日常事物の操作を行いながら事物の基礎的概念とそれらを表す記号の学習を図ることから始まった。時間はかかったが(訓練開始後約3年)，事物(実物・絵カード)の身ぶり・音声による理解が可能になり，他者への関心も広がり日常的な指示の理解が容易になった。また関心を持つ玩具なども徐々に広がった。音声での理解がまだ困難な時期でも，絵や写真の解読(物との対応)が可能になると絵・写真をコミュニケーション手段に用いることができ，それはその後のコミュニケーションノートの使用につながった。コミュ

ニケーションノートは受信(理解)・発信(表現)双方で有効に使用されるようになった。特に受信(理解)面で初めはノートを使用しているが，次第に音声のみで理解できるようになるというように，理解を促進するときに役立っている。日常的にノートが使用されていることは，母親の多大な努力なしではできないことである。

> 訓練のポイント

■ 音声受信未習得の段階でコミュニケーション態度非良好の場合は言語発達の3側面を常に把握しているか？

→記号の獲得だけを目標にするのでなく，コミュニケーション成立に必要なコミュニケーションの欲求，人や物といった自己を取り巻く外界への関心を育て，非言語的コミュニケーション手段の獲得を促すことが重要である。本児のように遊びや周囲への関心が低いレベルの場合は，訓練室や日常的な場面で食物・遊び・外出など関心を示すことがあるかを模索し，また関心を示すように働きかけ，人が介入しながらそれらをコミュニケーションに利用するようにすることが必要である。また将来的に音声受信(理解)を可能にするために事物の基礎的概念の獲得を段階的に促し，その中で事物・事態に対応する身ぶり・音声記号の存在を教えるようにする。

■ 発信(表現)行動を考慮したか

→音声・身振り記号が未獲得でも自己の意思を人に発信することを促進する。特に興味のあることを中心にハンドリング・物提示・あるいは写真や絵カードと物の対応を図りそれらを意思伝達に使用できるよう丁寧に指導することが要求される。

▶ 中期評価 ▶▶

【国リハ式〈S-S法〉言語発達遅滞検査の結果】 2001.10(16：4)時点
・言語記号の受信(理解)面：段階3-2(事物の記号)，2歳前後のレベル。
・発信(表現)面：音声による発語なし。
・基礎的プロセス：2歳後半のレベル。
・コミュニケーション態度：改善しつつある。
● 症状分類と段階：Ⅱ群(コミュニケーション態度非良好)―Ⅰ群(音声発信未習得)―段階3-2(音声記号)。

【解説】

本症例は初期には動作性教材・玩具などを用いて興味・遊びの拡大を図り

5. ことばの未獲得なダウン症児へのアプローチ

ながらコミュニケーション行動を促進し，並行して事物の基礎概念と記号の獲得を目指した。訓練開始後3年前後より，事物名称数語（訓練語）について音声＋身ぶりで理解が可能になり始め，徐々に理解語彙が増加し16歳の時点では事物名称，動作語に関する検査語は音声（成人語）のみで理解可能になっている。音声発信は困難だが，絵や写真の理解が可能になってからは，身ぶりとともにそれらを指示理解や自己の意思表現手段に用いるよう訓練し，日常生活のコミュニケーション手段として定着した。訓練当初ゴール設定の期間は予測困難なため設定しなかった。小学部5〜6年ごろは事物名称の理解が音声と身ぶりでわかる状態であったが，その後も訓練を継続した結果，音声理解は事物以外の語彙においても獲得された（図5）。

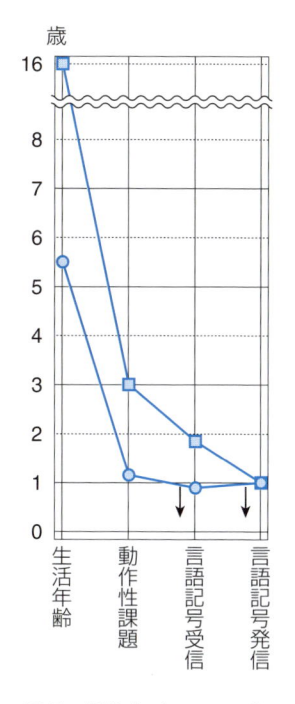

図5　個体内プロフィール

【コミュニケーション生活の変化・QOCの向上】

記号の理解が困難な時期でも，訓練を開始してから周囲の物や人に注目するようになり常同的行動が消え，物をそれらしく使いながら遊べることが増えると，何かをしたいという欲求が児の中で芽生えてきたようで，外界への働きかけが積極的になってきた。そして物を介しての他者とのやり取りが増加してくると状況を理解するようになり，適切な行動をとるようになったので，母親はそのことを非常に喜んでいた。その後，音声・身ぶりの理解が進みまたコミュニケーションノートの使用が定着し，家庭や学校でのコミュニケーションが初期とは比較できないほど容易になるにつれ，母親はまた「こんなに伸びるとは予想もしなかった」と常々感想を述べているが，それは母親の優れた観察力・工夫力・実行力の賜物と考えられる。

【その後の方針】

中期評価に基づき，2語連鎖，文字学習，コミュニケーション力の向上を目標に訓練を継続することにし，現在も継続中である。

解説

　本児の訓練経過は以下のように説明できる。事物の基礎概念の拡大から記号の学習・コミュニケーション手段の獲得，基礎的プロセスの動作性課題から興味・遊びの広がり，コミュニケーション態度の改善へとつながった。

　本症例では言語を獲得していない段階で，かつ外界への関心が低く周囲とのコミュニケーションも困難な状態の時から訓練を開始したが，日常的事物や教材・玩具などの操作を通して物・人に注目し，興味を持つようになった。事物の操作をしながら動作模倣を促す中で〈身ぶり＋音声〉の理解が可能になった。また絵・写真の解読にも重点を置くことで，それらが受信（理解）・発信（表現）の手段になり徐々にコミュニケーションしやすくなった。絵や写真はコミュニケーションノートに発展し，その使用は音声言語の理解を助け自己の意思表現・やりとりが2～3往復する簡単な会話へとつながった。言語発達の3側面への配慮と家族，特に母親の尽力が重要であることを改めて理解させられたケースである。

アドバイス

　他の症例でも同様だが日常での働きかけ方を母親と相談しながらできるだけ具体的に助言しその結果をフィードバックしてもらい，また母親のいろいろな工夫を教えてもらう，またちょっとした変化を共に感心し・喜ぶ謙虚さが望まれる。たとえSTが若くて経験が少なくても，自分の子どもの成長を親身になって考えてくれるということが母親に伝われば信頼してくれることが多い。

コラム⑱

言語未獲得の段階のコミュニケーション促進

1. コミュニケーションのテーマ・話題を育てる。
2. コミュニケーション手段を獲得する。
3. 人とやり取りすることの楽しさ・有用性を知らせる。

　一般に言語未獲得の段階では子ども自身が自己の欲求があるかどうかもわからないという未発達のケースもあれば，周囲の人も子どもが何に興味があるか推測できるケースもある。

　混沌とした状態にいる子どもの場合は何が子どもに快の状態を引き起こすか観察し（例えば体を使った遊び，外出，食べ物，音楽）快状態になる物や事態を何回も提示したり，再現して子どもがその事態を理解するよう働きかける。

　ある程度好きなことや事態が明確な子どもでは共に遊びながら，徐々に物を受け取る・人に渡す，ハンドリング，してもらいたい動作の一部を人にやって見せる，など人を動かす手段を獲得するよう援助し，子どもが人とやりとりすることの楽しさや，人を動かすことの利便性を理解する，すなわち，コミュニケーションの基盤を形成する。

　このようなコミュニケーションが可能になってきたら，なんとなく理解する・表現するというのでなく，周囲が子どもに「何を」して欲しいのか，子どもは人に「何を」伝えたいのかを明確に理解・表現できるということも，目標の一つになる。言語未獲得でもして欲しいことを，物を提示することで互いにわかり合う，絵や写真の意味を子どもが理解する訓練を行い，それを遊びや生活の中で使用するようにすることは「何を」を理解・表現するのに役立つであろう。

コラム⑲

事物はめ絵とピースと実物の関係

　本症例集には，検査・訓練用教材として事物はめ絵が多く取り上げられているが，これは一枚のボードに一つの絵が描かれており，特に初期に使用するものは実物と対応するようになっている。使い方はさまざまだが，これは実物から絵の理解への移行に効果的なことが多い。しかし子どもによっては実物のほうに高さがある（電話，帽子など）と，物とピースとボードの絵の対応が困難なこともある。その場合には，実物もピースと同程度の薄さで，子どもに身近な物の事物はめ絵を使用することで関係の理解が促進されることがある。図1b（243ページ）のはさみ，歯ブラシ，腕時計，くしは，ピースと実物がほとんど同じ厚みなので，子どもは違和感なく実物をボードの窪みにはめることができ，その操作を繰り返すうちに実物・ピース・絵の関係を把握するようになる。

コラム⑳

絵本の指さし

　遅れのある子ども(特にコミュニケーション態度非良好群)の中には，発達初期に絵本の指さしを自分でしないで母親の手を使うことがよくある。いつも母親がそうするからかとも考えられる(ただしコミュニケーション態度良好群や健常児は自己の取るべき行動を理解し自分で指さすようになる)。子どもの人差し指を持って，一緒に絵を指さしながら絵の名前を言ってあげると，次第に(初めは子どもの手を軽く持つ→子どもの手に母親の手を乗せるだけにする→軽くひじを支えるなど介助を減らしていく)自分で指さしをするようになることが多い。

コラム㉑

自閉症児は，自発的に複数の伝達手段を使えるように指導することが大切

　近年 TEACCH プログラムや AAC の理念の普及に伴い，自閉症児・者にも絵や写真カード・VOCA 等を用いて表現を補助・代替する試みがなされるようになってきた。
　TEACCH プログラムでは自発的に伝達意図を表現するために，音声言語にとらわれない補助・代替コミュニケーション手段の活用が積極的になされている。自閉症児に TEACCH プログラムを参考に表現性コミュニケーションの指導を行う場合，まず伝達したくなる場面を設定し，子どもが無理なく使える伝達手段を選び，コミュニケーションの相手をしっかり認知した発信ができるようにすることが優先される。その上で，子どもの発達レベルにあった他のさまざまな伝達手段を教えていくことになるが，その際，「物事の相互関連性を理解することが困難」という自閉症の特性を考慮し，各々の伝達手段が意思を伝えるという意味において等価であると気づくように配慮することが重要である。その際，このような気づきは，実物や絵・写真カードなどの視覚的手段を媒介にすると促しやすい。
　通園施設でのある指導例では，キャラクターの絵を描くことが大好きだった自閉症児(〈S-S法〉言語発達遅滞検査でT群(音声発信未習得))に，日常のコミュニケーション場面で子どもが絵カードを使ったとき，同時に描画でも表現できるということを指導した。するとすぐにその使用が可能となり，大人が子どもの欲している物をわかってあげられないときには描画で要求することができるようになった。また描画が伝達手段になるように，と指導している過程で，身振りや文字言語の伝達性にも気づかせることができ，絵カードを用いて表現する時には音声言語も伴うようになった。
　このようにコミュニケーションが成立しなかった時に，柔軟に手段を替えて

伝えられるように幼児期に指導することは，コミュニケーション行動を豊かにするだけでなく，年長自閉症者の不適応行動を予防することにも繋がる[1]，と考えられている。

参考文献
1) B.M プリザント，E.M. ウェザビー：自閉症幼児のコミュニケーション．E. ショプラー，他(編)：幼児期の自閉症．学苑社，93-127，1996

第10章

長期的訓練経過

　本章では,「長期にわたる訓練・指導・経過の追跡」に関することを述べる。

　STの仕事は,言語発達遅滞児がどんな状態にあるかを評価し,今後どうなるか予後を推測し,何を目標(ゴール)にどんな働きかけを行うかを計画し(訓練プログラムの立案),実践する。実践後,再び,評価→ゴール・プログラム立案→実践を繰り返す。STの作業は,訓練頻度は変化するが,言語の問題が"解決"するまで,あるいは受け入れ体制がある限り,長く続く場合がある。子ども自身も,ある課題を達成しても,成長や新しい環境に直面しまた別の課題が生ずることがある。ここでは重度のA群(音声受信未習得),学童期のT群(音声発信未習得)やB群(音声発信困難),中度のC群(生活年齢に比し遅れ)が対象となることが多いが,年齢,発達水準・特徴はさまざまである。

　現在の言語の状態がどのように発達していくのか,将来どんなコミュニケーションが可能になるのか,どんな訓練方法が有効か,幼児期の言語的な働きかけはどんな意味があるのか,STのやれることは何か,どう役立つのか?などの問いにまじめな解答を得ようと思ったら,言語治療学が確立途上の現段階では,ていねいな臨床活動を前提に,家族・STとも双方可能な条件で,情報を得る努力が必要とされる。情報の中身には,言語行動の変化の他に,広くコミュニケーション生活の変化も含まれるべきであろう。

　ライフステージに沿った"生涯発達心理学"があるように,言語発達障害者の"生涯言語発達治療学"が必要とされている。

1. 自閉症児の3歳から18歳までの訓練経過

⇒幼児期段階2-2(ふるい分け)の子どもは高等部卒業時にはどのような状態なのであろうか？

　本症例は幼少時段階2-2(ふるい分け)で，ことばの遅れの相談ケースではよくみられる段階のケースである。通常は施設の条件などによりこのような子どもたちの長期経過をSTが追うことは少ないと思われる。

■ 子どもの興味に合わせた教材を用いてふるい分け・選択を行う。
■ 言語理解を促す…状況の理解とその中での言語指示の理解，日常事物の基礎概念の獲得とそれらを表す身ぶりや音声記号の獲得，自己の意思の表現手段を配慮する。
■ アイコンタクト，人への関心を促す。

生育歴・相談歴

● 1979年生，訓練開始時年齢3歳。
【周胎生期】　早期破水，臍帯巻絡，胎児仮死。
【一般発達】　定頸0：3，始歩1：3。
【既往歴】　周産期に上記のような問題があったがその後は特に異常なし。
【医学的診断】　自閉的傾向，知的障害。
【教育・相談歴】　4：4時にA通園施設，6：10時に公立小学校特殊学級，12：10時に公立中学校特殊学級，15：10　公立養護学校高等部。
【言語相談歴】　3：0～3：3時にB大学で週1回の発達指導，3：3時に当センター受診。

初期(訓練開始時)評価

【国リハ式〈S-S法〉言語発達遅滞検査の結果】　1982.9(3：3)時点
言語記号の受信(理解)面：段階2-2(事物の基礎概念・ふるい分け)。
・発信(表現)面：有意味語なし。
・動作性課題：2歳前後。
・コミュニケーション態度：視線が合い難く，他者への関心少ない，指示の理解：状況の中でわずかに可，自己の要求表現：提示行為(人を引っ張る，物を

見せる)で表す。
●症状分類は，Ⅱ群(コミュニケーション態度非良好)—A群(音声受信未習得)—段階2-2(ふるい分け)である。

【評価のまとめ】
コミュニケーション態度は非良好で，Ⅱ群である。音声記号の受信面(理解)は訓練開始時・段階2-2(ふるい分け)で**音声受信未習得・A群**である。

初期評価のポイント
■ 事物や事物はめ板を使用したか。
→絵カードによる検査は困難でも事物には反応することが多い。
■ 基礎的プロセスの検査は行ったか。
→図形弁別，積み木，描線には応じることも多い。
■ 視線や他者への関心をチェックしたか。
■ 検査材料以外で関心を持った物とそれらの扱い方の観察を行ったか。
→関心を持った物は今後の働きかけを考える上で役に立つ。
■ 家庭でのコミュニケーションについて情報収集したか。
→生活の中での指示などの理解が可能か・意思の表現はどのように行っているかをできるだけ具体的に(いろいろな場面を想定して)保護者に質問する。
■ 身辺自立や遊びなどコミュニケーション以外の情報を収集したか。
→事物の基礎概念に関わることでもあり，その中でコミュニケーションが行われているので大切な情報である。

▶訓練計画の立案 ▶▶

【訓練適応】
3歳で記号形式-指示内容関係が段階2-2(ふるい分け)の症例では，コミュニケーションの自力学習が困難なためSTの立場からのコミュニケーション援助が必要である。

【ゴール設定】
(1) 事物の基礎概念の学習。
(2) 音声や身ぶり記号の受信(理解)の獲得。
(3) 発信(表現)手段の獲得。
(4) コミュニケーション態度の改善。

【訓練プログラム】
(1) 各種実物や事物はめ板を用い操作を通して事物の基礎概念を育てる。
(2) 事物の操作と共に身ぶり・音声を呈示し，模倣や自発産生を促す。

(3) 本児の関心ある教材・玩具を模索し，それらの操作だけでなく人とのやりとりを楽しむ。

訓練経過

●月1回，1時間の言語訓練を実施した。

【第1期(3～5歳)　各種教材のふるい分け・選択・実物と記号の結合】

　円柱・角柱のペグボード，赤・黄色・青・緑のリングを色分けしながらポールにさし積み重ねていくもの(2章-1-図4)や色々な図形パズルなど本児が興味を持ち喜んで取り組むものを使用し，基礎的プロセスの促進とともにふるい分けを行った。ふるい分けが容易になってから，それらを用いての選択もできるようになった。事物-事物(太鼓とバチのような関連ある事物)，人形と事物も用い，それらのふるい分けと選択を行い同時に身ぶり・音声刺激を与え，かつ模倣(特に身ぶり)を介助しながら促した。5歳ごろから事物の名称を身ぶりと音声で理解し始め，また身ぶり模倣→自発産生が可能になった。

【第2期(5～9歳)　絵カードの理解，身ぶり・音声の模倣・産生，文字学習】

　はじめは事物はめ板を使用した。はめ板の絵の上に対応する実物を置く，はめ板の絵を見て離れたところの実物を取って来る，実物やピースを絵カードの上に置く，などの課題を通してはめ板の事物と絵の関係の学習を進めた結果，6：6時点で〈S-S法〉事物名称(絵カード)検査ですべての語において身ぶり＋音声で受信が可能になった。また，徐々に身ぶり模倣，音声模倣が可能になり，身ぶりの自発産生や自発的発語(帽子の絵では頭に触りながら"ボ"と言う)は増えたが，9歳までの3年間はワードパーシャルや同じ音の繰り返しからなる単語の発語だった(時計→"ト"，耳→"ミミ"など)。6：6文字学習を開始し，6：10文字単語と絵の対連合が成立・増加し，7：0事物名称の絵に対して文字チップで単語を構成する課題を導入，7：5ごろより成立するようになった。7：7書字の訓練開始，「もも」，「あし」の「し」など簡単な文字が書けるようになった。

【第3期(9～13歳)　2語連鎖・3語連鎖の学習】

(1) 2語連鎖：〈対象＋動作〉9：6訓練開始→9：8音声言語＋身ぶりによる受信の成立／〈色＋事物〉9：6訓練開始→10：8音声言語の受信成立／〈大小＋事物〉11：2訓練開始→12：2音声言語の受信成立。

　2語連鎖の学習では習得した文字を音声，身ぶりとともに使用した。

　文字単語を使用して，単語レベルの動作語(食べる，切る，洗う)と色(赤，黄色)の学習をほぼ同時に開始したが，動作語のほうが早く習得された。続いて〈対象＋動作〉の2語連鎖課題を導入し，文字を使用して達成された(例「りんごをたべる」では，「りんご」，「ばなな」，「たべる」，「きる」の中から「りんご」，「たべる」の各文字を選び，絵の下に並べて構成する)。音声による

理解も確実になった。〈色＋事物〉，〈大小＋事物〉の課題も同様に行い，学習が成立した。

(2) 2語連鎖の理解が進むにつれて，とけい→"トケ"，たいこ→"ターコ"，のように異音節結合での自発発語が増加してきた。また文字が読めるようになったので文字単語カードを読むことで2語発話を促し，徐々に文字を消去したところ，2語発話が可能になった。

2語連鎖の音声の理解・表現が可能になったので〈動作主＋対象＋動作〉(「お母さんがりんごを食べる」)，〈大小＋色＋事物〉(「大きい＋赤い＋ぼうし」)の3語連鎖の学習を開始した。はじめは，両形式とも2語連鎖と同じように〈文字＋音声＋身ぶり〉を用いた(例「お母さんがりんごを食べる」では絵を見て子どもが文字単語を並べ，それをSTが読んで食べる身ぶりをする，また子どもも文字カードを読む)。3語連鎖の理解と表現は次第に確実になった。

構音に関しては単語が言えるようになった頃は母音中心だったが，特に構音指導をしなくても自然に子音を獲得していった。

【第4期(13～18歳)　語彙・語連鎖の拡大，会話その他】

語彙・語連鎖をさらに広げるために，上位語(たべもの・のりもの・どうぶつ→おかし・のみもの・くだもの・やさい→きるもの〈着る物〉・しょっき〈食器〉・かぐ〈家具〉・そうじどうぐ〈掃除道具〉・ぶんぼうぐ〈文房具〉・ちょうみりょう〈調味料〉などを用い，各単語を文字単語と対応させながら学習すると同時に，「～は～です」の文章の中に単語を埋め(例：「バスはのりものです」の文を作りそれを読んだり，ノートに書く)，「～が～で～をきる(切る)・たべる(食べる)・かく(書く・描く)」，「～から～まで～で行く」などやいろいろな動詞を含む語連鎖(「ぼうしをかぶる」，「くつをはく」，「はをみがく」，「おふろにはいる」など)を助詞とともに学習した。会話では，質問の意味の理解や過去のできごとの順を追っての説明が困難なので，学校の時間割と給食をテーマに毎回会話をした。毎回同じ質問と答え方のモデルを示したところ，質問に答えられるようになった。そのほか夏休みのこと，学校の行事，家庭での出来事や予定などを過去や未来を表す語彙とともにカレンダーを使いながら話題にした。

一方，子どもから他者に質問する，あるいはわからないときは「わかりません」，「教えてください」，できたときには「できました」，特定の人に働きかける方向性をはっきりさせるために，その人の名前を使って呼びかける，肩を叩くなどもその都度教示した。「これはなんですか」，「わかりません」，「教えてください」，などは音声で指示する("これは何ですかって聞いてごらん"と促すと)と自分で答えたり，"キイテゴラン"とオウム返しをすることが多いので，言うべきことばを文字カードにして提示するとわかるようになった。

【解説】
　本症例では，事物の基礎概念の学習を行いながら身ぶりや音声（幼児語・成人語）で働きかけることで言語の記号形式と指示内容の関係が成立，すなわちことばの獲得が可能になった。同時に基礎的プロセスの発達促進のために使用する教材は特に本児の関心を惹くものが多かったので，それらの使用により事物の操作力や事物の弁別力が高まり，またそれらを媒介に他者とのやりとり（物を受け取る・渡すなど）に興味を持つようになった。発信手段として初期には身ぶり，その後音声言語を獲得してからは音声言語を使用するよう促すなどにより何らかの手段で人に何かを伝えようとするようになった。単語レベルで語彙の増加を図りながら語連鎖の準備をしたが，それらと前後して文字学習を行い，文字の併用により音声だけでは学習しにくい色名・大きさ・動作語が学習できた。その後，2語連鎖，3語連鎖，会話の学習などに進んだが文字は理解のみならず発語にも役立った。

訓練のポイント

■ 言語記号が未獲得の初期の学習で身近な実物を使用したか？
→日常的に用いる物（特に身に着ける物—帽子・靴・眼鏡など）を用い成人語・幼児語・身ぶりにより働きかけ，模倣を介助すると事物と記号が徐々に対応することがよくみられる。

■ 音声は成人語だけでなく幼児語も使用したか，また身ぶりも使用したか？
→幼児語は子どもにとって成人語よりも事物・事態のイメージを持ちやすく，産生しやすいので初期には成人語と併用するとよい。また身ぶりは事物の操作と対応しているので音声よりも学習しやすい。事物の操作を行いながら身ぶりと関係づけていくと有効である。

■ 実物の使用から絵の解読につながるような教材を配慮しているか？
→実物と身ぶり・音声が対応するようになったら絵カードへの移行を試みる。具体的には実物と同形・同色で同サイズの絵カードまたははめ板（初めははめ板のほうが窪みにはめることにより達成感が得られ，課題が理解されやすい）から開始し，次第に絵のサイズを小さくし最終的にはどのようなものでも理解できるように進める。

■ 横への拡大を配慮しているか
→ある段階で多少可能になったからといって直ちに上の段階の課題を行うと，子どもは応じなかったり怒ったりすることが多い。よくできることや今

までの課題の応用（材料を変える，未使用の語いを用いるなど）といった，同じ段階で理解（表現が可能なら表現も）を確実にし，横に広げることを中心にして上の段階の課題の割合は少しに留めるとよい。

■ 子どもの興味を生かした教材を使用したか
→本症例の場合は，形や色などの形式特性に関心を持ち操作も優れていることを訓練の中でも有効に利用した。同様な特性を持つ子どもには，言語未獲得の時期には課題遂行態度の形成や基礎的プロセスにおける能力の開発や遊びの材料，人との関係の成立・発展に役に立ち，言語獲得してからも同様に有効であることがよくみられる。

■ 文字の使用を考慮したか
→形の弁別に優れた能力を示す本症例のようなケースでは，絵カードの音声による理解が確立してから平仮名文字の学習を開始し，意味と対応させながらスモールステップで進めることで読む，書くことが容易になることが多い。文字は発語，新しい語いの獲得，語連鎖，会話などの学習を視覚的に支える重要なモダリティ（様式）となるので，子どもの発達段階と特徴を考慮しながら文字の可能性を検討するとよい。

▶ 終期評価 ▶▶

【国リハ式〈S-S法〉言語発達遅滞検査などの結果】　1998.3（18：9）時点
・言語記号の受信（理解）面：段階5-1（語順）4歳台のレベル。
・発信（表現）面：検査材料の語順による表現は可能。日常的には3語発話による自発話が多い。定型的な質問に答えることができる（年齢・自分や家族の名前・学校名・月日など）。
・コミュニケーション態度：非良好ながら言語スキルが伸びたために日常的なコミュニケーションはある程度可能。
●症状分類と段階：Ⅱ群（コミュニケーション態度非良好）―Ｃ群（生活年齢に比し遅れ）―段階5-1（語順）

【解説】
　本症例は約3年かかって物の名前が音声で分かるようになり，その後習得した文字の助けを得て種々の語い・語連鎖を学習し発話も音声で可能になり，養護学校高等部3年では日常的な意思疎通はそれほど支障なくなった（図1）。

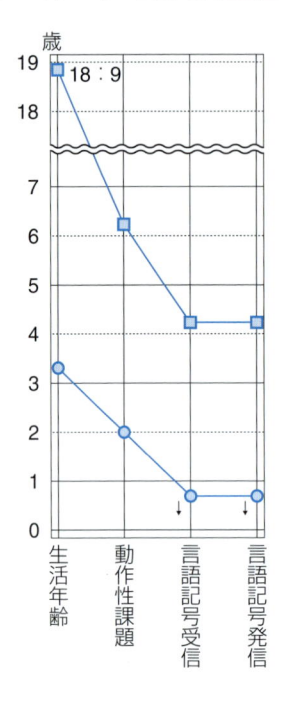

図1 個体内プロフィール

【コミュニケーション生活の変化・QOCの向上】

ことばの受信(理解)・発信(表現)が十分でないときは，自分や人の手をかむことがよくみられたが，記号形式-指示内容の段階が上昇するにつれて攻撃的な行動は減少し，終了時では基本的にⅡ群(コミュニケーション態度非良好)であることは変わらないが，文字や音声による言語スキルを得て日常的コミュニケーションにそれほど支障なく，穏やかに過ごしているという。

【今後の方針】

上述のように，日常生活でのコミュニケーションはほぼ支障なくなったことが終了理由である。卒業後は作業所に通うことが決定している。今後はSTの援助が必要なときは母親から連絡をもらうことにした。

解説

幼児期に記号形式-指示内容関係の段階2-2(ふるい分け)であった子どもを，養護学校高等部卒業時までSTが定期的に訓練することができたケースである。卒業時には段階5-1(語順)，音声による理解・表現が可能であった。初期の目標は単語レベルの理解で約3年後に達成した。またその後，語連鎖，文字を習得し会話も多少可能になった。図2に訓練開始期から終了までの間の記号形式-指示内容関係の段階の変化を示した。長期的な関わりにより，本児の発達経過を追え貴重な臨床経験を得ることができた。その経験はまた多数のケースの予後の推測とSTの働きかけかたに還元できると思われる。

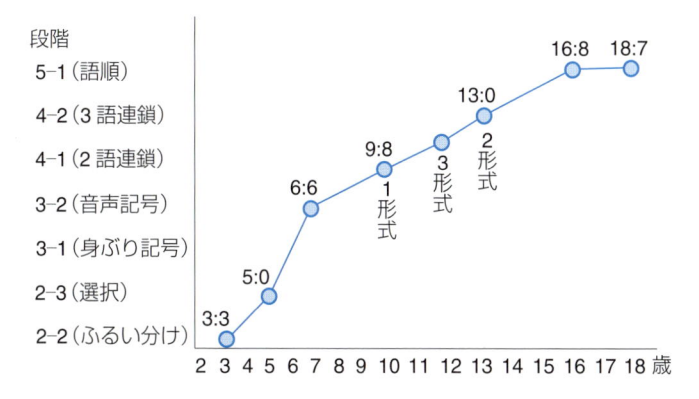

1. 自閉症児の3歳から18歳までの訓練経過　261

```
段階
5-1（語順）                                16:8   18:7
4-2（3語連鎖）                         13:0
4-1（2語連鎖）              9:8     ２
3-2（音声記号）       6:6    １  ３ 形
3-1（身ぶり記号）          形  形 式
2-3（選択）      5:0        式  式
2-2（ふるい分け） 3:3
              2 3 4 5 6 7 8 9 10 11 12 13 14 15 16 17 18 歳
```

図2　訓練開始から終了までの記号形式-指示内容関係の段階の変化

アドバイス

　本症例でも分かるようにことばの獲得には時間がかかり，幼児期では働きかけの結果が直ちに得られないことも多いので，保護者もSTも焦りを感じ，あきらめてしまいがちである。そのような場合，STは目標・訓練材料・手続きが子どもの実態に適しているかどうか見直すことが要求されるが，期待する結果が得られないと直ちに異なる材料・手続きに変えてしまうことも慎まなければならない。発達が重度であればあるほど，学習に時間がかかることを十分に考慮する。焦る保護者にプログラムの考え方・将来の方向をきちんと説明しよく理解してもらい，少しの変化でもともに喜びを見出していきたいものである。STも他職種と同様，子ども自身の認識の発達，社会で生活していくための物や人との関係に関するルールの学習，豊かな情緒の発達などを援助することにおいて，重要な役割を担っている。ことばの学習はこのような役割と無関係ではない。例えば段階1（事物・事態の理解困難）の子どもが段階2-1（機能的操作）に，段階2-2（ふるい分け）から2-3（選択）になるとことばが未獲得でも生活は徐々に楽になる。段階3（事物の記号）以上で言語記号が獲得されるとさらに生活しやすくなり，4-1（2語連鎖）以上になると単語レベルとは比較にならないほど意思疎通が容易になる。そうなるには日々の身辺自立の促進，興味の拡大，問題行動の理解と対応などを一人一人の子どもの実情に合わせてきめ細かく丁寧に対応していく

ことが大切である。その中で物や人・状況とことばとの対応を働きかけることを保護者とともに考え，焦ったりあきらめてしまいがちな保護者を励ましていく必要がある。

2. 重度精神運動発達障害児の2歳から16歳までの訓練経過

⇨段階1に対するアプローチとは？

　本症例は段階1（事物・事態の理解困難）の重度の精神運動発達障害児（自力での座位が困難）である。段階2-1（事物の機能的操作）→段階2-2（ふるいわけ）→段階2-3（選択）を当面の目標にし，長期的には段階3-2（事物の記号・音声記号）を目指す。

■ 感覚運動的な操作を通して事物の基礎的概念を学習する。
■ 基礎的概念の学習を進める中で記号の学習を行う。
■ 操作時の姿勢に注意する。

▶生育歴・相談歴▶▶

●1986年生，初診時2歳9か月。男児。
【周胎生期】　特に問題なし。
【一般発達】　定頸：0：3，座位・自立歩行：未，身辺自立：全面介助。
【既往歴】　特になし。
【医学的診断名】　精神運動発達遅滞。
【教育・相談歴】　2歳より通園施設。

▶初期（訓練開始時）評価▶▶

【国リハ式〈S-S法〉言語発達遅滞検査などの結果】　1989.5（2：9）時点
・言語記号の受信（理解）・発信（表現）面：事物の機能的操作は困難，事態もほとんど理解していないようで段階1（事物・事態の理解困難）。他者からの働きかけの理解（受信），自己の意思の表現（発信）ともに困難。
・コミュニケーション態度：他者と視線が合わないなど人への関心は薄いが家庭では母親と目が合うとニッコリするようなことはみられるとのこと，検査場面では検査者と目が合うと泣いてしまうことが多く，母親と検査者の区別はしているようだった。
・聴力：CORや日常生活で特に問題はなかった。
・発声発語器官：特に異常はなかった。

【評価のまとめ】

　記号形式−指示内容の段階は段階1(事物・事態の理解困難)，コミュニケーション態度は良好か非良好か判定が難しかったが，家庭での様子からそれほど非良好ではないことが推測された。基礎的プロセスは検査用の事物(小球を容器に入れることや事物の永続性など)の操作は困難だった。座位は支えが必要だった。身体運動面の未発達，身辺自立全介助であり，外界への関心が育っていない0歳台前半の未発達な状態であることがうかがえた。

初期評価のポイント

- 人への関心はどうか(視線，人の動きを追うなど検査場面のみならず家庭での様子)。
- 事物への関心はどうか：検査教材や家庭，施設での事物への関心。
- 状況の理解はしているだろうか(食事，外出など何らかの予測をしているようか)。

▶訓練計画の立案 ▶▶

【訓練適応】

　発達全体が0歳台前半の重度発達遅滞児で，すでに運動機能，生活習慣，社会性などについて療育の専門的援助がなされていたが，音声受信未習得の状態であり言語発達の領域でもSTの援助が必要と考えられた(特に初期は事物・事態への関心とそれらの基礎的概念の育て方に関して)。

【ゴール設定】

(1) 事物・事態の基礎的概念の獲得。
(2) 身ぶり・音声記号の受信の獲得。
(3) コミュニケーション態度の向上。

【訓練プログラム】

(1) 事物の基礎概念獲得のために種々の事物の機能的操作を促す。機能的操作が複数可能になったらふるい分け→選択に進む。
(2) 将来の記号の獲得のために(1)を行う中で子どもの名前，事物の名称などを身ぶりや音声を用いて働きかける。
(3) コミュニケーション態度の向上のために，物のやりとりとアイ・コンタクトを促す，物を渡すときに「ハイ」と声をかける，「ア？」，「アーア」のような注意喚起の声，状況にあった表情などを周囲が積極的に示す。本人からの意思表示が実物・絵カード・身ぶり・音声などで可能になるようにする。

▶訓練経過▶▶

●月1回，1時間の言語訓練を実施した。
1．受信（理解）行動の獲得
【第1期（2：9～4：2）　事物の基礎概念の獲得】
(1)種々の教材による機能的操作とふるい分け・選択の学習
　初診時より3か月ほどはSTを含めて場面に慣れず，訓練開始15分くらいは母親と2人だけにし，母親に事物の操作のデモンストレーションや本児への介助をやってもらいSTは徐々に接近した。次第に本児も慣れSTを見て笑うようになった。
　初期に使用した教材：小球（ピンポン玉大の木製の小球）と木箱（正方形中央に丸い穴が開いているもの），シロフォンなど。これらの物は介助後，1人で扱えるようになり本児自身も楽しんで遊ぶようになった（機能的操作）。扱いが容易になった物を2つ選びそれらのふるい分けを行った。例えばシロフォンと木箱を並べ，バチを渡されたらシロフォンを叩く，小球は箱の穴に入れるよう促した（図1）。初めは該当するものが目の前にないと操作ができなかったが，徐々に見比べるようになり正しくふるい分けるようになった。さらに材料を増やし，差の大きい物から小さい物，操作が容易なものから難しい物で弁別しふるい分けを行った。示差性が高く操作が容易なものとして上述のバチ-シロフォンと小球-木箱の弁別的操作，示差性がやや低く操作が困難な物として，太目（厚さ2 cm）のプラスチック製リングと細め（厚さ1 cm）のプラスチック製リングをそれぞれのポールにふるい分ける（図2）などを使用した。差のやや小さい太目のリング／細めのリングのふるい分けは容易になった。
(2)日常事物の操作
　玩具の他に日常的な物も訓練に使用した。
①お菓子の操作：事物操作の一環として，お菓子の袋を開ける，ジュースパックのシールを剥がしストローを差し込むなどを行った。また食べた後のごみ

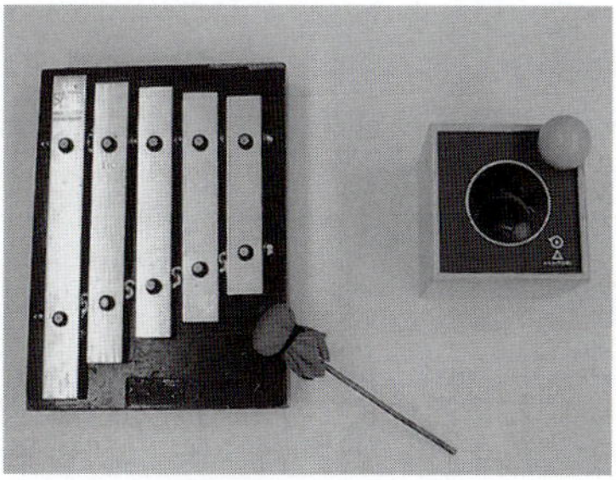

図1　示差性の高いふるい分け：バチ-シロフォンと小球-木箱

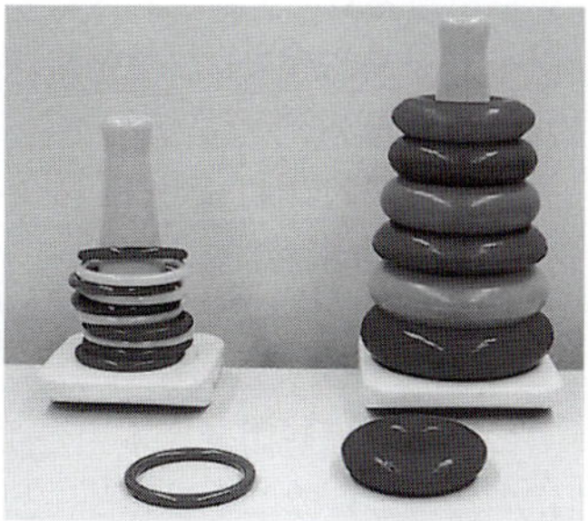

図2　示差性のやや低いふるい分け：細いリングと太いリング

捨ても課題にした。食べることには関心が強く，拙劣ながらも本児は熱心に取り組んだ。例えばお菓子の袋を開ける課題では，初めは紙のまま口に入れようとしたのが次第にできるようになった。ジュースのシール剥がしも可能になり，ストローを刺せるようになった。

② 靴/帽子：座位がしっかりできまた四つ這いができるようになった頃(4：2)，外出時に靴を履かせるときは足を叩く，帽子は頭を触り靴-足，帽子-頭の関係の理解を促すよう母親に助言した。

　訓練室では靴や帽子を自分や人形，母親に履かせたりかぶせたりする課題，いろいろな形・大きさ・素材の靴・帽子を用意し，靴は靴箱へ，帽子は帽子掛けにそれぞれふるい分ける課題を行った。それらの課題を行うときは必ず身ぶりと音声で働きかけた。靴を渡すと足につける，帽子は頭にあてることが確実になった後，身ぶりの模倣が出現した。家庭や園でもシャツ，ズボン，歯ブラシなどでそれぞれに関係する身体部位を本児に触らせてから着せたり磨いたりするように助言した。

【第2期(4：4〜6：8)　事物の絵の理解と記号の獲得】
(1) 絵の解読
　理解できる実物が増えてきたので，実物と色・形・大きさが同じ絵が描かれてある事物はめ板(帽子・靴・車，はさみ，パン，コップなど)を用いて，実物-ピース(はめ絵の切り抜き絵)-ボード(切り抜き絵をはめ込む)の関係の理解を促す訓練を行った。
　例えば，靴・帽子・車のはめ板では，ピースをはめ込む，実物をはめ板の上に置くなどである。本児は比較的容易にこれらの関係を理解した。このような課題でも常に物の名前を身ぶりやことばで働きかけた。
(2) 記号の獲得(事物名称)
　事物の名称の理解に先行して自分の名前を呼ばれると手を挙げる，バイバイやちょうだい，簡単な手遊びなどで一定の音声に対し一定の動作で応じることが観察されていた。
　はめ板の課題の導入後，しばらくすると「靴ちょうだい」などの指示に正しく反応するようになった。事物名称の理解は実物，絵本や写真で次第に増えていった。5：4時点での国リハ式〈S-S法〉(言語発達遅滞検査)事物名称の理解検査では，成人語により16語すべてが理解可能であった。その後(就学前後)動作語5語も自発的に学習していることがわかった。

【第3期(6：8〜16歳)　2語連鎖学習】
2．2語連鎖の獲得
　事物に関する理解語彙は本児が生活の中で自発的に学習して行ったので，2語連鎖の獲得を目標にすることにした。

(1) 視覚的分解・合成の訓練(1つの物を構成する2個以上の複数要素への着目と再構成)

本児は形の弁別など動作性課題が不得意だったので〔8:8時に4種の図形弁別(+)3/4〕，形の区別や分割パズルを用いて訓練を行った。円・星型・四角などの区別は徐々に可能になり，色と形の2要素に着目して形を分類する教材(○・△・□×赤・青・黄色・緑)で青の○を渡すと迅速ではないが見比べて正反応するようになった。分割パズル(事物はめ板の分割パズルなど，図3)は16歳になる今日でも困難である。

(2) 2単位の把持

本児が理解している事物で音声による2語の選択課題を行ったが(材料：バナナ，車，コップなどの事物はめ板：4～6個のピースの中から訓練者が指示する2個の単語を取る。はじめははめ板のボード—ピースと同じものが描かれてある—を見せながら行い，2個取るということを児が理解したらボードを裏返して音声のみで行う)，音声のみで確実にできるようになったのは中等部3年3学期であった(15：7)。

(3) 2語連鎖学習

2語連鎖の学習は，〈所有＋事物〉，〈対象＋動作〉，〈動作主＋動作〉など動詞の理解が可能になった7歳ごろから開始しているが，理解が確実になったのは〈対象＋動作〉のみ，高等部1年の夏休み(16：0)である。色名，大小などの語彙およびそれらの2語連鎖は未学習である。

3. 発信行動の獲得

(1) 身ぶりの自発(6：9～16歳)

第1期や第2期で，はめ絵や実物と身ぶり・音声の結合を図るべく常に刺激を与えていたところ，身ぶり模倣が可能になり次第に身ぶりの自発的産生へと

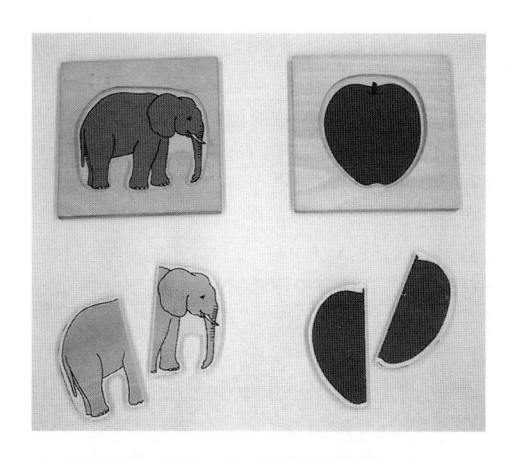

図3 事物はめ板の1/2分割パズル

つながった(6:9)。家庭でも飲み物・食べ物を，目の前にあると身ぶりで表現するようになり，徐々に日常生活の中で増加していった。身ぶり表現は本児自身が物の一部の特性をとらえて自発的に創造したり，母親がそのときに思いついたものが多い。例えば，店で両手の親指と人さし指で三角を作り母親に何かを訴えるので，「おにぎり買うの？」と聞くとにっこりする，テレビを見ていて「アーアー」と声を出しながら耳に手を当てているので，母親がテレビを見るとミッキーマウスが出ていた。「今度ディズニーランド行こうね」と言うと嬉しそうにうなずくなどである。身ぶりによる2語発信が出現した。例えば，お風呂に入らない→体をこする身ぶりをし×を両手で作る，本ください→本を見るような身ぶりの後にくださいの身ぶりをするなどである。

(2)絵カードによる要求表現(7～16歳)

7歳ごろから，身ぶりによる自発表現を促すほかに，身ぶりでは欲しい物を特定するのには限界があるので，絵カードを表現手段に用いることも促進した。絵カード使用を① 遊び，② おやつの2つの場面に決め，① では大好きな電車(彼がいつも訓練室で好んで遊ぶ電車を写生した絵)とぬいぐるみなど関心のほとんどないもの，② では好きなお菓子やヨーグルト(それらのパッケージが貼ってあるカード)と鉛筆などの絵を使用した。はじめは電車あるいはお菓子1枚だけ使いカードを渡したら欲しい物と取り換える，そのルールを本児が了解したら2～3種類の物の中から選ぶようにした。また母親と共に家庭で実際にやれるかどうか検討し，家では例えば食べたい物＝カレーライス，見たいビデオ＝トーマスなどを使用することになった。それらは訓練室では今日まで続けられているが，家庭では挫折している。

訓練室では本児の興味の変化に合わせて内容が変わり，また絵カードではなくVOCA(メッセージメイト)を使用している。最近の興味は思春期の子どもらしく女性雑誌や中古車雑誌になってきたので，それらをVOCAで用いている。訓練室ではVOCAの使用は要求手段として定着しているが，家庭では絵カードの使用は容易になっていない。本児が発作で入院したり，母親が次子出産や養育で忙しく絵カードを使用する環境が整わなかったことや，本児自身が身ぶりを自分なりに工夫して表現していること，身ぶりで自分が表現していることを周囲が了解してそれほど不便でないことなどが理由として考えられる。

(3)音声表現

音声による有意語は，車を「ブー」，ワゴン車を「ワ」という程度であり模倣もほとんど不可能である。返事や注意喚起に「アー」をよく使用する。

【解説】

本児の場合，Ⅰ群(コミュニケーション態度良好)のA群(音声受信未習得)―段階1(事物・事態の理解困難)という発達レベルの低い段階であったので，事物の基礎的概念の獲得を図るため日常生活場面も考慮しながら機能

的操作の獲得・拡大(段階2-1)→ふるい分け(段階2-2)→選択(段階2-3)と進めた。また教材は，初期は実物中心だったが，次第にはめ絵や絵カードも用いた。このような訓練の中で記号の獲得を図るため，事物に対応する身ぶりや音声を用いて働きかけた。訓練開始(2：9)から約2年半後(5：4)，事物名称の理解が絵カードで可能になった。その後日常的な理解語彙を自発的に獲得し，また動作語も数語理解(6：9)できるようになった。しかし2語連鎖の獲得には時間がかかり，16歳で初めて〈対象＋動作〉(「りんごを食べる」など)が理解できるようになっている。

発信(表現)行動は，7歳ごろより訓練の中で事物を身ぶりで表現することが可能になり，身ぶりによる自発表現は日常生活の中で次第に広がった。母親が示す身ぶり以外に，本児が自発的に創造するものも増加した。現在(16歳)では身ぶりが主たるコミュニケーション手段になり2語連鎖の表現も可能になっている。音声言語による表現は現在も困難である。絵カードやVOCAによる意思表示は訓練室では継続され可能になっているが，日常では使われていない。

非常にゆっくりだが2：9から16歳までの13年以上かけて事物の基礎概念の獲得から音声による2語連鎖の理解まで到達し，身ぶりによる2語連鎖表現が可能になった症例である。

訓練のポイント

■ 言語学習の基礎として外界への関心を引き出すような働きかけ，事物の基礎概念獲得・拡大に十分考慮したか？
■ それらの働きかけを行う中で身ぶり・音声記号の獲得を促したか？
■ 教材を実物→事物はめ板→絵カードと徐々に移行できるよう工夫したか？　あるいはまた対象児が興味を持っている教材を用意したか？
■ 日常生活でも事物の基礎概念と言語記号の獲得・拡大につながるような働きかけをするよう助言したか？
■ 発信手段の獲得を促したか？

▶中期評価▶▶▶

【国リハ式〈S-S法〉言語発達遅滞検査】　2002.8(16：0)時点
・言語記号の受信(理解)面：段階4-1(2語連鎖)2歳前後レベル。
・発信(表現)面：身ぶりによる2語連鎖の発信。音声発信はほとんどなし。
●症状分類：Ⅰ群(コミュニケーション態度良好)―B群(音声発信困難)

【解説】

本症例は，2歳後半，段階1(事物事態理解困難)であったが5歳半ごろより事物名称の理解が可能になり(段階3-2)，また6歳半ごろには身ぶりによる発信行動を獲得した。その後16歳で2語連鎖が音声により理解できるようになり，また身ぶりで2語連鎖発信を行うようになった。音声発信は困難である(図4)。

【コミュニケーション生活の変化・QOCの向上】

日常的な語彙がかなり理解できるようになり，また身ぶりにより自分の意思を表現できるようになったため周囲とのコミュニケーションが活発になり，母親によれば，うるさいぐらい本児からの働きかけがあるとのことである。家庭で絵カードをコミュニケーション手段にすることも一時は試みたが，種々の事情で中断されたままである。しかしながら本人自身が身ぶりを創造して積極的に使用し周囲もそれを楽しんでいて，それほど不便を感じていないようである。

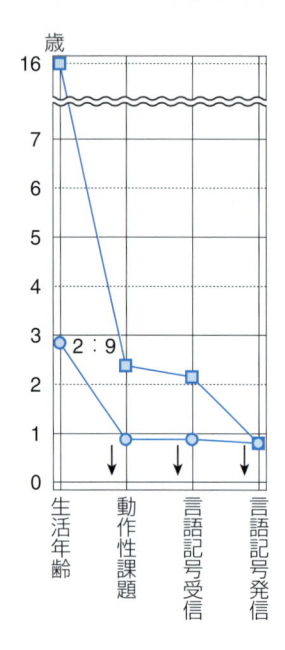

図4 個体内プロフィール

【今後の方針】

色名や大小，動作語などの理解語彙，2語連鎖の理解の拡大に重点を置いた言語訓練を行う予定である。

解説：長期にわたる言語訓練

言語未獲得の状態から2語連鎖の音声受信，身ぶりによる2語連鎖発信までを行った。

本症例では，事物の基礎概念を学習する間に音声受信が可能になり，また身ぶりの模倣から事物の身ぶり発信ができるようになった。音声言語の模倣・自発は困難であり今後も期待できないが，身ぶりは重要なコミュニケーション手段として本児なりに発展してきている。ゆっくりだが長い時間をか

けてコミュニケーション行動が育っていくこと，STが長期にわたって関わることの重要性を示唆する症例である。

コラム㉒

年長児のコミュニケーション生活

幼児期には当面および将来のより良いコミュニケーションの獲得を目指したさまざまな働きかけが行われるが，実際にそのときになると，どうであろうか？

本項では，外来で言語訓練を受けている17名（年齢構成は15〜19歳が9名，20代が6名，30代が2名）の，家族へのアンケート調査の結果[1]を紹介する。**表1**は対象者の調査時の言語発達である。訓練開始年齢は，成人期もいたが，幼児〜小学生期が大部分であった。

表2の伝達手段では，本人・家族とも「言葉」，「直接行動」の順だが，本人の伝達（本人が発信者の場合）では「家族側の推測」が最も多かった。なお，5名は書字や文字・写真のコミュニケーションボード，サインなどAAC手段を日常的に利用していた。

表3の相互の了解度では，「だいたいわかる」が最も多かった。これは，伝達困難を体験してきた家族が，伝達の要求水準を下げているためとも考えられ

表1　対象者の調査時の言語理解の段階と症状分類（〈S-S法〉検査）

症状分類 理解の段階	Ⅰ群 コミュ態度良好	Ⅱ群 コミュ態度非良好	計
3-1（身ぶり記号）		1名（A）	1名
3-2（音声記号）	2名（T）	2名（T）	4名
4-2（3語連鎖）	2名（C）	4名（C）	6名
5-1（語順）	1名（C）	2名（C）	3名
5-2（助詞）	2名（C）	1名（C）	3名
計	7名	10名	17名

A：音声受信未習得　T：音声発信未習得　C：生活年齢に比し遅れ

表2　本人・家族の伝達手段

	1位	2位	3位
本人の手段	家族側の推測 （13件）	言葉 （11件）	本人が直接行動を示す （10件）
家族の手段	言葉 （16件）	本人に直接行動を促す （12件）	身ぶり （9件）

複数選択回答・全回答数52

表3 本人・家族の了解度

	1位	2位	3位
家族の了解度	だいたいわかる (11名)	わからない時がある (3名)	いつでもわかる (2名) わからない時が多い (1名)
本人の了解度	だいたいわかる (11名)	わからない時がある (5名)	いつでもわかる (1名)

択一選択回答・全回答数17

る。推測に頼った了解の限界を家族も感じており(**表4**),伝達困難時の本人の行動としても現れる(**表5**)。体格も大きくなった人たちが激しい行動で訴えることは,家族の大きな悩みとなっている。本人に適した発信手段の獲得や理解力を配慮した周囲の伝達方法の工夫,などの援助が望まれる。

STニーズの調査では,① 言語・伝達能力を伸ばす個別指導を,② 身近な学校・所属施設などで実施してほしい,という2点にまとめられている。

表4 コミュニケーションについて困ること(7項目中上位2項目)

記述項目 / コミュニケーション態度	Ⅰ群	Ⅱ群	計
伝わらない(家族から,本人から,両方)	3	4	7
反抗やこだわり		4	4

自由記述・記入者数14名・全回答数18

表5 伝達困難時の本人の行動(4項目中上位2項目)

記述項目 / コミュニケーション態度	Ⅰ群	Ⅱ群	計
怒る,自傷,パニック,多動になる等の行動	2	6	8
何度も繰り返す,言い換えなどの努力	1	6	7

複数回答・自由記述・記入者数15名・全回答数20

文献

1) 永川真理子:青年・成人期の言語発達障害者に対するSTの役割.国立身体障害者リハビリテーションセンター学院言語聴覚学科 21期臨床研究報告書.25-32, 2001

コラム㉓

訓練しても言語記号を獲得できない場合は？　言語訓練のアウトカムは？

　本項では言語記号は未獲得だが（段階2-3　選択まで達成），コミュニケーション行動に改善のみられた2症例を紹介する。

　図1は，長期にわたって訓練・指導を実施したが事物の記号を未獲得の（段階2-3　選択まで達成）自閉性の知的障害児である，症例A（女，訓練終了）と症例B（男，訓練継続中）を紹介する[1]。対照として，6歳時には症例Bと同様な発達段階（段階2-2　ふるい分け）であったが，12歳時に音声記号の理解が成立している2例（C，D）を並記した。

　症例Aは，「ことばが出ない」という家族の訴えで，小学4年生から高等部2年生まで訓練を受け，機能的操作（初診時9：11）→ふるい分け（12：0）→選択（12：6）が成立した。身ぶり・音声模倣はみられない。課題は，材料，手続き，フィードバックなどスモールステップが配慮された。コミュニケーションでは，アイコンタクトや感情交流が改善し，指さしやちょうだいの理解，遅延場面の選択が可能となった。家族は，「子どもが一度でできなくても腹を立て

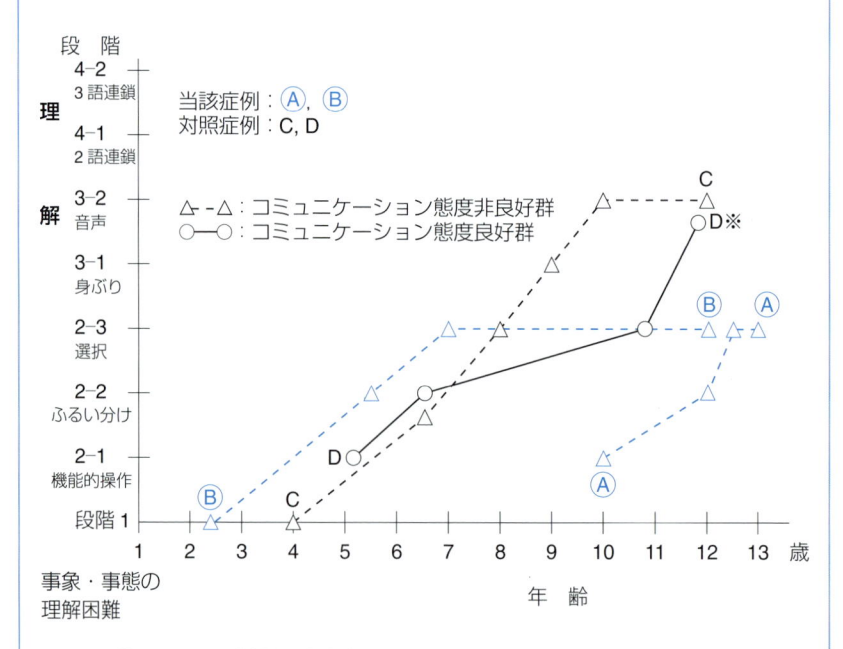

図1　長期にわたる訓練後も事物名称理解未成立の2症例を中心に
※Dは2章（45頁）「コラム：弁別的操作・見本合わせ」の症例。

ないで，子どものわかるやり方を考える，コミュニケーションの仕方を考えることが大事なのですね」と述べた。

症例Bは，2歳から訓練を受けたが，中学1年現在，段階2-3選択のままである。「養護学校の先生に『単語の理解はできないが，言語訓練の中で人とずっとコミュニケーションをしてきたせいか，音声指示への反応がとても良いので，訓練を続けて受けたら』と勧められた」と家族が述べている。

本2例は，①言語訓練の効果アウトカム[2]を検討する際に，行動変化の他にも障害の受容，コミュニケーションの仕方，などQOLに関する部分があること，また②STが家族の前で行うことは，コミュニケーションの仕方のデモンストレーションの意義があること，を実感させるものである。

文献
1) 小寺富子：学齢期以降の言語発達遅滞児に対する言語訓練の実践 症例34，症例37．言語発達遅滞研究第4号：165-185，2002
2) 福井次矢：医療の新しいパラダイム— Evidence-based Medicine；西村昭夫（編）：医療科学 原点から問い直す．医療文化社，193-221，1999

第11章
家族・地域への支援

　発達障害の多くは治癒できないが，子どもが障害を持ちながらも生活しやすくなることは可能である．家族は一般論を言われても困惑するばかりであるから，関係する専門家はできるだけ具体的な提案をすることが重要である．そして家族の種々の事情に専門家も理解と共感を示すことが大切で，養育の仕方を一方的にけなしたり否定することは好ましくない．STも上述のような立場で支援することは言うまでもない．言語発達促進，問題の理解・改善への対策は1つには医療・療育などの社会資源の利用であり，2つには子どもの発達レベルの把握とそこから引き出される長期的展望を含む言語発達促進プログラム・当面の達成目標を家族に説明すること・それに即した家庭指導(基本的養育環境の整備と言語発達との関係の説明や具体的提案など)，そしてもちろん必要に応じての言語訓練の実施である．家族は種々の工夫をSTとともに考え，実施していく中で，問題を理解し子どもを受容していく．受容は漸進的で時間がかかるものであることを，STは理解しなければならない．子どもが医療・療育に関わっている場合は，関係者間の情報交換が望まれる．最近は地域療育支援ネットワークの形成が請われ，実際にSTが組み込まれた療育支援事業を実施している地方自治体もある．そのような動きが全国的に広まり，ひとりひとりの子どもとその家族に合ったサービスがなされるようになることが切望される．

1. ST，家庭，通園施設の連携により日常生活での初期的な受信・発信を獲得した症例

⇨音声受信未習得（A群）児に対する連携アプローチとは？

　本症例は，重度の知的障害を有するA群（音声受信未習得）の下位群a.（全体的遅れ）の典型例である。

■ ST，家庭，通園施設が連携し，ふるい分け・選択行動の獲得を促す。
■ 文脈の中での言語指示（身ぶり・音声記号）の理解を広げる。
■ 身ぶりによる要求伝達行動の獲得を促す。

▶生育歴・相談歴▶▶

● 1987年生。女児。ST初診時年齢は2歳10か月。
【周胎生期】　妊娠2か月に切迫流産。前早期破水。生下時体重3,000 g。
【一般発達】　定頸0：4，始歩2：6。未発語。
【既往歴】　特記事項なし
【医学的診断名など】　精神遅滞（重度），運動遅滞。てんかん性の脳波異常があり，抗てんかん薬を服用。
【教育・相談歴】　保健所の4か月児健診後の療育相談（1：0～1：5）。1：6にAセンター神経小児科初診後，外来集団療育指導。2：1に同センター児童精神科初診。2：4より肢体不自由児通園施設，3：3より知的障害児通園施設利用。6：3に知的障害養護学校に入学。
【言語相談歴】　2：10に通園施設在籍児評価の一環としてSTによる初回評価を実施。主訴は「ことばを理解したり話すことができない」。4：5より週1回の言語訓練を約2年間実施した。

▶訓練開始時評価▶▶

【国リハ式〈S-S法〉言語発達遅滞検査などの結果】　1992.5（4：4）時点
・音声・身ぶり記号の受信（理解），発信（表現）：ともに未習得で，1歳未満のレベル。機能的操作がいくらか可能であるが，物に対する興味が薄く，操作も広がりに欠ける。［小球→箱の穴］対［輪→ポール］のような材料でふるい分けがいくらか可能であるが，検査教具ではできない。日常生活で言語指示の理解は

できない．音声に誘発されて「バイバイ」などの初期的身ぶりを発することもあるが，自発的な発信はほとんどみられない．
・**動作性課題**：1歳前半レベル(積木を数個積む)．
・**コミュニケーション態度**：ほめてもらいたくて母親に近寄るなど，良好．全体的に活動性が低く，他者に介助されて行動していることが多い．
・**聴力**：実用的に問題ない(COR)．
●**症状分類と段階**：Ⅰ群(コミュニケーション態度良好)― A 群(音声受信未習得)―段階 2−1(機能的操作)．

【**発達・知能検査などの結果**】 新版 K 式発達検査(4:5時，臨床心理士が実施)では全領域の発達年齢(DA)1:5，発達指数(DQ)32〔姿勢・運動1:8(29)，認知・適応1:5(32)，言語・社会0:11(21)〕．

【**評価のまとめ**】
　コミュニケーション態度は良好で，Ⅰ群(コミュニケーション態度良好)である．音声記号の受信(理解)，発信(表現)ともに未習得，物の機能的操作がいくらか可能な**段階2−1(機能的操作)**で，1歳未満のレベル．動作性課題も含め知的発達全般に重度に遅れている **A 群(音声受信未習得)**である(図1)．

初期評価のポイント
■日常生活で物の操作やふるい分け・選択行動がどの程度できているか？
→検査教具に対して機能的操作やふるい分け・選択行動がほとんどみられなくても，日常生活では『ごみをごみ箱に捨てる』，『牛乳を見るとコップを持ってくる』などの初期的なふるい分け・選択が可能なことがあるので，療育指導プログラム[1]を用いるなどして家庭での行動を確認する(図2)．
■自発的な身ぶり発信がどの程度みられるか？
→身ぶりを自発的に使うのか，その目的は何か(コミュニケーション機能)，模倣で発するのか，音声に誘発されて発するのか確認する．

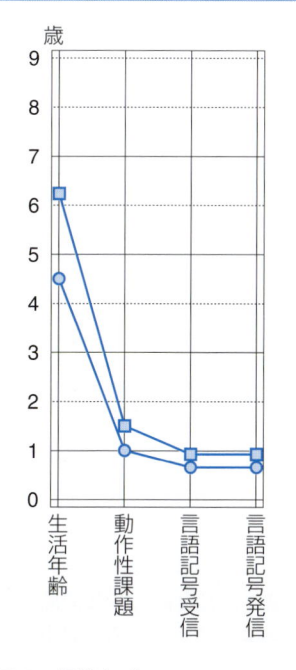

図1　個体内プロフィール
A群(音声受信未習得)―a.(全体的遅れ)

片付け（事物—場所）

	4:5	5:0	
8	／	◎	ゴミをごみ箱に捨てる
9	△	◎	靴を靴箱にしまう
11	△	◎	自分のぬいだパンツを洗濯かごに入れる（パジャマ，靴下，スカート，ズボン，シャツ）
15	×	◎	かばんをかばん掛けにかける

×：できない　／：やらせたことがない，△：時々できることがある，
◎：持たされてでなく，自分で取って片付けにいくことができる

取ってくる

	4:5	5:0	
42	×	○	靴を靴箱から取ってくる
44	×	○	自分の着るパンツをタンスから取ってくる
47	×	○	かばんをかばん掛けから取ってくる
48	×	○	歯ブラシを歯ブラシ立てから取ってくる

図2　療育指導プログラムへの記入例

■ 養育者は家庭での療育課題を実行できるだろうか？
→家庭での働きかけについて助言・指導を行う場合は，親あるいは子どものストレスとならないように，親の物理的・精神的余裕や課題を実行する力量を慎重に見極めた上で，無理のないプログラムを立てる。

▶訓練計画の立案 ▶▶

【訓練適応】
　本児は音声受信未習得（A群）であり，年齢が4歳4か月と高く，知的障害も重度であることから自力での言語習得はきわめて困難と考えられる。以上より訓練適応が高いと判断し，訓練を実施することとした。
【ゴール設定】
(1)ふるい分け・選択行動（日常生活での片づけ，仕度）および文脈の中での指示理解を拡大する。これらを基盤に事物を表す身ぶり記号の受信を獲得させる。
(2)身ぶりを要求手段として自発的に発信できるようになる。
【訓練プログラム】
(1)指導場面，家庭，通園施設で身近な事物のふるい分け・選択・受信課題を系統的に実施する。並行して生活のルーティンの中で種々の指示理解を促す。

(2)家庭での働きかけを中心に，ちょうだいの身ぶりを介助あるいは模倣から自発的発信へ促していく。

▶訓練経過▶▶

- 週1回・60分(母親面接20分を含む)の個別の言語訓練を実施した。
- 家庭での指導項目と指導ステップを記載したチェックリスト形式の記録用紙を母親に渡し，毎日記録してもらった(図3)。
- 通園施設の朝の身辺整理場面(タオルや連絡帳を所定の場所に片づける活動)にSTが2週に1回程度立ち会い，クラス担任とプログラムを検討した。

以下，家庭および通園施設での経過を中心に記す。

【第1期(4:4～4:8)　ふるい分け行動の獲得】

家庭では，文脈に依存したふるい分けの獲得を目標に，物と場所の関係を手がかりにした片づけを実施した(図3a)。親子ともに無理なく取り組めるように3項目程度に絞って開始し，ようすを見て徐々に項目数を増やしていった。家庭でスムーズに実施できるように，訓練でぎりぎり可能なレベルではなく，より容易に遂行可能なレベルの課題を実施してもらった。その結果，はじめは全面的に介助することもあったが，「目標の場所を叩く/指さす」などのステップを経て，種々の物を自力で片づけられるようになった。目標の場所までの距離も徐々に伸ばしていった。母親からは「タオルをごみ箱へ入れかけて誤りに気づき，洗濯かごへ入れに行った」といった報告が聞かれるようになった。

通園施設では身辺整理をほとんど介助されて行っていたので，「物をかごに入れるという目的をもって移動する」ことを最初の目標とした(図4)。「かごの1歩手前から移動して入れる」ことから始め，移動距離を徐々に伸ばしてい

a. 片付け(物の場所の関係の理解)

日付	/	/	/	/
ゴミ→ゴミ箱	○	○	◎	◎
(目標までの距離)	50 cm		1 m	2 m
タオルなど→洗濯カゴ	□	△	○	○
靴→靴箱	□	△	△	△
リュック→フック	△	○	○	○
はし箱→台所	□	○	○	◎

◎自力で可能　○目標の場所を指さしたら可能　△目標の場所を叩いたら可能　□全面的に介助

b. 仕度(状況文脈の中での指示理解)

所定の場所から取ってくる	/	/	/	/	/
リュック	▲	■	●	●	●
	すぐ前	50 cm			隣の部屋から
コップ	▲	▲	牛乳を見せると	●	
パンツ	■	■	▲	●	●
靴	●	●	●	●	⊙
歯ブラシ	▲	●	●	●	●

⊙ことばで取る　●ことばと身ぶりで取る　▲指さすと取る　物を叩いて示すと取る

図3　家庭での日々のチェック表の例
〔文献2)より転載〕

った．場所との対応によるふるい分けを実施した（図4：2-2'）．正面から移動を促さないと違う場所へ行ってしまうことがあったが，方向転換の角度を徐々に大きくしていき，最終的には自分で180度向きを変えて適切な場所へ持って行けるようになった．

【第2期(4：8〜5：2)　ふるい分け行動の拡大，文脈の中での指示理解の向上】
　家庭では片づけが安定してできるようになったので，指示に応じて物を取ってくることを目標にした（図3b）．登園前に「リュック」と言うとフックからリュックを取ってくる，など，日常生活の流れの中での指示理解が向上した．通園施設では容器の形態を手がかりとするふるい分けを目標とし，「おしぼり入れ→円い缶」「連絡帳→四角いかご」などが可能となった（図4：2-2''）．

【第3期(5：2〜6：0)　選択行動の獲得，身ぶり記号の受信の萌芽】
　家庭では身ぶり記号の受信（理解）を目標とし，登園の準備をする際に身ぶり（＋音声）で物を選ぶ課題を実施した．選択肢が2つであれば身ぶりで靴，歯ブラシなどを選べるようになった．「母親が夕食の仕度をしていると自発的に食器を運び始める」などルーティンの理解が向上し，それらに関連する自発的行動が増えた．通園施設では実物見本のみを指標にしたふるい分け（文脈非依存のふるい分け）を目標に働きかけ，おしぼり入れ，連絡帳などを正しくふるい分けられるようになった（図4：2-2）．

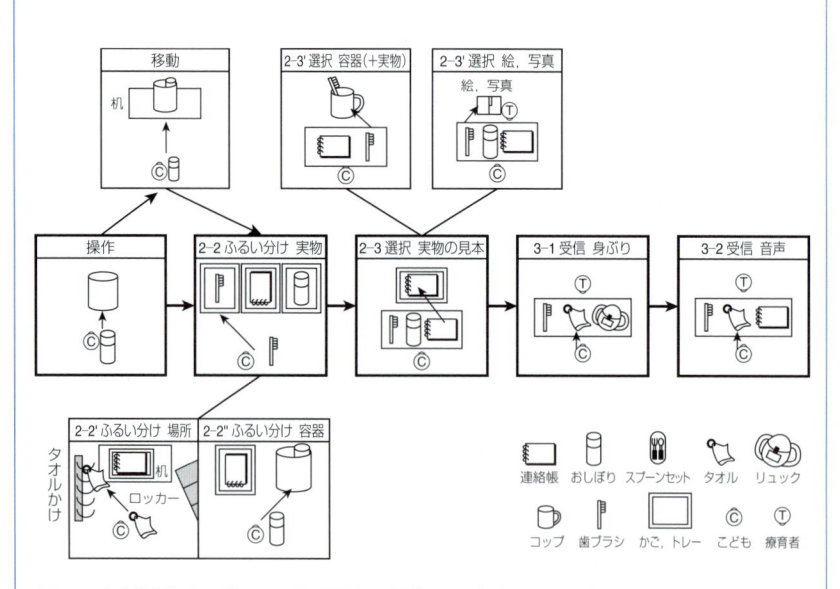

図4　療育指導プログラム〈通園版〉：操作・見本合わせ・受信 フローチャート
〔文献2）より転載〕

【第4期(6:0～6:4)　ちょうだいの身ぶりの自発的発信の定着】

家庭では，身ぶりによる要求表現の獲得を目標に，訓練開始当初より，本児の好物であるせんべいなどに対してちょうだいの身ぶりを促してもらった。第3期後半より「ちょうだいは？」「なに？」と声をかけると身ぶりを発することが増え，第4期後半には90%以上自発できるようになった。母親によると，第3期後半頃から「キーボードのスイッチを入れてほしい」などの要求が増えたとのことである。通園施設では容器(＋実物見本)を手がかりにした選択)を目標にし，「コップを見せると歯ブラシを選んで入れる」などが可能となった(図3:2-3')。

【解説】

本症例では，約2年間かけて，目的を持った移動→文脈依存のふるい分け→文脈非依存のふるい分け→選択→身ぶり記号(初期段階)の受信(理解)，の順に可能となった。日常生活での状況理解や言語理解も徐々に向上した。訓練開始後約1年半でちょうだいの身ぶりを自発的に発信(表現)できるようになった。

訓練のポイント

■最初から絵カードなどで音声記号の受信(理解)を指導するのでなく，実物を用いて見本合わせ(ふるい分け，選択)レベルの指導を十分に行ったか？

→本症例は，絵や写真の認知(解読)が難しいので，実物を訓練材料に用いた。また言語理解の基礎となる事物の基礎概念を形成するため，見本合わせ課題(ふるい分け・選択)を十分に実施した。訓練開始前は通園で介助されて不機嫌になることが多かったが，本児が理解できる課題設定に変わり，積極的に取り組むようになった。

■STによる言語指導室での訓練，家庭での働きかけ，通園施設での療育を有機的に関連させることができたか？

→本症例では，母親の協力，ST部門と通園部門が同じ敷地内にあるという物理面，STと通園部門の協力関係ができているというシステム面など諸条件に恵まれた。母親はST訓練を毎回見学して課題の目的や子どもの変化に関する説明を受け，家庭での働きかけについても時間をかけて相談することができた。通園の療育場面にSTが定期的に立ち会ってその場で助言したり，合同カンファランスでプログラムを検討した。こうした連携により，同じ枠組みの指導をそれぞれの環境に合わせて実施することができたことが有

■家庭療育プログラムは親の支援に役立ったか？
→①2, 3項目に絞って開始し, 実施状況を確認しながら徐々に増やしていったこと, ②短期間で達成できそうな目標を設定したこと（一定期間実施して○がつくと親の励みになる）, ③多少調子が悪くても正反応が得られるステップ（子どもの上限の能力より2, 3段階下のステップ）を用意し,「全介助」であっても「×」以外の記号をつける, などの点に配慮したことで, 親子の負担にならず長期間継続が可能であった。母親によるとプログラムの実施に要する時間は5分程度で,「たいした負担ではない」とのことであった。母親からは,「考えている顔つきをするようになった」,「（通園での）朝のお片づけが好きになった」などの肯定的な感想が聞かれ, 子どもがゆっくりではあるが着実に前進していることを喜んでいた。母親が本児への適切な働きかけ方を習得し, 養育に自信が持てるようになった点で, 本プログラムの実施は親の支援に有用であったと考えられる。

▶▶中期評価▶▶

【国リハ式〈S-S法〉言語発達遅滞検査などの結果】 1994.5 (6：4) 時点
　言語記号の受信（理解）面：段階2-3（選択）。事物を表す身ぶり記号の受信（理解）が(1/2c)で数語可能であるが,(1/3c)では不確実。音声記号の受信（理解）はできない。日常生活の流れの中では言語指示で持ってこられる物がいくつかある。1歳前後のレベル。
・発信（表現）面：ちょうだいの身ぶりを自発的に使用できる。事物を表す身ぶり記号や音声記号の発信（表現）はできない。1歳未満のレベル。
・コミュニケーション態度：良好。訓練開始当初に比し, 他者の行動への注目や本児から他者への働きかけが増えた。
●症状分類と段階：Ⅰ群（コミュニケーション態度良好）―A群（音声受信未習得, 全体的な遅れ）―段階2-3（選択）

【解説】
　本症例は, 2年間の訓練で事物のふるい分けが広がり, 選択や身ぶり記号の受信（理解）も若干可能となった。日常生活での指示理解が向上し, 家庭や通園施設で見通しを持って過ごせるようになった。また, 自発的にちょうだいの身ぶりで要求を表現できるようになった。以上のことより, 当初設定したゴールはほぼ達成された。

【コミュニケーション生活の変化・QOC の向上】

　事物の基礎概念や文脈の中での言語理解が向上したことで，片づけや仕度を自信を持って行い達成感が得られたり，手伝いをしてほめられる機会が増えた．大人に要求することも増え，コミュニケーションの機会が増えた．

【その後の経過・転帰】

　養護学校入学後は，獲得した行動の維持を主な目的とし，経過観察および親への助言を主体に月1回から学期に1回程度のフォローを約2年間行った．

解説：療育指導プログラム（家庭用）

　本プログラムは，家庭で理解や表現の発達を促すとともに，親子のコミュニケーションの質を高めることを目的としている．本症例に実施した片づけや仕度の課題も，躾や身辺自立の課題としてではなく，記号の理解を促す活動およびコミュニケーションの機会として位置づけている．ST は子どもの発達段階や家族の状況を考慮して達成可能な目標を設定し，無理なく実施できるよう内容と量を調整する．親が他児と比べるのでなく，わが子の成長に気づいて喜べるようになること，自分の働きかけによって子どもの行動が改善することを体験して養育に自信が持てるよう支援することが大切である[2]．

アドバイス

　本症例は日常生活で物−場所，物−物の関係の理解が広がるにつれ周囲の事物や人への関心が高まり，自発的行動が増えた．このように，子どもが周囲の環境を意味あるものととらえられるようになることは，記号習得の基礎となるだけでなく，QOL の向上につながるということを認識しておきたい．

　本症例では要求表現としてちょうだいの身ぶりを訓練し，獲得できた．一方，近年，身ぶりや音声による伝達行動の獲得が困難な子どもに対して，絵や写真による伝達行動の獲得を促すアプローチの有効性が報告されるようになった（PECS：picture exchange communication system など）．このアプローチは絵や写真の認知（解読）が十分でない段階の子どもに対しても有効であるとされている．今後，本症例のような子どもの訓練では，こうしたアプ

ローチを並行して行ってみるとよいように思われる。

文献
1) 佐竹恒夫：〈S-S法〉言語発達遅滞訓練マニュアル〈2〉．エスコアール，1994
2) 飯塚直美：言語治療；陣内一保，他(編)：こどものリハビリテーション医学．医学書院，1999
3) 飯塚直美，伊藤淳子，東川　健，他：療育指導プログラ〈通園版〉の開発(2)─初期の言語記号の受信(理解)に焦点を当てたプログラム．音声言語医学 36：126，1995

コラム㉔

療育指導プログラム〈通園版〉

　療育指導プログラム〈通園版〉とは，家庭療育用の療育指導プログラムを，通園施設での療育場面に適用するために開発したプログラムのパッケージである．主に対象とする場面は，登園時に行われる朝のお支度場面とお茶・おやつの場面である．集団療育では，ともすると子どもを集団全体の流れに合わせようとする視点が強くなり，個々の子どもに合わせた個別的な関わりが不足しがちである．朝登園して持ち物を片付ける，あるいはお茶・おやつ，というどの

表1　操作・見本合わせ・受信（理解）プログラム

段階	子どもの行動	スモールステージ下位	スモールステージ上位
3-2 音声記号	音声で実物を選ぶ	幼児語や身ぶり	遅延事態
3-1 身ぶり記号	身ぶりで実物を選ぶ	選択へ	遅延事態
2-3 選択	実物の入った容器に対して，該当する実物を選ぶ	見本の容器を別のものに変える	見本を絵や写真にする．遅延事態
2-2 ふるい分け	実物を容器別に片付ける	場所（ロッカー，タオルかけ）に片付ける．容器の形状を変える	移動事態：離れた容器に入れにいく
2-1 事物の機能的操作	実物を容器に入れる	実物を容器から出す	移動事態：離れた容器に入れにいく

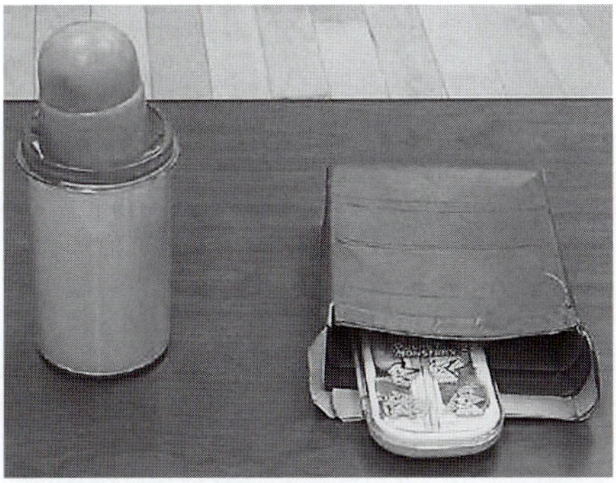

図1　ふるい分けのスモールステージ（異容器）
おしぼり（左）とスプーン・フォーク（右）の違いを明確にした容器の工夫

表2　コミュニケーション機能拡大のプログラム

導入順序	子どものコミュニケーション行動	発話例
3	担任に言われた内容について返事でフィードバックをする。	「うん」「はい」「ちがうよ」など
2	担任の注意を喚起してから持ち物を要求する。	「せんせい，コップちょうだい」
1	離れた所にいる担任に持ち物を要求する。	「コップちょうだい」

注）導入順序はあくまで目安。音声発信（表現）のないケースは，身ぶりや絵，写真などを適宜用いる。

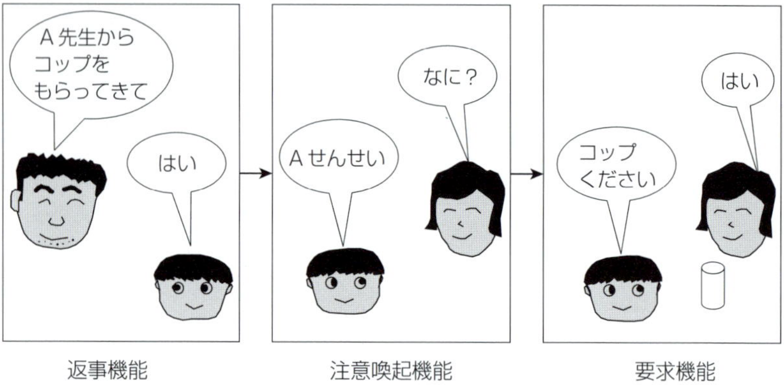

図2　コミュニケーション機能拡大のプログラムの流れ

通園施設でもみられる場面を，〈S-S法〉の枠組みに沿って個別的に設定した。音声の受信（理解）が可能になるまでの操作・見本合わせ・受信（理解）プログラム表1，図1と音声の受信（理解）が可能で発信（表現）面に焦点を当てたコミュニケーション機能拡大のプログラム表2，図2の2つに分けられる。TEACCHの構造化と深く関わる領域であり，今後開発すべき重要なプログラムである。

参考文献
1) 佐竹恒夫，飯塚直美，小川　淳，他：療育指導プログラム〈通園版〉の作成．横浜市リハビリテーションセンター紀要 3：97-102，1991
2) 佐竹恒夫，飯塚直美，小川　淳，他：療育指導プログラム〈通園版〉の使用．横浜市リハビリテーションセンター紀要 3：103-110，1991
3) 東川　健，佐竹恒夫，原　広美，他：1言語発達遅滞児（自閉症）のコミュニケーション訓練(1)―通園施設との連携におけるコミュニケーション機能の拡大．横浜市リハビリテーション事業団研究紀要 8：111-116，1997

■ コラム㉕ ■

個別指導を通じて，通園施設との連携

　STと他セクションの連携の一例として，通園・ST協同個別指導プログラムを紹介する。ある地域療育センターの単独通園部門(4・5歳児の知的障害・肢体不自由児対象)では，母子登園日を設け，通園職員(指導員・保育士)による個別指導(言語・認知・身辺自立面などの指導)，小集団指導，食事指導および家族面談などを行っている。このプログラムの中で，通園職員の研修を目的とし，数人の言語指導を協同で実施しているので紹介する(表1)。本プログラムは職員研修が目的ではあるが子どもについても変化がみられた。

症例A(男)1993年生，医学的診断名：ダウン症，重度精神遅滞(表2)。訓練開始時評価(CA5：5)では，コミュニケーション態度：I群(良好)，基礎(認知)面：1歳後半レベル，言語受信(理解)面：1歳前後，言語発信(表出)面：1歳

表1　通園ST協同個別プログラムについて

目的	子どもの個別指導のひとつの基準として子どもの見方や関わりかたを学ぶ
職員対象	プログラム未経験者(各クラス1名まで)
対象児	通園職員が担当する児の中から選ぶ(子どもの状態だけでは決まらない)
評価(指導開始時・終了時)	STが検査を実施，記録，まとめ 通園職員は，観察，記録
プログラム立案	STが中心になり訓練プログラムを立案
指導　頻度回数 　　　指導内容 　　　指導担当 　　　家族面談 　　　記録まとめ	年間10回程度指導 ミーティングで話し合う 前半ST，後半通園職員 指導後の家族との面談はST担当 記録とまとめは通園担任が1年間担当
ミーティング	指導後30分，次回指導までに30～60分
症例報告会	1回　2月頃に通園・ST協同で行う
研修会　回数 　　　　対象 　　　　内容	全4回／年(講師はSTが担当) 通園・ST協同プログラム参加通園職員 (例)検査について・言語行動の3側面 　　　記録のとり方 　　　うまくいかない場合の工夫 　　　症例報告のまとめ方について

表2 症例A．国リハ式〈S-S法〉言語発達遅滞検査などの結果

訓練開始時評価(CA5歳5か月)	
コミュニケーション態度	Ⅰ群(良好)：他者への注目はある。他者よりの働きかけに対して警戒・拒否強い
症状分類	A群(音声受信未習得)-a.(全体的遅れ)
記号形式—指示内容関係の段階	段階2-3(事物の基礎概念　選択)
基礎(認知)面	1歳後半レベル：積木構成　並べる⊕
受信(理解)面	1歳前後：ことば・身ぶりの理解⊖
発信(表出)面	1歳前後：「ヤッター」など機能語はあるが，はっきりとした有意語はない。
新版K式発達検査(CA6：1) 姿勢・運動発達年齢(DA)は2：11，発達指数(DQ)は48。認知・適応1：9(29)，言語・社会1：4(22)，全領域1：9(29)。	

前後。症状分類A群—a.(音声受信未習得—全体的遅れ)—段階2-3(事物の基礎概念　選択)だった。

　指導目標は，(1)大人との共感を深める，(2)ちょうだいの身ぶりの使用，(3)選択の拡大〜身ぶり・音声の受信の成立，(4)事物の身ぶりの発信とした。指導の結果，受信面では，事物名称の身ぶり受信および音声受信(実物・はめ板)が可能となり，発信面では，ちょうだいの身ぶりおよび事物の身ぶりが可能となった(症状分類T群(音声発信未習得)，段階3-2(音声記号))。

　クラスでは，手遊びなどを自信をもって行うようになり，自分から職員と遊びたいと強く要求するようになった。通園職員は，「報告書の作成に時間が取られ大変だったが，子どもの正しい評価(子どもの力，特徴，性格など)とそれに基づいた教材・プログラム，働きかけ方の重要性を再認識した。症例が毎回楽しそうに入室するようになり，児の変化に伴い母親も面談で積極的に話すようになった。」と感想をもった。

まとめ：このプログラムにより，通園職員は①子どもの見方，評価，個別指導，母親との面談などSTの方法を知り，②集団場面でも言語行動の3側面や記号形式-指示内容関係の段階を意識して，働きかけを工夫することが可能となった。STにとっても通園職員とSTが共通の「語彙」で話ができるようになったことはメリットであった。また，個別指導の回数は少ないが，通園・STが一貫した方針で関わることにより子どもに変化がみられた。ただし，業務量の増加や，プログラム対象にならなかった家族が不公平感を持つなど，課題も残った。

■ コラム㉖ ■

「ゆで卵遊び」と療育技法

　「ほら，ゆで卵だよ，見てて…ガチン，ガチン，ガチン！　いっぱい割れたね。はいどうぞ，いっしょに手伝ってね。(ゆで卵を手の平やお皿にのせて出すと，子どもはまねしてテーブルにゆで卵をぶつける)ガチン！おもしろいねー。はいありがとう，もっとあるよ…。(殻が割れたゆで卵を受け取り，子どもの右側に置いたボールに入れる。新しいゆで卵を見せる。繰り返し)ありがとう，楽しかったね。またやろうね。」

　ゆで卵の殻をむくついでに，子どもと一緒にゆで卵の殻を思いきり割ってみると，思いがけなく楽しい遊びに変身する。「(物の操作の)模倣」を仲立ちとすることで，「ゆで卵の殻を割る」という些細なことが『遊び』となり，親子のコミュニケーションとして体験され，そこに小さな達成感と相手に対する発見が生まれるとしたら，それは双方にとってすてきなことだ。

　この『ゆで卵遊び』には，音声言語未習得の子どもの療育に役立つ知恵が実はたくさん詰まっている。まず遊びの内容を見てみよう。この遊びにも〈準備〉と〈配置〉そして〈手順〉がある。〈準備〉するものは，容器のボール2つとゆで卵を数個。殻が散らかって気になるならポリ袋に入れておくとよい。ボールを上下に重ね，上のボールにゆで卵を入れてもってきて，子どもの前で左右に置くと，相手の左側が材料箱，右側が完成箱という〈配置〉になる。〈手順〉は，左側のボールからゆで卵をとって，殻を割り，右側のボールに入れる。殻むきはボールの位置を換えて同様にできる。殻をむくのが難しければ，見せるだけでもよい。

　〈準備〉と〈配置〉そして〈手順〉は，この遊びの「構造」的側面である。その手順の中で，これから何をするのか〈予告〉したり，着席を〈誘導〉したり，見本を〈呈示〉したりするのが「技法」である。

　始めるとき(開始)に，ゆで卵の入った2段重ねのボールを見せると(具体物での予告)，イスのところまで誘導しやすい(着席誘導)。「ガチーン」と言いながらゆで卵を割って見せ(見本動作と同時に呈示された音声はセルフトーク)，模倣を促す(子どもの動作に合わせて「ガチン」というのがパラレルトーク)。物を強引に持たされると嫌がることが多いので，手の平などに乗せて出す(事物呈示)と，子どもは自発的に取ることができる。子どもはその場ですぐにまねる(即時模倣)こともあるし，後になってまねる(遅延模倣)こともあるので，モデルはめげずにきちんと見せる(明示)とよい。殻が十分割れたら(確認)左のボールへ入れる。空になったボールを見せて(強調)出来上がり(終了＝目的イメージ)をフィードバックし，「楽しかったね。」と誉める(強化)。部分的に参加してくれたら，それでも成功だと考える。

せっかくの楽しい遊びに対し、このような用語の氾濫は煩雑なことと思われるかもしれない。しかしこのような遊びの「構造」や「技法」について知っていると、漠然とではなく、始めから興味をもって子どもの反応を予想し、注意を向けることができる。相手がその場の状況と刺激（技法）に対しどんな反応をするのか見ようとするだけで、コミュニケーションに対するコミットメントは深まってくる。このような知識と体験が相手の反応に対する自分の受け皿（リセプター）を広げ、この反応はどうしてだろう…という暖かい好奇心と新たな問いかけ（関わり）が育つのを助けてくれる。

とはいえ、現実はそんなに甘くない。親心には「這えば立て立てば歩め」という自然な成長への期待があり、子どもの発達の「遅れ」は欠けたところや弱みに感じられる。遅れを克服することが「成長」だという思いや、「わが子なら親の言うことをきくものだ」という思いは固定されがちだ。「わがままはだめ」「何回いったらわかるの」という（お）しつけが固定・習慣化していることもある。親心に備わっているらしいこれらの心理が作動しすぎると、遊びを楽しむ余裕もなくなり、お互いの理解が妨げられ、苦しくつらいことになる。

でもやはり、少しだけ焦りをこらえて視点を変えてみると、お母さん方がいつもしている子どもの世話や食事の仕度も、その一部がお手伝いや遊びになり、ことばのない子とのコミュニケーションの練習場に変身する。

固定した心理から視点を変えてみるには、知識は助けになるが、動機になるとは限らない。見方を変えるには、味方と時間が必要らしい。嫌なことはせずさせず。ともかく、何かひとつ関わり方を変えてみて、続けてみて、見過ごしていた小さな変化に気づく。その気づきが視点の変化といえるかもしれない。簡単で楽しいレシピをたくさん仕入れておくと便利。特に島百合子『おやつだホイ！』（仮説社）はお勧めだ。

■ コラム㉗ ■

STによる家族支援（発達障害児の親同士の交流）

小児の発達支援は、乳幼児健診や、早期療育システムの構築により、多職種の専門家が関わりながら行われている。STの関わりとしては、市町村における1歳半健診および3歳児健診のフォローや幼児教室、通園施設などの地域療育への参加がある[1,2]。これらは増えてはいるが、主なSTの臨床場面である病院やリハビリセンターなどでは外来訓練の占める割合が高い。外来訓練では、個別の対応が多く、発達に遅れを持つ子の親同士が交流する機会は少ないのが現状である。また、外来で通う子どもの多くは、保育園、幼稚園で統合保育を受けており、その母親は孤独を感じていることも多い。

Mac Keith R（1973）は、親のストレスが高まる時期を援助の必要性が高まる

時期ととらえ，①障害がわかった時，②就学時，③学校卒業後の進路を考える時，④親が年老いて子の面倒を見られなくなった時，あるいは親亡き後のことを考える時の4つに区分している[3]。家族援助を考える場合，援助の必要性が高まる時期に合わせて，適切に対応しなければならない。この中でSTが主に関わる時期としては，障害に気づいた時から就学時であると思われる。

　筆者らは，ことばの遅れを主訴とし，外来での言語訓練に通所している子を持つ親に対して就学に向けての親ミーティングを開催してきた[4]。STが行う家族援助の1つの方法として，同じ問題を抱える親を対象としたミーティングは親の精神的安定や，育児についてのヒントを得られるなどの効果があった。具体的方法について以下に紹介する。

　ミーティングは年2回，希望する親のみが参加。第1回目は就学を1年後に控えた5月～6月に実施。プログラムは，子のようすを含めた簡単な自己紹介，心理専門職およびSTから就学の流れなどの情報提供，前年度就学した親の体験談を聞く，親同士の子の状況や養育についての情報交換であった。第2回目は，就学先がほぼ決まった2～3月に行い，内容は1年の振り返りと就学に向けて自由に話し合う場とした。STは就学に向けて生活環境を整えるなどの助言をした。2回とも司会は心理専門職が行い，STは親の話に耳を傾けることを心掛けた。

　ミーティングは，母親にとっては，同じ母親同士で悩みや思いを自由に打ち明ける場となり，同時にSTにとっては，母親の思いに改めて気づく場面でもあった。母親はその後の訓練時の面接において，ミーティング設定以前に比べ，STにざっくばらんに話ができるようになり，内容もより具体的になる傾向が観察された。また，学校見学をメンバーで行ったり自主的に会う機会を作るなどセルフヘルプグループとして機能したグループもあった。

　ミーティングが成功した前提条件として，①STや心理専門職との信頼関係がある（半年以上の言語訓練対象者），②参加者がある程度障害受容ができている（第一段階のショック，混乱期は脱している），が挙げられる。

　ミーティング実施時に配慮したことは，自由に話しやすい雰囲気作りのため，部屋や座り方，茶菓子を出すタイミング，司会進行役である心理専門職が個々のメンバーの様子を見ながら会を進めるなどである。

　就学を目前に控えた時期にミーティングを設定したことで，就学についての不安やストレス状況にあるメンバーが，問題を抱えながらどうすべきか，先輩の体験談や他の参加者の話を聞き，互いにピアカウンセリング的援助が行われたと推察された。

　今回，STと心理専門職が連携し，訓練機関において実施した親ミーティングを紹介したが，親のニーズに合った育児援助などの支援方法は，その時期や内容，地域の社会資源などにより多岐に渡る。

　近年1歳半健診後「ことばの遅れ」のある子をフォローする親子教室が市町

村単位で開かれ，その中で，保健師の働きかけにより，親同士の話し合いの場，悩みや心情を素直に吐露できる場を設けたり，親の会を作っているところもある．その場に参加したことで，育児のヒントを得たり，共感体験をすることで，親の気持ちが明るくなったり，気持ちが軽くなったと話す親が多い．

障害に気づき，混乱期にある親への援助は，専門職(保健師，心理専門職，STなど)による個別支援が重要であると考えられるが，親の状況を見守りながら，適切な時期に親同士の集まりへの誘いや社会資源等の情報を提供することも必要である．

筆者らは心理専門職と連携し，親ミーティングを実施してきたが，直接STが実施するのではなくても，身近な地域の保健師との連携を取り，地域の親の会，レスパイトサービス*などの情報について知り，言語訓練に通う子の親に対して，適切な時期に適切な場の情報提供をしていくことも家族援助の一つである．また，同じ職場に心理専門職，ケースワーカー，保健師，保育士などの専門職がいる場合は役割分担をしつつ連携を取り，子や家族への支援ができるよう考えていくことが大切である．

近年，発達障害児を取り巻く家族援助に関する研究も進んでいる[5~8]．STは言語・コミュニケーションに関する専門職として親子に対し具体的な援助を行うことが中心ではあるが，発達障害のある子どもやその家族が地域でより活き活きと生きていくための多面的な援助について考えることも必要である．

*レスパイトサービス(respite service)：障害児者をもつ親・家族を一時的に，一定の期間，その障害児者の介護から解放することによって，日頃の心身の疲れを回復し，ほっと一息つけるようにする援助であると定義されている．現在は，各自治体での助成も行われている．

引用文献
1) 山本博香：地方の保健所での療育相談におけるSTの役割．聴能言語学研究 14：41-45，1997
2) 貴瀬正子：肢体不自由児通園施設における母親援助：母と子の育ちあいへの道筋．聴能言語学研究 14：46-50，1997
3) Mac Keith R : The feelings and behaviour of parents of handicapped children. Dev Med Child Neurol 15：524-527，1973
4) 足立さつき，島野晶子：言語発達遅滞児を持つ母親援助についての一考察．言語聴覚療法 15：99-105，1999
5) 永井洋子：自閉症など発達障害における家族ケア(1)—障害の発見と受容をめぐる家族への援助．Aigo 501：68-75，1998
6) 永井洋子：自閉症など発達障害における家族ケア(2)—家族のストレスを緩和するために．Aigo 502：64-72，1998
7) 分担研究者中野敏子『心身障害児・者の家族援助に関する基礎的研究』(平成8・9年度厚生省心身障害研究「知的障害(精神薄弱)者の社会参加に関する研究(安彦班)」

8) 足立智昭：障害をもつ乳幼児の母親の適応とその機関に関する研究．風間書房，1999

参考文献
1) 宮田広善：子育てをささえる療育．ぶどう社，2001
2) 言の葉通信（編）：うちの子ことばが遅いのかな．ぶどう社，2000

2. 通園施設において，個別言語訓練とTEACCHプログラムを参考にしたクラス指導とで連携を図った症例

⇒個別言語訓練とTEACCHクラスの指導の相補性とは？

　本症例は，国リハ式〈S-S法〉に基づいた個別言語訓練(以下個別訓練と略す)と，TEACCHプログラムを参考にしたクラスにおけるコミュニケーション指導(以下クラス指導)は，補い合いながらコミュニケーション行動を促進させる，ということを教えてくれた症例である。

■ 自閉症児の言語・コミュニケーション指導を行うには，構造化された環境が必要である。
■ 視覚的記号・手がかりを利用して各々指導を行い，またそれらの記号や手がかりを媒介に指導間の連携を図る。

▶生育歴・相談歴▶▶

●1990年生，初診時年齢は4歳5月，男児。
【周胎生期】　問題なし，生下時体重：2,020 g。
【一般発達】　定頸0：3，始歩1：0。
【既往歴】　特になし
【医学的診断名】　自閉症，精神遅滞。
【教育・相談歴】　1歳6か月健診後，2：2知的障害児通園施設母子療育部にて週1回2時間の個別指導，2：3保育所入所，3：3同通園施設入園，6：3養護学校へ入学。
【言語相談歴】　4：5時にST初回評価(主訴：「ことばの理解・表現ができない」)後，個別訓練開始，卒園まで継続。

▶初期(訓練開始時)評価▶▶

【国リハ式〈S-S法〉言語発達遅滞検査などの結果】　1995.5(4：5)時点
・言語記号の受信(理解)面：段階2-2(ふるい分け)で1歳未満のレベル。
・発信(表現)面：音声発信(表現)は[ヤー(拒否)]のみ，初期的身ぶりの発信

(表現)は〈ちょうだい〉のみで1歳未満のレベル。
- 動作性課題：2歳レベル。
- 模倣：身ぶり模倣はちょうだいのみ可能。
- コミュニケーション態度：非良好。アイコンタクト（±），物を振る・叩くなどの常同行動が頻発し，他者の呼びかけにはまったく応じなかった。
- 聴力・口腔器官運動：問題なし。
- ●症状分類と段階：Ⅱ群（コミュニケーション態度非良好）— A群（音声受信未習得）—段階2-2（ふるいわけ）。

【発達・知能検査などの結果】 新版K式発達検査（4：2時）では全領域の発達指数（DQ）は44，発達年齢（DA）は1：10〔姿勢・運動：70（2：11），認知・適応：46（1：11），言語・社会：23（0：11）〕。

【クラスにおける① 理解（受容性）・② 表現性の各コミュニケーションレベル】
① スケジュールカード（実物）の持つ意味の理解が不十分だった。
② 2時間の観察時間中のコミュニケーション行動数は7回と少なく，機能は要求が主，伝達手段（形態）は動作がほとんどであった。コミュニケーションカードの(1/2c)選択発信が，おやつ場面でやっと可能になり始めていた。

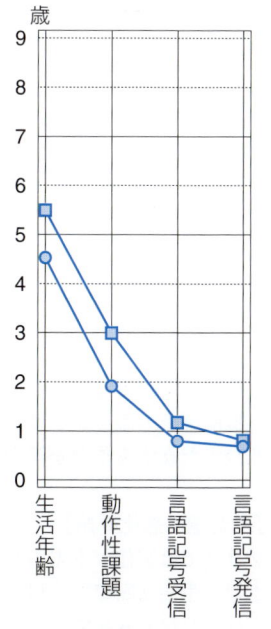

図1　個体内プロフィール
A群（音声受信未習得）a. 全体的遅れ（○）→T群（音声発信未習得）（□）

【評価のまとめ】
　コミュニケーション態度はⅡ群（コミュニケーション態度非良好）である。音声記号の受信（理解）面は段階2-2（ふるい分け）で，音声発信（表現）共に1歳未満レベルで，A群（音声受信未習得）である（図1）。

■ 生活場面における理解（受容性）および表現（表現性）のコミュニケーションのレベルを把握しているか？
→スケジュールの理解を助けるヒントを個別訓練で見出せることも多い。
→クラスで困惑している場面などを把握し，個別訓練で指導できる機能や伝達手段・内容はないか考えることができる。
■ 子どもの嗜好品，興味関心のある遊びなどを把握しているか？
→受信（理解）・発信（表現）の訓練に利用できる。

訓練計画の立案

【ゴール設定：卒園時(6：2)】
(1) 個別訓練：① 音声記号の受信(理解)の成立，② 身ぶり記号の発信(表現)の獲得
(2) クラス指導：① 状況(文脈)理解を促すためにスケジュールの自発的活用を可能にする，② コミュニケーション行動の活発化

【訓練プログラム】
(1) 個別訓練：① 選択行動の成立，写真・絵・身ぶりを媒介に音声記号の受信(理解)を促す，② 事物対応の身ぶり記号の発信(表現)を促す。
(2) クラス指導：① 受信(理解)レベル(写真・絵→身ぶり→幼児語→成人語)を確認しながら働きかける。② コミュニケーションカード使用の活発化，およびそれらのカードの言語記号への変換。

訓練経過

●月1～3回の個別訓練を，担任指導員，保護者同席で実施した。

【第1期(4：5～4：9) 選択行動の成立】
3セッション目(4：9)には言語記号の段階が2-3(選択)になった。
クラス指導では，プレイエリアを表すスケジュールカードを，本児が最も気に入っている玩具(実物カード：カードに実物がはりつけてある)に変更したのをきっかけに，スケジュールの意味がわかり始めた。またコミュニケーションカードの使用が確実になり，使用数，使用文脈も拡大した。指さしもよく出るようになった。

【第2期(4：10～5：0) 音声記号受信の成立】
個別訓練では訓練語(8語)の音声記号(幼児語)受信(理解)が可能となり，身ぶりの発信(表現)も可能となった。
クラスでは半日掲示のスケジュール(写真・絵)の自発的活用が可能となり，音声言語や身ぶりによく注目するようになった。また援助を求めるヘルプカードが使えるようになるに従って，泣いたり，他人に八つ当たりすることが減少した。

【第3期(5：1～5：6) 音声記号受信の拡大，身ぶり発信の般化開始】
理解語彙の拡大とその身ぶりの使用をねらって，クラスでは担任が本児の受信(理解)レベルを確認しながら働きかけ，家庭でも本児の生活文脈でよく用いられる語彙を取り上げ，同様の働きかけを行い，4か月間記録を取ってもらった。すると家庭で取り上げた17語以外にも数語の受信(理解)が可能になった。担任も家庭との連絡ノートを作り，言語・コミュニケーション行動を日々確認しあった。本児は身ぶりを模倣後指示された行動を取ることが増え，文脈

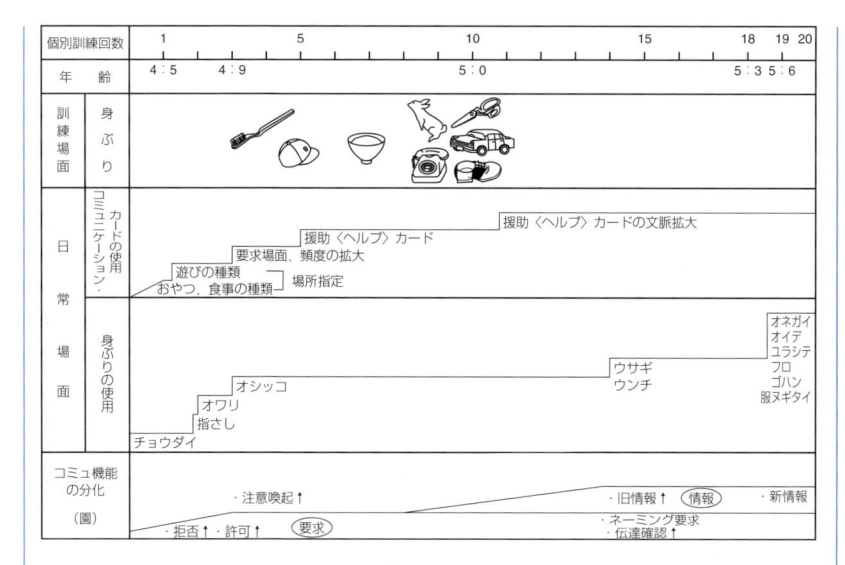

図2 コミュニケーション行動の発達[1)]

の中で音声受信(理解)が可能となることが多くなった．また身近な人の行為の模倣が増え，日常場面での身ぶりの発信(表現)が増え始めた．身ぶりにヘルプカードを併用して訴えたり，2種の身ぶりの継起的使用も始まった．報告もしばしばするようになってきた．

スケジュールカードに付記した(5:1～)文字単語への関心も出てきた(図2)．

【解説】

スケジュール指導や，表現性コミュニケーションの指導は，〈選択〉の確立を助けた．

構造化された環境は言語の受信を助け，伝達手段の拡大にも寄与した．

訓練のポイント

■ 日常場面で受容性コミュニケーションを促す構造化された指導がなされているか？ 特にスケジュールの指導はなされているか？

→構造化された環境は，自閉症児者が状況を理解するための自助具のようなものである．

→初期のスケジュール指導においては，スケジュールカード〈見本項〉を持って受け箱〈選択項〉まで行き，円滑にふるい分けられるよう特に配慮する

必要がある。すなわち，個々の活動場所に設置してあるスケジュールカードの受け箱には，スケジュールカードと同じ実物や写真・絵を貼っておく。

→スケジュールカードを見て〈見本項〉，そのカードが表している場所〈選択項〉がわかりその場所へ行けるよう指導することは，コミュニケーションカードを選択し発信する指導同様，[選択]の学習でもある。それゆえ本人が場所や意味を想起しやすいカードを選ぶことが重要である。

→スケジュールがわかり，今何をしている（する）のか理解できていれば，そこで用いられる言語記号も受信（理解）されやすい。また子どもの受信（理解）のレベルにあわせた働きかけも容易になる。

■ 構造化された場面で，コミュニケーションの方法や意味を学び，その便利さや楽しさを体験しているか？

→そのような学習や体験をしていると，個別指導で獲得した伝達手段の有効性にも気づきやすい。

→視覚的に消失しない伝達手段（カード）は，日常でのコミュニケーションの学習を助ける。またそれを媒介にすると身ぶりや音声記号も同様に伝達手段だと気づきやすくなる。

■ 個別指導場面は，構造化されているか？

→ワークシステムを応用し，状況の意味を捉えやすくして訓練を行う。すなわち課題数，課題内容およびその開始と終了，試行数，正解のフィードバックなどに視覚的配慮をする。そうすればつまずいている所も見えやすくなる。

■ 文字学習の初期に用いるカードは，子どもが生活の中で意味を見いだしているものか？

→スケジュールカード・コミュニケーションカードなどに文字を付記し，それらと同じ訓練カードを用いると，理解を促しやすい。

▶▶ 中期評価 ▶▶

【国リハ式〈S-S法〉言語発達遅滞検査などの結果】 1996.6（5：6）時点
　言語記号の受信（理解）面：段階3-2（音声記号）で1歳前半レベル。発信（表現）面：音声発信はなく1歳未満。動作性課題：3歳レベル
●症状分類と段階：Ⅱ群（コミュニケーション態度非良好）―T群（音声発信未習得）―段階3-2（音声記号）

【発達・知能検査などの結果】 新版K式発達検査（5：6時）では全領域の発達指数（DQ）は38，姿勢・運動：53，認知・適応：42，言語・社会：17であった。

●2時間の観察時間中のコミュニケーション行動数は42回に増え，機能，文脈，手段も広がった(表1)。

【解説】

本症例は訓練開始後1年で，言語記号の受信(理解)および身ぶり発信(表現)が可能となり，卒園時(6：2)のゴール目標に近づいた。日常のコミュニケーション行動も同時に活発化した。

【コミュニケーション生活の変化・QOCの向上】

伝達手段を駆使して伝えるようになった。また遊びに大人を誘ったり，他児やテレビの動作を模倣し始めた。

【その後の経過】

当初の訓練プログラムを続行した。8か月後養護学校に入学した。

解説：個別指導とクラス指導の有機的な連携

一般に視覚化ということに重点の置かれる構造化が日常生活の中になされ，そこでコミュニケーションの方法，意味を学んでいれば，視覚的記号と聴覚-音声記号を統一的に把握して行う個別訓練内容の意味にも気づきやすい。また視覚的記号・視覚的手がかりを媒介に意味に気づくような指導も行いやすい。

表1 自発的なコミュニケーション行動[1]

コミュニケーション行動総数		CA 4:5：7回，CA 5:5：42回 （観察時間：10：10～12：10）						
	観察時年齢	4:5	5:5	観察時年齢	4:5	5:5	観察時年齢	4:5	5:5
機能	要求	6	30	手段〈形態〉 視線	5	42	文脈〈誰に〉 担任	7	25
	注意喚起	1	0	発声	0	35	同室職員	0	1
	拒否／拒絶	0	2	行為／動作	5	16	他の職員	0	1
	コメント（旧情報）	0	0	カード	2	5	級友	0	5
	情報提供（新情報）	0	4	指さし	0	12	観察者	0	10
	情報請求（質問）	0	2	身振り	0	7			
	総　数	7	42	総　数	12	117	総　数	7	42

＊5：5時，発声は「注意喚起」の意味合いもあると思われたが，他の機能を優先した。

アドバイス

自閉症の特性（文化）の理解に立った指導を行うことが何よりも大切である。

参考文献
1) 藤岡紀子，桑原綾子：通園施設における個別言語訓練とクラス指導―自閉症児に〈S-S法〉と TEACCH プログラムを適用して．言語発達遅滞研究 3：119-130，1997

用語解説

スケジュール

自閉症の人たちは「時間の組織化が困難」であるため，活動の開始・終了・移行が難しい。そのような彼らに，活動の内容と順序，時間の経過・関連性をわかりやすく伝えるための視覚的手がかりである。

ワークシステム

①何を，②どれだけの量（課題），③いつまで，④そして終了後は何をするか，を明確に伝えるために，左から右あるいは上から下の順に活動内容を組織化して提示し，自閉症の人たちが自立した行動ができるようにする重要なシステムである。

■ コラム㉘ ■

TEACCH プログラムにおける「構造化」とは

　近年自閉症の人たちへの生活支援システムとして，TEACCH プログラムが世界中で注目されている。これは，米国ノースカロライナ大学の E・ショプラーにより 1960 年代より開発され，現在では州全体の教育・就労・生活支援システムとなっている包括的プログラムであり，基本理念の一つに「構造化された教育を行う」ことが謳われている。

　自閉症の人たちは一般に，「聴覚情報の処理に弱い」「細部に注意が集中し，物事の相互関連性を理解することが困難」「空間や時間の組織化が困難」「感覚刺激の受容や処理の仕方が独特」といった特性により，環境の意味を理解し，応用することが困難である。それゆえ環境の意味を理解し，また異なった環境でも意味を読みとることができるような支援を行う必要がある。その方略が「構造化」である。構造化には「物理的構造化」「スケジュール」「ワークシステム」「視覚的構造化」などがある。そのような「構造化」は，場所・具体物・色・絵や写真・文字単語・文章など，本人の機能レベルに合わせた視覚的な手がかりを用いて，「いつ」「どこで」「何を」「どのように」「いつまで」，そして「終わったら次に何があるのか」などを彼らに伝えるものであり，彼らが

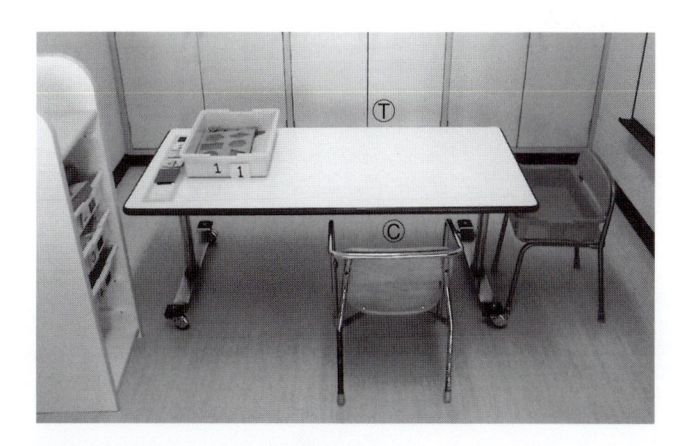

図1　言語訓練へのワークシステムの応用
　左側の棚に縦一列に並んだ箱は，課題別に教材を入れた課題箱で，上から順に数字を振って課題の量と実行順を示す。机上の課題箱は，左端に縦に並べた数字カードと訓練終了後の活動を明示した絵・写真カードの中から，子供が①を取って①の課題箱に貼り付け，その箱を取り出したものである。（症例によっては，課題箱をボックスの一番上から順に取ってくるだけの場合もある）。右の椅子上の箱は，課題を終えた教材を入れる終了箱。

異なった環境でも状況の意味を読み取り，自分で判断し自信を持って自律的に行動できるように助けるものである。

　言語訓練においてもワークシステムを応用し，課題数，課題内容，およびその開始と終了，試行数，正解のフィードバック，訓練終了後の活動などについて視覚的に明示することで，子どもたちの主体的な行動を促すことができる。逆に言えば，彼らがどこにつまずいているのかも見えやすくなる。課題がうまくできない時は，原因を彼らの能力のせいにするのではなく，自閉症の特性に配慮した場面や課題の構造化を通して，私たちが彼らにわかるように伝えられているかどうか，考えることが重要である。

3. 重複障害児（運動障害と知的障害）のAAC
―日常生活とST訓練を結ぶ

⇒AACシステムを適用するときには，家族とどんな連携をとったらよいか？

本症例は，運動障害に知的障害を伴い，言語発達はB群（音声発信困難）の状態である。

■ 日常生活におけるコミュニケーションのようすや，活動，興味などの情報を家族や周囲の人たちと共有する。
■ 訓練室で新しい発信（表現）手段を学習すること，イコール日常場面で実用的に使えることではない。

▶生育歴・相談歴▶▶

●1991年生，6歳。男児。
【周胎生期】 39週，生下時体重 2,916 g。
【一般発達】 定頸 0：5，座位 1：0。
【既往歴】 特になし。
【教育・相談歴】 3：0に通園施設に入園，3：6に幼稚園に入園。4：0に障害児対象の塾に通学，6：5に地元普通小学校に入学。
【言語相談歴】 6：0にAセンターで言語訓練開始。月1～2回。

▶初期（訓練開始時）評価▶▶

【国リハ式〈S-S法〉言語発達遅滞検査などの結果】 1997.10（6：0）時点
・受信（理解）面：段階4-1（2語連鎖）が可能で2歳過ぎのレベル。
・発信（表現）面：浮動的な有意語1語［アーチャ］／お母さん，身ぶり表現9語で1歳前後のレベル。
・動作性課題：4種はめ板 2/4。
・コミュニケーション態度：良好。身ぶりや指さし，表情で要求，許可，勧誘，拒否，報告，質問などに分化した表現を行う。
・聴力・口腔器官運動：聴力には問題なし。口腔器官は低緊張のため，口唇音

の構音類似動作は上唇と舌で代償。
●症状分類と段階：Ⅰ群（コミュニケーション態度良好）―段階4-1（2語連鎖）
【発達・知能検査などの結果】　6：0時の新版K式発達検査では，姿勢・運動DQ12，認知・適応39，言語・社会31，全体では31であった。

【評価のまとめ】
　コミュニケーション態度は良好で，Ⅰ群（コミュニケーション態度良好）である。音声記号の受信（理解）面は，段階4-1（2語連鎖）で2歳過ぎのレベル，音声発信（表現）は浮動的に1語あるのみで1歳前後のレベル。音声受信（理解）面に比し音声発信（表現）面が遅れているB群（音声発信困難）の状態であるが，口腔器官の運動障害があるので特に分類はしない（図1）。

初期評価のポイント
■家庭では指さしでほとんど伝わると家族に言われたときは？
→指さしで伝えようとする具体的な状況を問診で確認して，AACを導入する初期の語彙などを探り，コミュニケーション機能（要求，報告など）の分化についても確認する。家庭内でのコミュニケーションから，家以外の場所でいろいろな人とコミュニケーションを取るように発展したときのために，指さし以外の発信（表現）手段の獲得の必要性を家族に説明し，訓練を進めながら理解してもらう。

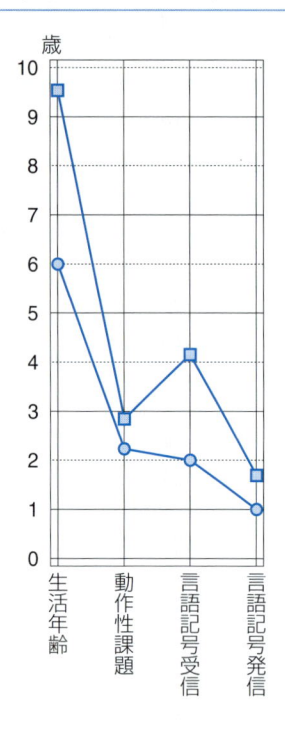

図1　個体内プロフィール

▶訓練計画の立案▶▶

【訓練適応】
　音声受信（理解）と発信（表現）に差があり，音声発信（表現）の自然獲得は困難と判断し，実用的な発信（表現）手段の獲得を目的として，訓練を開始した。
【ゴール設定】
(1) 身ぶり発信（表現）を始めとした発信（表現）手段の獲得。

(2) 音声受信(理解)面の向上。
(3) 基礎学習の拡大。

【訓練プログラム】
(1) 身ぶり発信(表現)の拡大，口腔器官運動や単音(/ha:/ など)の模倣から音声発信(表現)の獲得，絵記号での単語〜2語連鎖発信(表現)を進める。
(2) 単語レベルでは大小，上位語などの獲得，語連鎖レベルでは2語連鎖の受信(理解)の拡大と3語連鎖の受信(理解)の獲得を目指す。
(3) 将来の文字学習のために系列構成(左→右)や位置・方向の構成(ます目)，図形弁別などの基礎学習や絵と絵記号の結合学習を進める。

▶訓練経過

　月1回，60分の言語訓練を実施した。発信(表現)面の経過を中心に記す。

【第1期(6:0〜6:11)　身ぶり発信(表現)の拡大と単音の音声発信獲得】
　身ぶり発信(表現)は，かばん，コップなどの基本的な事物対応身ぶりから導入し，次第に生活に身近な事物や動作，興味のある事物などの描写的な身ぶりを学習した(家，車，自転車，テレビ，転ぶ，泳ぐなど)。両親が共働きのため，日中を一緒に過ごす機会のあるボランティアや祖父母たちからの情報も含めて，日常のエピソードを母からFAXで知らせてもらい，語彙を選定する上で役だてた。また口腔器官運動や単音の模倣を促し，口を開ける動作で「食べる」を表したり，上唇と舌での摩擦音/ΦΦΦ/で風船として，ワードパーシャルの音声発信(表現)に結びつけた。絵と文字単語の結合の準備学習として，マクドナルドなどのロゴマーク(絵記号)と絵の結合学習を行った。VOCA (Ablenet社のSpeakEasy®)を貸し出し，母がアイディアを出して，朝の会の係の台詞や，国語の教科書の音読，生活科の学校探検での校長先生への質問などを介助の先生がクラスメートに頼んで録音してもらい，試用を行った。

【第2期(7:0〜7:10)　身ぶりの自発的使用とコミュニケーションボード・VOCAの活用】
　家庭内でも指さしをせずに自発的に身ぶり発信(表現)で表現するようになった。引き続き，症例の興味に合わせた語彙を身ぶり発信(表現)のレパートリーに加えていった(父，母，妹，掃除，パソコン，ビデオなど)。クラスメートにも症例の身ぶりが通じるように，「手話のリスト」(図2)を作成した。ボランティアが，担任の先生の協力を得てお楽しみ会で手話クイズコーナーを催した。それ以後，クラスメートや同じ登校班の友だちが手話のリストをよく見てくれるようになった。母音パターンで抑揚中心の模倣がみられるようになり，/a:o/で猫，/aia:i/でバイバイを自発発信(表現)した。また単音，例えば/ΦΦ/も身ぶりと組み合わせることにより，風船，ピアニカ，風呂などの複数の語として，音声発信(表現)を広げた。母とSTが協力して，日課表や遠足用

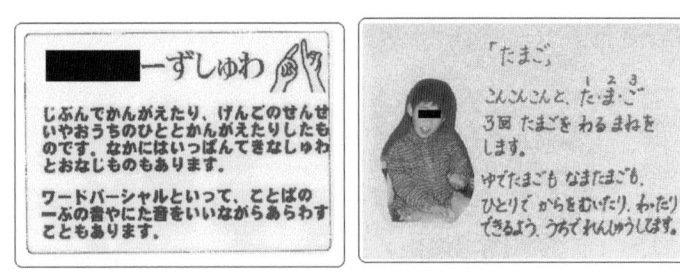

図2 手話のリスト

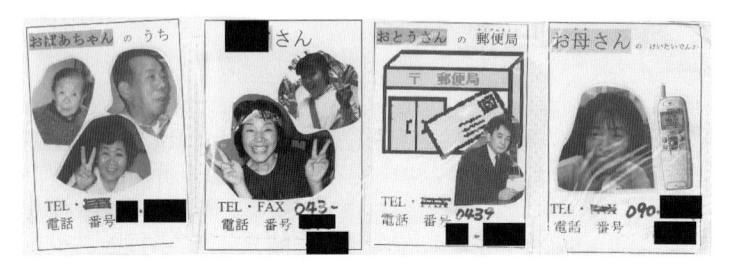

図3 電話用のコミュニケーションボード（一部分）
（本写真の掲載に当たり，関係者の了解を得ています。）

のコミュニケーションボード，身近な人や場所の写真を載せたコミュニケーションブックなどを試作して携帯させたが，自発的に使えなかった。そこで症例が興味を持つ，自分で電話を掛ける，自分で買い物をするといった活動に焦点を当てて，コミュニケーションボードやVOCA（Words＋社のメッセージメイトMM40®）のメッセージをデザインした。図3は電話のそばに貼った写真のコミュニケーションボードで，症例専用の電話帳として活用した。電話を掛けたい相手を指さして，大人に許可を求め，書かれた電話番号を見ながら自分でボタンをプッシュした。図4はVOCAのオーバーレイシートの一部分で，最も頻繁に電話をかける祖母との会話で，よく使うメッセージが録音されている。文字学習は，塾（週1回）で主に行った。

【第3期(7：11〜9：5) コミュニケーションブックの使用と身ぶり・音声・VOCAの併用】

家庭での活動の様子が友だちや先生に伝わるように，写真に解説を添えたA4サイズの「最新ニュース」を母が毎週作って教室に掲示してもらった。コミュニケーションブックを作り直し，ブックの後半にも写真を入れるページを用意した。また語連鎖発信がしやすいように，身近な人の写真をパウチしてコミュニケーションブックの表紙からはみ出るように貼り，どのページを開いて

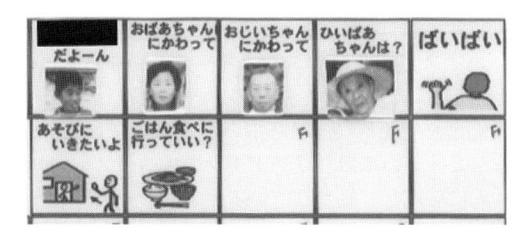

図4 電話用の VOCA のオーバーレイシート(一部分)
(F と書かれているのはフリーメッセージ用の空きボタン)
(本写真の掲載に当たり,ご本人および保護者の了解を得ています。)

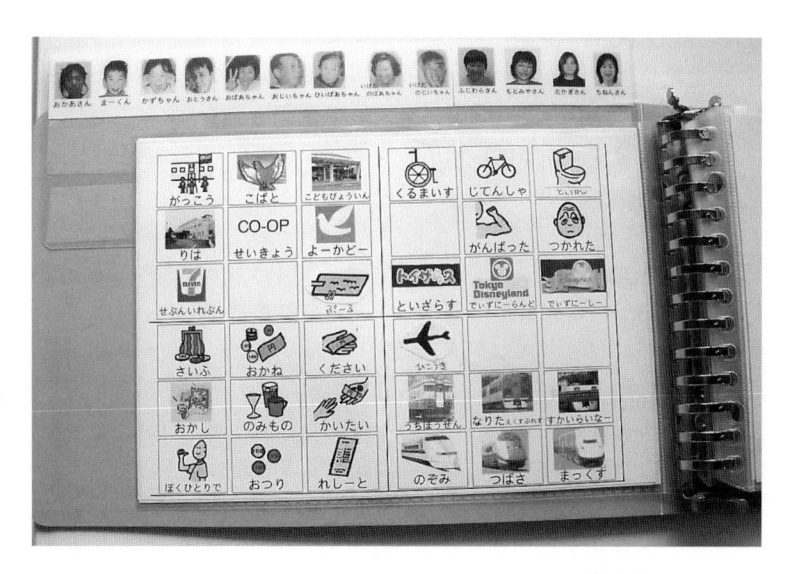

図5 コミュニケーションブック(高頻度語が常に見えるように工夫)

いても常時表示できるようにした(図5)。また寝る前に大人がコミュニケーションブックを指しながらその日の行動を振り返って叙述する習慣を作った。この後,コミュニケーションブックを使って過去の経験を報告する頻度が著しく増加した。母からの FAX に加えて,父からもメールで日常のエピソードが届き,症例の興味の広がりに応じて身ぶり発信(表現)はプリン,郵便局,音楽などの語を追加し,人名を頭文字の指文字で表したり(例・「も」の指文字で「も○○」さん),苗字の一部を手話で表したり(例:お寺の手話で寺○○先生)した。また音声発信(表現)では,母音パターンの抑揚中心な発話として,/△/で救急車,/イエ/でいや,口腔器官の運動として咳払いで関○○先生(同音

異義)を表現した。これらの人はコミュニケーションブックにも写真が載っているが，身近な相手にはディバイスが不要な身ぶり記号や音声記号を発信(表現)した。このように高頻度で使用する語彙は，複数の形式で学習し，場面に応じて症例がいずれかの手段を選んで発信(表現)している。VOCAには，「学校であったこと」，「家であったこと」の専用フリーボタンのスペースを作り，家族とクラスメートが症例本人に確認して録音している。

【解説】

本症例は，身ぶり，写真・絵・絵記号のコミュニケーションブックとVOCA，ワードパーシャルや抑揚中心の音声発信(表現)を併用して日常場面で自発的にコミュニケーションが取れるようになった。両親から日常のエピソードを継続的に知らせてもらって適切な語彙を選定し，訓練室や家庭の設定した場面でコミュニケーションボードやコミュニケーションブックを使用した後，学校などで実用的に使用するようになった。

訓練のポイント

■ 学校でVOCAを使ったが，すぐにうまくいかなかった。なぜか？
→7歳11か月時点でのコミュニケーションの相手や場所について，AACに対する理解度や症例に関わる時間的な余裕の程度を評価した(図6)。マーク(★◆)の数が多いほど，AACを理解し，症例のコミュニケーション活動に焦点を合わせられる相手や場所であることを示している。学校は症例にとって大好きな場所，大好きな人たちのいるところであるが，日課が忙しく，症例から自発的にコミュニケーションを開始するきっかけを作ったり，じっと待つだけの時間的な余裕はなかなかない。そこで家族や祖父母，いとこ，ボランティアたちを相手に，家庭や近所などでVOCAを十分使えるようになってから，学校へ持っていくことにした。

まずマークが3つの自分の家でVOCAを使って遊んだり(例:「3」「2」「1」「スタート」のメッセージですべり台ごっこ)，大人をからかったりする場面を意図的に設定した(例:「うんちがでたよ」のメッセージで大人がオーバーアクションでトイレに駆けつける)。また買い物活動では，まずマークが3つのSTの訓練室でお店屋さんごっこをして，コミュニケーションボードやVOCAを使って品物を選んで取ってもらったり，お金を払ったりする行動を練習した。そしてマークが2つのリハビリテーションセンターの売店で実際に買い物をし，うまくいかなかった点を分析，修正して，また訓練室と売店で練習をした。こうして症例のコミュニケーション行動が習熟してか

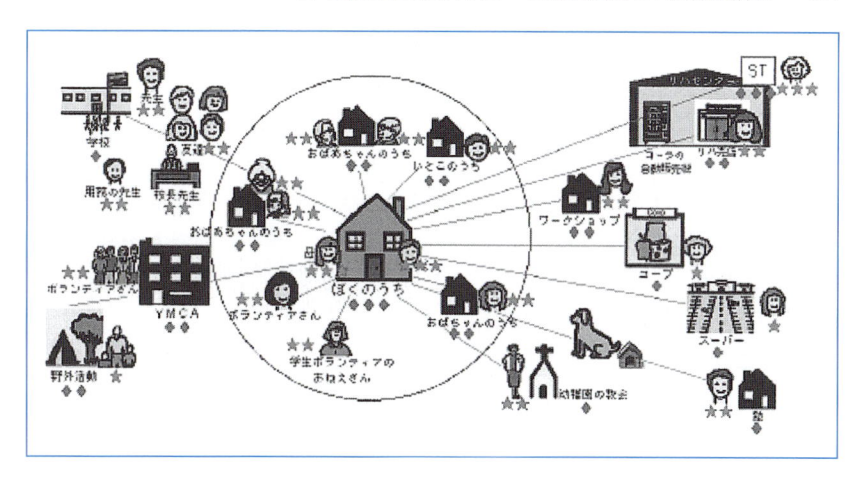

図6　コミュニケーションのマップ（相手と場所）
★は相手，◆は場所に対する評価で，数が多いほど，新たに獲得したコミュニケーション行動をすぐに使える相手や場所であることを示す。

ら，徐々にボランティアと一緒に障害児の親の会が運営するワークショップや空いている時間帯のコープに買い物に出かけ，マークの数が少ない場面へと拡大していった。学校ですぐに VOCA が使えなくてもあきらめることはないのである。

▶▶中期評価▶▶

【国リハ式〈S-S法〉言語発達遅滞検査などの結果】　2001.3（9：5）時点
・受信（理解）面：段階5-1（語順の方略）が可能で4歳過ぎのレベル。ITPA 下位検査「ことばの理解」は，言語学習年齢5歳8か月レベル。
・発信（表現）面：音声発信（表現）19語（母音パターンで抑揚中心のバイバイ，ニャーオ，単音／ΦΦΦ／で風船，風呂，ふ○○さんなどのワードパーシャル），身ぶり発信（表現）68語。
・質問-応答関係：近い過去の経験を身ぶりとコミュニケーションブックを使って説明することが可能。
・動作性課題：10種図形 10/10。
・コミュニケーション態度：良好。
●症状分類と段階：Ⅰ群（コミュニケーション態度良好）—段階5-1（語順）

【解説】

　受信(理解)面や認知面の向上に支えられて，会話能力が向上している。家族や周囲の人たちと情報をうまく共有できると，身ぶりやコミュニケーションボード，コミュニケーションブックの追加，修正などがスムーズに運び，コミュニケーションは充実する。しかしこの状況を維持するには，情報伝達の要となる家族にかなり負担がかかる。症例を取り巻く周囲の人がみな協力的であるので，FAX，Eメール，写真などを効率良く活用して家族の負担を軽減しつつ，情報の共有を維持したい。

【コミュニケーション生活の変化・QOCの向上】

　症例は，訓練前から少ない身ぶり発信(表現)と指さしや豊かな表情でコミュニケーションを活発に取っていたが，発信(表現)手段が増えるに従い，話題が変化していった。第2期の頃には自分や家族が「ころんだ」という話題が多かったのが，第3期の終わりになると学校であったことやようすを詳しく伝えたり，社会や理科の授業と関連のある物を見て「それしってるよ」と教えるなど，興味や関心は確実に広がっている。症例の興味や話題に新しい身ぶりの導入やコミュニケーションブックの更新が追いつかないと，伝わらないために口惜しそうに泣く場面もしばしばある。サポートする大人の責務である。

【その後の方針】

　月1回の言語訓練を継続している。絵記号と文字を併用した文章表現をパソコン上のアプリケーション(Speaking Dynamically Pro)を使って行う。塾での学習と並行して，平仮名の学習を行う。液晶にタッチすると画面が切り替わるダイナミック・ディスプレイのVOCAの使用も視野に入れて検討する。

解説

　コミュニケーション態度が良好な症例で話題が豊富であると，症例のニーズに合わせて絵記号などの語彙を追加・更新することはとても大変である。文字は恣意性が高く，学習は難しいが，有限の記号(ひらがな50音)で無限の内容が表現できることが利点である。

アドバイス

　新しいコミュニケーション行動は，慣れた相手，慣れた場所，かつ時間的に余裕のある場面から使い始め，少しずつ異なる相手や場面で使いながら，自発性や伝達意欲を高め，通じないときのストラテジーを学習することで実用化を図ることができる。訓練室内での訓練だけに拘泥せず，日常コミュニケーションの情報を集め，家庭や学校が中心になってコミュニケーション行動が拡大するよう側面から支援することもSTの大切な役割である。症例の暮らす地域でのコミュニケーション全体を視野に入れて臨床を行いたい。

おわりに：STの仕事の範囲・役割

"11章　家族・地域への支援"でも触れたように，発達障害は治癒できないことが多いが，障害があっても関係者が生活しやすくなることは可能である。そのような中でSTが担うのはどのようなことであろうか？　まず第一はSTの専門業務の実施である。第二は社会資源の利用の勧めである。

1. 専門業務：言語発達の評価・訓練・指導

STの専門は科学的アプローチによる評価と長期的展望を含む言語発達プログラムを立案・実施することである。STの所属する機関によって対象や役割が限定されること（例：評価のみ期待される）もあるが，可能な限りSTが直接的・継続的に働きかけ子どもの言語発達促進の援助をする，すなわち訓練することが望まれる。訓練は適切な評価・家族指導・他職種への助言をする上で，そしてST自身の資質の向上にとって不可欠である。家族に対しては総論的な助言のみではなく，当該の子どもに合った具体的な援助の仕方を家族と相談しながら考え，実施し，結果をフィードバックするなど，きめ細かな内容が望まれる。何よりも家族のことばに耳を傾け心情に共感することが大切である。また子どもおよび家族へのグループ指導を行っているところも多いであろう。グループ指導は個別指導を踏まえて行うことが重要である。グループダイナミックスによって子どもの成長も期待できる。母親のグループ指導（ケースワーカー・保育士・心理担当者などと協力）は，言語発達に関する理解を促すだけでなく，母親同士の情報交換，子育てに関する悩みや意見，気持ちを互いに分かち合うことができ，それによって落ち着きや自信を取り戻し，育児への前向きな態度が取れる機会となるであろう。母親グループが独立して自助グループになり互いに助け合ったという報告もある。

幼児期のみならず，子どもとの長期的関わり（学童・成人まで）もまた望まれる。コミュニケーションの問題は一生続くものであり，STとのつながりを希望する家族は多い。少数のケースでも長期的に関わることによって得られた知識はSTの質の向上に非常に役に立つと同時に，そのほかの子ども・家族にも還元されると思われる。文部科学省では特殊教育を特別支援教育と改め，障害のある児童生徒の個々のニーズに対応した質の高い教育を目指そ

うとし，その中でSTも組み込まれた専門家の活用も考えられている。学童のコミュニケーションの問題への取り組みは，これからのSTも考慮しなければならない状況になっていくであろう。

また訓練室での援助に加え生活場面にSTが参加し援助することも大きな課題である。

2. 社会資源の利用の勧め

地域の療育関係機関への関わりを家族に勧め家族が孤立しないよう働きかけることも重要な仕事である。地方自治体によっては障害児(者)地域療育等支援事業が実施され，STも含まれたサービスを提供しているところも増えているが，そうでない地域でも専門的支援を得られることは多い。医療・福祉でのサービスを受けるように家族に勧め，家族が子どもの問題を理解し受容できるよう方向付けをすることもSTの役割ではないだろうか。

参考文献

1) アダムソン LB(著)，大藪　泰，田中みどり(訳)：乳児のコミュニケーション発達―ことばが獲得されるまで．川島書店，1999
2) 梅津八三：重複障害児との相互輔生―行動体制と信号系活動．東京大学出版会，1997
3) 鹿取廣人：ことばの発達と認知の心理学．東京大学出版会，2003
4) 小寺富子：言語発達遅滞の言語治療．診断と治療社，1998
5) 小寺富子，倉井成子，佐竹恒夫(編)：国リハ式〈S-S 法〉言語発達遅滞検査法検査マニュアル　改訂第 4 版．エスコアール，1998
6) 小寺富子：言語発達検査；廣瀬　肇(編)：CLIENT 21；11　言語聴覚リハビリテーション．中山書店，95-106，2000
7) 小寺富子：言語の発達；新美成二(編)：CLIENT 21；15　音声・言語．中山書店，186-194，2001
8) 小寺富子：言語発達障害児の評価から指導，訓練へ；言語聴覚士指定講習会テキスト．医歯薬出版，232-236，2001
9) 小寺富子，倉井成子，山田麗子：言語発達遅滞；新編言語治療マニュアル．医歯薬出版，1-56，2002
10) 小寺富子(監修)：言語発達障害；言語聴覚療法臨床マニュアル．協同医書出版社，2004
11) 佐竹恒夫，小寺富子，倉井成子，他：言語発達遅滞訓練マニュアル〈1〉．エスコアール，1991
12) 佐竹恒夫：言語発達遅滞訓練マニュアル〈2〉．エスコアール，1995
13) 佐竹恒夫，東江浩美，知念洋美：質問-応答関係検査．エスコアール，1997
14) 佐竹恒夫：言語発達遅滞；新美成二(編)：CLIENT 21；15　音声・言語．中山書店，227-243，2001
15) 佐竹恒夫：言語発達段階に即した指導・訓練；言語聴覚士指定講習会テキスト　2 版．医歯薬出版，237-249，2001
16) バーンスタイン DK，他(編著)，池　弘子，他(訳)：子どもの言語とコミュニケーション―発達と評価．東信堂，1994
17) 言語発達遅滞研究　第 1 号．エスコアール，1993
18) 言語発達遅滞研究　第 2 号．エスコアール，1995
19) 言語発達遅滞研究　第 3 号；特集　コミュニケーションをめぐって．エスコアール，1997
20) 言語発達遅滞研究　第 4 号；特集　言語発達遅滞児へのコミュニケーション支援．エスコアール，2002

症例リスト

章	節	障害・診断名1	障害・診断名2	その他の合併症等	(訓練)開始時年齢
1	1	一過性の言語発達遅滞			2:7
1	コラム(18ページ)	一過性の言語発達遅滞	機能性構音障害		3:4
2	2	自閉症	知的障害		2:11
10	1	自閉症(自閉的傾向)	知的障害		3:3
5	3	自閉症	知的障害		4:0
4	2	発達性言語障害(訓練開始時)	高機能自閉症(最終的な診断)		4:0
3	1	自閉症	知的障害		4:4
11	2	自閉症	知的障害(精神遅滞)		4:5
6	2	言語発達遅滞(訓練開始時)	広汎性発達障害(最終的な診断)		4:11
8	2	自閉症	知的障害		5:9
3	3	自閉症	知的障害		8:1
8	1	知的障害	運動遅滞	脳梁低形成	2:9
2	4	知的障害	広汎性発達障害(自閉症)の疑い	点頭てんかん	3:9
2	3	知的障害		てんかん	5:0
3	2	知的障害	染色体異常(ルビンシュタイン症候群)		7:0
5	1	知的障害			7:7
4	1	知的障害	言語発達遅滞		8:8
4	3	知的障害	言語発達遅滞		9:2
2	コラム(61ページ)	知的障害			9:6
2	1	知的障害	ダウン症候群		5:4
11	コラム(289ページ)	知的障害	ダウン症候群		5:5
9	5	知的障害	ダウン症候群		5:6
6	3	知的障害	ダウン症候群		12:4
10	2	知的障害(精神・運動発達遅滞)			2:9
11	1	知的障害(精神遅滞)	運動遅滞	てんかん性脳波異常	4:4
5	2	知的障害(精神・運動発達遅滞)			4:9

(訓練)開始時記号形式-指示内容関係の段階	コミュニケーション態度：Ⅰ群(良好)，Ⅱ群(非良好)	(訓練)開始時症状分類	(訓練)終了/中期評価時年齢(本書で記載の)	(訓練)終了/中期評価時記号形式-指示内容関係の段階	(訓練)終了/中期評価時症状分類
4-1(2語連鎖)					
4-2(3語連鎖)			5：5		
2-2(ふるい分け)	Ⅱ群	(A群)	4：2	3-2(音声記号)	C群
2-2(ふるい分け)	Ⅱ群	A群	18：9	5-1(語順)	C群
2-3(選択)/3-2(音声記号)	Ⅱ群	C群	6：7	4-2(3語連鎖)	C群
4-2(3語連鎖)	Ⅱ群	B群	5：0	4-2(3語連鎖)	C群
3-2(音声記号)	Ⅱ群	T群	6：1	4-2(3語連鎖)	C群
2-2(ふるい分け)	Ⅱ群	A群	5：6	3-2(音声記号)	T群
4-2(3語連鎖)	Ⅱ群	C群	5：11	5-1(語順)	C群
5-1(語順)	Ⅱ群	C群	6：10	5-1(語順)	C群
3-2(音声記号)	Ⅰ群～Ⅱ群境界域	T群	8：11	3-2(音声記号)	C群
1(事物・事態の理解困難)	Ⅱ群	A群	4：0	1(事物・事態の理解困難)～2-1(機能的操作)	A群
2-1(機能的操作)	Ⅱ群	A群	8：1	3-2(音声記号)	T群
2-2(ふるい分け)	Ⅰ群	A群	6：11	4-1(2語連鎖)	B群
3-2(音声記号)	Ⅱ群	T群	10：11	4-1(2語連鎖)	B群
3-2(音声記号)	Ⅱ群	C群	11：11	4-2(3語連鎖)	C群
4-2(3語連鎖)	Ⅱ群	B群	11：0	5-1(語順)	C群
4-1(2語連鎖)	Ⅰ群	B群	11：5	4-2(3語連鎖)	B群
2-3(選択)	Ⅱ群	A群	15：3	4-2(3語連鎖)	C群
2-2(ふるい分け)	Ⅰ群	A群	6：4	3-2(音声記号)	T群
2-3(選択)	Ⅰ群	A群	6：4	3-2(音声記号)	T群
2-2(ふるい分け)	Ⅱ群	A群	16：4	3-2(音声記号)	T群
4-2(3語連鎖)	Ⅰ群	C群	12：10	5-1(語順)	C群
1(事物・事態の理解困難)	Ⅰ群	(A群)	16：0	4-1(2語連鎖)	B群
2-1(機能的操作)	Ⅰ群	A群	6：4	2-3(選択)	A群
3-2(音声記号)	Ⅰ群	C群	6：7	4-1(2語連鎖)	C群

章	節	障害・診断名1	障害・診断名2	その他の合併症等	(訓練)開始時年齢
9	3	重複障害・運動障害(CP等)	知的障害	混合型四肢麻痺，てんかん，交代性外斜視，近視性乱視	3：5
6	1	重複障害・運動障害(CP等)	知的障害	先天性多発性関節拘縮症，肺気腫，無気肺	5：2
9	4	重複障害・運動障害(CP等)	知的障害	てんかん，アテトーゼ型四肢麻痺	5：11
9	1	重複障害・運動障害(CP等)	多発奇形症候群	知的障害，気管切開	6：6
11	3	重複障害・運動障害(CP等)	知的障害		6：0
7	2	重複障害・難聴・運動障害	知的障害(精神・運動発達遅滞)	両内斜視・遠視	1：10
7	1	重複障害・難聴・運動障害	知的障害	ワーデンブルグ症候群	3：5
9	2	重複障害・難聴・運動障害	知的障害	アテトーゼ型四肢麻痺	18：9

障害・診断名を軸にリストを作成した。
「精神遅滞」は「知的障害」，「自閉傾向」は「自閉症」に含めた。
症例4章2節，6章2節は，広汎性発達障害・自閉症であるが，言語面に特異的な遅れが見られたため「発達性言語障害」や「言語発達遅滞」の障害・診断名が付いた．

症例リスト　321

(訓練)開始時記号形式-指示内容関係の段階	コミュニケーション態度：Ⅰ群(良好)，Ⅱ群(非良好)	(訓練)開始時症状分類	(訓練)終了/中期評価時年齢(本書で記載の)	(訓練)終了/中期評価時記号形式-指示内容関係の段階	(訓練)終了/中期評価時症状分類
3-2(音声記号)	Ⅰ群	(T群)	6：1	3-2(音声記号)以上	(C群)
4-2(3語連鎖)	Ⅰ群	C群	7：1	5-1(語順)	C群
3-2(音声記号)	Ⅰ群	(T群)	8：3	5-2(助詞)	(B群)
3-2(音声記号)	Ⅱ群	(T群)	13：3	4-2(3語連鎖)	(B群)
4-1(2語連鎖)	Ⅰ群	(B群)	9：5	5-1(語順)	(C群)
1(事物・事態の理解困難)	Ⅱ群	(A群)	2：6	1(事物・事態の理解困難)	(A群)
2-2(ふるい分け)	Ⅰ群	(A群)	4：9	3-1(身ぶり記号)	(T群)
3-2(音声記号)	Ⅰ群	(T群)	25：11	4-2(3語連鎖)	(C群)

A群(音声受信未習得)
T群(音声発信未習得)
B群(音声発信困難)
C群(生活年齢に比し遅れ)
(　)内は，生活年齢や，難聴・運動障害の合併により，症状分類に該当しないが，参考のため記す．

索引

欧文

2 語連鎖学習　266
A 群(音声受信未習得)　4, 19
AAC　9, 71, 201
　──に対する周囲の共通認識　220
　──を習得　47
aided symbols　210
B 群(音声発信困難)　5, 89, 90
C 群(生活年齢に比し遅れ)
　　　　　　　　　5, 116, 139
PECS　285
S-S 法　9
　──とは何か　13
ST の仕事の範囲・役割　314
T 群(音声発信未習得)　4, 63
　──の追跡　86
TEACCH プログラム　251, 296, 303
unaided symbols　210
VOCA　77, 202, 226, 307, 308
VTR 記録　47

あ行

アスペルガー症候群　197
インリアル　9
意味ネットワーク　196
受け身型, 自閉症スペクトラム　197
運動機能　228
運動障害　138
エイドの適応状況　220
絵の解読　258, 266
絵本の指さし　250

親同士の交流　293
音声記号　210
音声受信未習得(A 群)　4, 19
音声発信困難(B 群)　5, 89
音声発信未習得(T 群)　4, 63
音声模倣　26

か行

家族支援　293
　──, ST による　293
家族・地域への支援　277
家庭療育　10, 171
課題態度の形成　28
会話　195
外界への関心　269
外界への興味　173
環境世界の知識　60
環境調整　2
気管切開　202, 203
記号形式-指示内容関係　3, 4
基礎的プロセスの学習　20, 28
機会設定型　9
機能性構音障害　18
吸着音　92, 94
訓練計画の見直し　66
訓練プログラム　7
言語　2
　──, 言語発達遅滞の　2
言語環境調整指導　10
言語訓練のアウトカム　274
言語行動の 3 側面　3
言語発達遅滞

―― 検査　128
―― とは　2
―― の見方・考え方　1
現前事象　196
コミュニケーション
　―― の基盤の形成　184
　―― の訓練　179
コミュニケーションカード　298
コミュニケーション学習　20, 28
コミュニケーション機能　193
コミュニケーション手段　249
コミュニケーション態度　3, 4
コミュニケーションノート　244
コミュニケーションブック　205, 309
コミュニケーションボード　307, 308
　―― の使用　215
ゴール設定　7
子どもの全体像　20, 28
孤立型, 自閉症スペクトラム　197
個別言語訓練　296
個別性　2
語順の教材　156
語連鎖発信拡大の教材　156
広汎性発達障害　197
行為の共同化　229, 231
行動観察　223
行動面の問題　167
高機能広汎性発達障害　197
高機能自閉症スペクトラム　197
高度難聴　172
構造化, TEACCHプログラムにおける　303
構文獲得期　137

さ行

参照的注視　231
視覚的記号　109, 210
視覚的共同注意　230

視覚的分解・合成　266
視線によるコミュニケーション　225
自己経験　196
自閉症　197, 251
　―― のコミュニケーション　188
自閉症児　254
自閉症スペクトラム　197
事物ネットワーク　60
事物の基礎概念　265
　―― の拡大　20, 242
事物の操作　38
事物はめ絵　249
質問-応答関係　189, 195
質問-応答関係検査　195
写真によるコミュニケーション　244
受信行動
　―― の形成, 言語記号の　28
　―― の成立　38
重度精神運動発達遅滞児
　　　　　　172, 180, 263
重度脳性麻痺（者）　212, 220
書字　149
叙述（コミュニケーション機能）　193
障害特性　2
障害認識　171
状況指標の理解　230
触覚防衛　176
スクリプト　9
スクリプト分析　47
スクリプト・リンク　58
スケジュールカード　297
スモールステージ　59
スモールステップ　68
図形シンボルの活用　108
随伴関係の探知　175, 177
生活年齢に比し遅れ（C群）　5, 115, 139
生活リズム　175, 177
積極・奇異型, 自閉症スペクトラム　197

選択の萌芽反応　52
前言語期のコミュニケーション　223

た行

ターンテーキング　172, 176
ダウン症児　240
　──, ことばの未獲得な　240
対人（コミュニケーション機能）　193
単語の音形　106
探索のスクリプト　50
遅延発信　227
遅延場面　118
中断　176
重複障害児　165, 305
長期的訓練経過　253
聴力検査　170
通園施設　278
　──との連携　289
テーマ・話題　186, 249
ディバイス（aids，手段）　201
定位　50
　──の維持　50
トーキングエイド　221

な行

難聴　212
　──を伴う重複障害児　165
年長児のコミュニケーション生活　272

は行

媒介　105, 106
発語面の一時的な遅れの指導　15
発語を獲得　61
　──, 何歳まで　61
発信行動習得モデル　210
発信（表現）行動　246
　──の促進　38

発達段階　2
範疇化　26
非言語的コミュニケーション手段　246
非現前事象　196
ふるい分け　52
不適応行動　251
文章　195
弁別課題　38
弁別素性　94
弁別的操作　45
補助（拡大）・代替コミュニケーション　9, 201
補聴器　175
　──装用訓練　215
　──のフィッティング　170, 175
包括的訓練プログラム　9

ま行

間（pause）　177
見本合わせ　45
身ぶり　31
　──の模倣　81
　──を活用　38
身ぶり記号　210
身ぶり発信（表現）　81, 207
身ぶりリスト　74
無反応　196
メタコミュニケーション　196
文字　259
　──の基礎学習　161
文字単語　163
文字単語学習　162
問診（情報収集）　189, 223
問題行動　167, 175, 251

や行

予期的な構え　230

幼児期早期のことば　15
幼児語　258
　──の理解　31
要求(コミュニケーション機能)　193
要求行動　185
要求伝達行動の獲得　278
様式変換　26
横への拡大　258

ら行

ライフステージ　253
リンク・スクリプト　52
療育技法　291
療育指導プログラム　285, 287
レスパイトサービス　294
連想　196

わ行

ワークシステム　302
ワードパーシャル　76, 100, 102
話題(テーマ)　186, 193, 249
　──の継続性　196